BioRecodificación Ayurveda

Comprensión en acción

Jorgelina M. Corín
Fabián J. Ciarlotti

BioRecodificación
Ayurveda
Comprensión en acción

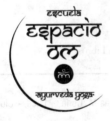

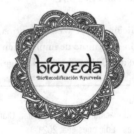

Ilustración de tapa: Juan Aquilanti

Curso Anual BioRecodificación Ayurveda en Escuela Espacio Om
Informes: biorayurveda@gmail.com

BIORECODIFICACIÓN AYURVEDA
es editado por
EDICIONES LEA S.A.
Av. Dorrego 330 C1414CJQ
Ciudad de Buenos Aires, Argentina.
E–mail: info@edicioneslea.com
Web: www.edicioneslea.com

ISBN 978-987-718-716-8

Primera edición. Impreso en Argentina.
Esta edición se terminó de imprimir en
Septiembre de 2021 en Arcángel Maggio - División Libros

Ciarlotti, Fabián
    BioRecodificación ayurveda / Fabián Ciarlotti ; Jorgelina M. Corín. - 1a ed. - Ciudad Autónoma de
Buenos Aires : Ediciones Lea, 2021.
    448 p. ; 23 x 15 cm. - (Alternativas)

    ISBN 978-987-718-716-8

    1. Ayurveda. 2. Medicina Ayurvédica. 3. Terapias Alternativas. I. Corín, Jorgelina M. II. Título.
    CDD 615.538

AUM (léase Om)

La singularidad espaciotemporal es un modelo astrofísico, en donde la curvatura del espacio y del tiempo se hace infinita, tal como predicen ciertos modelos de agujero negro. Un infinito vacío, silencioso y oscuro, ningún lugar se distingue de otro lugar, ningún tiempo de otro. Es el No Espacio y No Tiempo (Purusha). Una nada tan perfecta que se solidifica y se vuelve objeto.

Una nada tan total que termina cobrando vida y explota en un estallido Ommm descomprimiéndose en la filogenia.

ॐ Era el inicio del espacio, del tiempo y del prana. Ese estado de purusha se ve reflejado en el símbolo Om, en el que podemos ver que la curva superior izquierda de lo que parece un tres, es el estado de vigilia (jagrat avastha: mente, cuerpo y alma en acción), la grande de abajo a la izquierda es el estado de sueño (swapna avastha: mente sin sentidos en acción, soñando), la de abajo a la derecha es el estado de sueño profundo, sin imágenes oníricas (sushupti avastha: sólo el alma, purusha, espíritu), la rama que se desprende arriba a la derecha es maya, el velo de la ilusión o autoengaño, los deseos y aversiones del ego; el punto superior es el cuarto estado mental (turiya avastha), que es el profundo ser, el alma, el estado trascendental, de meditación y de liberación (de la propia mente).

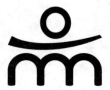

En este nuevo Om (símbolo de BioRecodificación Ayurveda), de la liberación bajan los demás estados mentales, poniéndolos por abajo de la liberación misma... aparte uno lee el Om.

1.
Palabras iniciales

Los desequilibrios físicos, emocionales, y en definitiva relacionales, son la forma visible de patrones de pensamientos y conductas conflictivos, arraigados y encriptados, moldeados por información kármica, o sea herencia, creencia, experiencia.

Siguiendo la medicina/filosofía Ayurveda, vemos que la tendencia a caer, repetir, y reforzar esos patrones, está influenciada por las cualidades de las fuerzas que nos permean.

Hoy nos muestra la epigenética que una emoción no digerida puede cambiar los genes, y estos genes alterados, a su vez, pueden ser heredados a la siguiente generación.

Así, sin anestesia.

Eso nos convierte en herederos de patrones de interpretación y de conducta, no actuamos acorde a lo que sucede, sino a lo que nuestra consciencia está reviviendo.

Cuando logramos comprender cuál es la información de base que programa una situación de desequilibrio (entendiendo al desequilibrio como la alarma que se prende frente a algún potencial peligro), podemos elegir liberarnos del piloto automático que nos inclina y comenzar a trazar caminos diferentes, coherentes y fieles a nuestro propio proceso evolutivo.

La BioRecodificación nos da otra visión, por ende otro diagnóstico y comportamiento de vida: no importa la meta sino el camino, por eso comprensión en acción, es el sutra pilar de BioRecodificación Ayurveda.

El estudio, análisis, descripción, decodificación del karma, al que llamamos karma pariksha, ayuda a encontrar los patrones naturalizados, aquellos que programan al desequilibrio como respuesta adaptativa, el patrón de pensamiento y acción automático que ya los Vedas mencionan. Este estudio o neo análisis, nos aporta nuevas herramientas para leer la información que trae un desequilibrio, esto es creencias limitantes, patrones de pensamiento, emociones conflictivas, árbol genealógico, conductas arraigadas que son contrarias a nuestros deseos y necesidades: karma. Luego, la acción sobre el karma es la acción posterior, obrando en consecuencia. La propia evolución es la comprensión en acción, pilar de todo cambio evolutivo. Comprensión en acción es conocimiento y voluntad, o sea otro diagnóstico y tratamiento de lo que nos pasa.

Entender nuestras tendencias al desequilibrio desde el Ayurveda (llamadas dosha) y sus posibles impactos en el cuerpo y en la mente, nos da una herramienta maravillosa para comprender lo que nos pasa y favorecer la sanación mediante la transformación por esa comprensión y su constante mantenimiento. Si la tendencia natural es al desequilibrio, dosha, entonces se requiere atención, intención, y decisión constante, para re dirigir nuestra inclinación y regresar a nuestro centro (swastha, es sinónimo de salud, pero en realidad significa "establecido en uno mismo").

Los nombres en sánscrito que aparecen en este libro no tienen el objeto de marear, sino para orientar al que quiera saber más de este increíble idioma de los Vedas, para las personas que conozcan sobre el tema, y también para aquellas que quieran ampliar un concepto por Internet; por ejemplo, no es lo mismo buscar samskara que "impresión", o buscar "energía" que buscar prana, los resultados serán muy distintos. Y, si no les interesan los nombres, pues disculpen y simplemente saltéenlos.

Este nuevo método (que ahora tiene forma libro, pero también de consultas, cursos, talleres) de BioRecodificación Ayurveda se basa en la teoría del karma védico, del Ayurveda como medicina y filosofía de vida, de la genética, epigenética, y del nuevo aporte y técnica de los autores. La idea es unir ciencia y espiritualidad, sabiduría y amor; de esta manera, pensamos con amor y amamos con sabiduría. El saber del amor y el amor del saber.

Hasta nuestros días, la evolución se da por una constante interacción entre el individuo y su ecosistema, es decir, el conjunto de organismos vivos y el medio ambiente en el que se relacionan. El estudio y comprensión del pasado y presente, lleva a una reestructuración del ambiente externo e interno de la persona, buscando transformar ese estado de desequilibrio.

El implemento de la pranósfera chakra (espacio, tiempo, mente, karma y prana), entendiendo el prana como la energía vital, nos muestra la llave de este mandala o rueda, en donde podemos decir que la mente es el karma, el espacio, el tiempo, y también el prana que se expresa.

Donde hay espacio, hay prana; donde hay tiempo, hay karma. La mente nace del karma y genera karma, el karma nace de la mente y genera mente.

Así como el medioambiente y nuestro pensamiento pueden modificar la expresión de los genes, pues la comprensión genera transformación en acción. Para cada persona, en cada edad, con cualquier desequilibrio y en cualquier lugar y situación donde esté.

Eso es Ayurveda (sabiduría de vida)

2

Lo dual, los guna y los ciclos

Samkhya es una de las seis filosofías o darshana de la India, al igual que vedanta, purva mimasa, yoga, nyaya y vaisheshika; su fundador fue Kapila por el 700 a.c. Es la filosofía base del Ayurveda y del Yoga mismo.

Samkhya significa, para algunos autores, "enumeración"; otros señalan que –si separamos el vocablo– tenemos sat: "verdad", "existencia" y khya, "saber", "acción". Expone y enumera una teoría evolutiva de la creación a partir de dos principios eternos y complementarios que son, por un lado, el componente espiritual, el verdadero ser (purusha), y por otro lado la materia, cuerpo y mente (prakriti).

Purusha se refiere a pur, "ciudad", "morada", ya que purusha es "la verdadera ciudad o morada" (el espíritu, el alma), donde habita el universo y nosotros.

La materia del universo, la naturaleza, el cuerpo y la mente del ser humano, es prakriti (pra significa "primera" y kriti, kriya, karma, "acción").

Del modelo plegado de la física cuántica pasa al modelo desplegado. De lo inmaterial, pasivo e inerte, a lo material, activo y permanentemente móvil. De lo atemporal y eterno, a lo temporal y pasajero. De purusha a prakriti. Del cuanto al átomo-molécula. De la información sutil a los seis elementos, naturaleza, prakriti, y todo lo que sea prakriti, nace (Brahma), crece (Vishnu) y muere o cambia de cuerpo (Shiva).

Así que somos purusha (alma, lo cuántico, el karma de la purusha o samsara, la reencarnación, también es la intuición, la telepatía, clarividencia, telequinesis, desdoblamientos, etc.) y prakriti (materia, lo atómico, el dosha y el karma de la prakriti que veremos luego).

Estamos ante un sistema realista, dualista y pluralista. Es un realismo porque reconoce la realidad del mundo externo; es un dualismo porque sostiene que hay dos realidades fundamentales distintas, el espíritu y la materia; y es un pluralismo porque cree en una pluralidad de espíritus.

El samkhya clásico es ateo. En el sistema Yoga, que está estrechamente vinculado al samkhya, es donde se introduce la creencia en Dios.

El Ayurveda también representa el lado práctico o de aplicación del sistema samkhya, y agrega el concepto de dosha.

Purusha es ese elemento cuántico e ilimitado a partir del cual luego se desarrolla el mundo físico (pakriti o prakriti). Purusha está más allá del espacio, del tiempo y de la causalidad. Purusha existe antes de la creación, es la sopa cuántica energética que forma todo. Prakriti es el objeto del conocimiento; cambiante y dinámico, representa al cuerpo, la mente, los sentidos y a la energía femenina o yin chino.

Purusha es asiento del alma o atman, lo inmanifiesto, plegado, adinámico, inerte, pasivo, latente y (+). Actualmente podría incluir toda información cuántica, los quarks, la teoría de las cuerdas, el bosón de Higgs.

Prakriti es el modelo desplegado, lo manifestado, dinámico, materia y (-). El polo negativo (electrón) da la acción, de ahí viene electricidad, electrónica.

De estos dos polos del infinito o lemniscata, nace la inteligencia cósmica universal o mahat.

Esta darshana o filosofía indica que toda prakriti está formada por los tres guna y los seis elementos que veremos luego, ya que no solo conforman los biotipos, sino todo lo existente en el universo.

Y acá hacemos una aclaración, para nosotros actualmente son seis los elementos en la filosofía (darshana) Samkhya, le agregamos el tiempo como un elemento más; esto es como una actualización de esta filosofía, ya que después de Einstein sabemos que espacio-tiempo es inseparable. Haciendo esta salvedad seguiremos mencionando seis elementos para su comprensión clásica.

Kapila menciona a estos dos principios: energía y materia (purusha y prakriti), como componentes del todo. El universo en su totalidad estaría compuesto por el espíritu y la materia que serían las expresiones del Uno o del Todo concebido como absoluto. Einstein corroboró luego esto científicamente con su fórmula de $E=m.c^2$ (energía es igual a masa por la velocidad de la luz al cuadrado). Es la fórmula que explica cómo pasa la energía a materia y viceversa; ambas son lo mismo y tan solo difieren en sus vibraciones.

Purusha comprende la física cuántica, la cual nos abre a la posibilidad de que una parte de nosotros mismos exista desdoblada de nuestro cuerpo, nuestra "otra parte", nuestro propio ser esencial y espiritual, pre establecería potencialmente las mejores opciones de futuro que nos permitan cumplir con los desafíos necesarios para evolucionar en consciencia. Así pues, el observador futuro proporciona intercambios de información al observador presente en las "aperturas temporales", que son comunes a ambos.

El futuro a veces nos susurra cosas.

La intuición, el déjà vu (lo ya visto), aquella sensación de haber pasado con anterioridad por una situación que se está produciendo por primera vez, en la que el tiempo parece detenerse o repetirse, se manifiesta en la apertura temporal en la que el observador inicial adquiere una propiedad premonitoria que le permite, mediante "pálpitos" y "corazonadas", anticipar lo que se está a punto de vivir, como si ya lo hubiese vivido.

Todo acto humano empuja una matriz de tiempo y de realidad (espacio).

Todo está unido. Las personas, las cosas, los eventos, el pasado, el presente y el futuro están entrelazados en una misma matriz de tiempo. Dicha matriz es la que se encarga de reflejarnos y materializar, en base a la información que acumula en toda su extensión, en las elecciones personales y de todo el conjunto (humanidad), las tendencias en la construcción de realidades a futuro.

El futuro está esencialmente abierto en múltiples opciones y se encuentra en un estado latente e indeterminado. En otras palabras, se constituye de una pluralidad de posibles futuros, pero que solamente pueden colapsar como realidad, sólo una opción que es determinada por nuestras propias elecciones presentes.

El presente personal, entonces, es el resultado de nuestras propias elecciones, y el presente grupal o colectivo es creado por el efecto de una masa crítica de personas. Los físicos cuánticos consideran al universo como un medio constituido esencialmente por información.

La samkhya es la filosofía base del Ayurveda y del Yoga. Ayurveda agrega los dosha y la auto sanación, el Yoga agrega la divinidad y el auto conocimiento.

La prakriti no tiene consciencia propia, necesita la facultad de consciencia de purusha para manifestarse.

Prakriti contiene todos los karmas, arquetipos e historias.

El espíritu del purusha es la fuente de vida y energía de todo ser viviente. El espíritu, es decir, el aliento de vida (ánima, alma, viento), es lo que da vida a todas las criaturas. Purusha es un misterio y, como tal, no se puede definir o resolver como un enigma o un problema.

Nuestra mente está llena de fuerzas en conflicto por estímulos internos y externos, suceden demasiadas cosas a la vez, por lo tanto es imposible seguir las relaciones de causa y efecto entre toda esa variedad de pensamientos y emociones.

Y nos haremos aquí los poetas, con un cuentito acuático de purusha prakriti:

El océano es el espíritu, del cual se desprende el mar, la naturaleza; sus olas son los dosha, que nacen, tienen forma, crecen y mueren para volver al mar, y finalmente al océano del purusha.

Los ríos son karmas que bajan de las montañas ancestrales y llegan al mar, a la naturaleza. El mar lleva la información del océano y de los ríos y se manifiesta a través de las olas.

Esas olas pueden arrastrar basura, dejada por antecesores. La ola después vuelve al mar pero la basura queda, arrastrada por otra ola dosha, y así hasta que sea biodegradada, transmutada, y vuelva a ser agua.

El océano es purusha.
El mar es prakriti.
Las olas los dosha.

Purusha y prakriti, cuanto y átomo

¡Otra vez purusha y prakriti! Seguimos dándoles vueltas a los conceptos. Veamos...

Todo es energía y materia a la vez, cuanto y átomo, purusha y prakriti; nosotros somos purusha y prakriti. Al ser humano se le puede llamar de distintas formas, de acuerdo a lo que se relacione, así somos purusha, prakriti, vikriti, jivatman, dosha, etc.

Veamos algo de ciencia ahora, actualicemos un poco la prakriti digamos.

La palabra átomo proviene del latín atomus y significa a (sin) tomos (sección, corte; como traqueotomía, tomografía o los tomos de una enciclopedia), ya que al considerarlo la porción más pequeña de la materia, se creía que no se podía cortar ni dividir. La materia está compuesta por átomos, que se unen para formar moléculas, que a su vez se unen para formar estructuras cada vez más complejas hasta llegar a las formas visibles que conocemos.

Ahora sabemos que el átomo se compone de partículas subatómicas dispuestas en un núcleo, que representa el 99,9% de su masa, formado por protones (con cargas eléctricas positivas) y neutrones (sin carga, neutros), que a su vez se componen de quarks (partículas elementales).

La cantidad de protones que tiene el átomo es lo que le da identidad, es decir lo que define de qué elemento de la naturaleza se trata (hidrógeno, oxígeno, carbono, nitrógeno, etc.).

Alrededor del núcleo se dispone una nube de electrones (con carga eléctrica negativa) atraídos por la fuerza positiva de los protones.

Los modelos clásicos plantean que los electrones se movían alrededor del núcleo formando órbitas, algo parecido al movimiento de la Tierra alrededor del Sol.

El estudio de la física cuántica mostró que el electrón puede comportarse como onda (energía) y como partícula (materia) a la vez, es decir en superposición, y que esas órbitas son en realidad niveles energéticos con mayores probabilidades de encontrar al electrón, pero que es imposible determinar su posición y trayectoria al mismo tiempo.

Por lo que la forma más real de representarlo es una nube donde el electrón puede estar en cualquier lugar en cualquier momento y cada vez que salta de un nivel energético a otro, absorbe o libera una cantidad de energía determinada a la que se denominó cuanto (del latín quantum que significa cantidad).

Para representar mentalmente a las proporciones de un átomo, podemos imaginar un maní en un estadio de fútbol, donde el núcleo es el maní y el resto del espacio vacío es la nube de movimiento de los electrones, allá por arriba de las tribunas.

Todo y todos estamos formados por átomos. John Dalton no veía bien los colores (de ahí viene el daltonismo) pero dio el puntapié inicial a la teoría de que los átomos sí tenían divisiones, y encontró los protones (+) y neutrones (sin carga) en el núcleo, y electrones (-), llenos de quarks, que giran alrededor del núcleo a 200.000 km/s. Los átomos se juntarán luego para formar moléculas como los lípidos, aminoácidos y proteínas, e hidratos de carbono o carbohidratos; y a la vez madera, hierro, agua, aire y lo que sea.

Ahí están los cuantos, que son y no son, son onda y partícula a la vez, están y no están, los ves y ya no los ves: en su estructura inicial son totalmente impredecibles ya que son estructura (partícula-materia) y a la vez no la son (onda-energía). El cuanto toma partículas de la nada, se hace partícula y al instante se vuelve nada. Desde ya que no hay diferencia a nivel cuántico entre sólido, líquido o gaseoso.

Nuestros cuantos tienen miles de millones de años y conocimiento de toda la filogenia. Al morir, muere la sustancia formada por ellos, pero no ellos.

Son vibración, materia y energía a la vez; onda y partícula, es y no es: es onda, partícula y vacío al mismo tiempo; todo y todos estamos formados por lo mismo y nos interconectamos como un único ser, con su inconsciente colectivo flotando en un vacío misteriosamente impregnado de información. Para la metafísica, somos cuantos más que átomos.

La telekinesia (tele: lejos, kine o cine: movimiento) o mover objetos con la mente, por ejemplo, sólo es posible si estamos todos inmersos en la sopa cuántica; al igual que las coincidencias, la telepatía, la sincronicidad, la intuición, la premonición, la reencarnación, el desdoblamiento astral... todo es cuántico. Ahí no existe ni el tiempo ni el espacio, se puede estar en varios lugares a la vez, vivir el futuro, comunicarse con otros, con el pasado, con muertos, con aún no nacidos.

A nivel subatómico, la materia no existe con seguridad, sino que muestra una tendencia a existir. Estas partículas no son puntos materiales clásicos, de localización precisa, sino que son paquetes de ondas probabilísticas; es decir, una superposición de movimientos potenciales en todas direcciones. La materia es un estado de vibración diferente, que como todo, está formada por los cuantos.

La realidad cuántica nos indica que el cuanto no envejece ni muere, al igual que la gravedad y la electricidad. Al morir, dejan de funcionar nuestras células, pero dentro de ellas, la danza y el baile de los cuantos sigue y seguirá por millones de años.

Acá viene algo, digamos, más pesado, recomendamos rehacer el mate, o ir por un té, y dopo continuar...

Seguimos.

A nivel subatómico, la materia está formada principalmente por espacio y energía, somos principalmente espacio y energía. A ese nivel no podemos diferenciarnos de nada, todo y todos estamos formados por lo mismo.

Los pensamientos también se comportan como energía y materia, actúan e interactúan a nivel subatómico modificando el comportamiento de los electrones, colapsando su cualidad indeterminada de onda en una partícula bien definida, materializamos nuestra realidad a través de la energía de nuestros pensamientos.

Cuanto y átomo, intuición y pensamiento

En mecánica cuántica, las partículas no siguen trayectorias definidas. No es posible conocer con exactitud todas las variables que describen su movimiento, sino sólo una probabilidad.

Se puede decir que hay una determinada probabilidad de que una partícula se encuentre en un determinado lugar del espacio en un momento dado. Esto se conoce como principio de indeterminación o incertidumbre (Heisenberg, 1927).

El principio de incertidumbre nos dice que no podemos medir simultáneamente y con infinita precisión ambas medidas, por lo que el resultado se convierte en probabilidades. Este principio agrega un cambio en la forma de estudiar lo atómico, la prakriti o naturaleza, ya que se pasa de un conocimiento teóricamente exacto, a un conocimiento basado sólo en probabilidades.

La dualidad onda-partícula describe, como su nombre lo indica, el comportamiento dual de las partículas; mientras que en algunos experimentos pueden mostrarse como ondas, en otros se comportan como partículas compactas y localizadas.

Existen diferencias claras entre onda y partícula, una partícula tiene una posición definida, tiene masa y ocupa un lugar en el espacio. Mientras que una onda no tiene masa y se extiende en el espacio a una velocidad definida.

Esto sugiere que la materia puede comportarse como energía y la energía como materia.

La cualidad dual energía-materia de una partícula (por ejemplo de un electrón) se encuentra en superposición, es energía y materia a la vez y, por lo tanto, presenta diferentes valores de forma simultánea para cada estado.

Cuando aparece un observador, un elemento de medición por ejemplo para describir el movimiento de la partícula, el resultado obtenido corresponde a sólo uno de sus posibles estados, es decir que la intención de medir hace que colapse el comportamiento indeterminado de onda y la partícula se manifieste como materia con un valor definido.

Este resultado puede observarse en el experimento de Young de la doble rendija (física cuántica), en el que se demuestra que la luz es onda y partícula a la vez.

En ausencia de un instrumento de medición, es decir de un observador, se emite una luz que, al atravesar unas rendijas, dibuja un patrón de ondas, demostrando así que la luz es energía. En presencia de un instrumento de medición (se coloca una intención, la de medir y estudiar las cualidades del objeto) se emite una luz que al atravesar las rendijas dibuja puntos bien definidos, demostrando así que la luz también es partícula.

El hecho de que cada partícula lleve asociada consigo una onda, limita la capacidad de determinar al mismo tiempo su posición y su velocidad.

La onda, purusha, tiene la cualidad de la indeterminación, puede estar en cualquier lado y en cualquier momento, en más de un lugar a la vez, en este estado todo es posible. La partícula, prakriti, tiene la cualidad de la determinación, de lo concreto, de lo medible, de lo esperado.

Todo puede pasar hasta que aparece el observador y decreta el resultado con su intención, es decir, con lo que espera ver, con aquello que está condicionado a revivir según sus memorias almacenadas, su karma.

Todo lo que pensamos es una energía, que tiene su componente material en el mundo que nos rodea, en lo que observamos.

Ponemos la consciencia en lo que esperamos ver, la intención colapsa la posibilidad de que cualquier cosa pueda suceder, en algo concreto.

Veamos el famoso experimento del gato y la caja de Schrödinger para bucear un poco más en el fascinante mundo de la física cuántica.

Schrödinger planteó un sistema teórico con una caja cerrada y opaca, que en su interior contiene un gato y un veneno que se libera mediante un dispositivo, cuya posibilidad de activarse es el 50%. Es decir que el gato tiene la mitad de chances de sobrevivir al experimento.

Cuando finaliza el tiempo del experimento, hay solo dos resultados posibles: el gato está vivo o está muerto. Si lo traducimos en el lenguaje de la física cuántica, está vivo y está muerto, son dos estados en superposición, los dos son igual de posibles.

La única forma de colapsar su cualidad de onda, que en este caso se ve representada por la indeterminación del estado del gato, es abriendo la caja y definir finalmente un resultado. Es en ese momento que el observador interviene y, a través de su intención de conocer el estado del gato, le da forma, es decir, materializa lo que antes eran posibilidades.

Todo se trata solamente de posibilidades, nada está realmente determinado hasta que aparece el observador y su intención de darle una forma materializa su realidad, colapsa la posibilidad de que cualquier cosa pueda suceder en algo concreto, aquel pensamiento emitido.

Los pensamientos se comportan como energía, cuya materia es nuestra realidad subjetiva. Lo que pensamos es una energía que tiene su componente material en el mundo que nos rodea, en nuestro cuerpo, en las relaciones y en las situaciones externas, en donde ponemos la consciencia, en lo que esperamos ver, creamos nuestra realidad a través de nuestros pensamientos.

Lo que vemos es dónde ponemos la atención, la mosca desaparece si dejamos de mirarla. La atención es como los nutrientes para la planta, aquello donde la pongamos permanentemente crecerá, aquello de donde la retiremos lentamente morirá.

Lo que pensamos se vuelve real para nosotros.

Creer es crear

Los pensamientos y acciones pasadas son una semilla que cae en la fértil tierra del universo (jardín de mente) del cual brotan más pensamientos, emociones, conductas y tendencias similares. Si planto tomate, cosecho tomate; si planto desconfianza, pues eso cosecho también.

El amor no puede nacer de una semilla de miedo, ni el miedo de una semilla de amor.

Nuestras acciones generan una reacción en algún plano, más o menos perceptible. Un ejemplo fácil de visualizar es que si insultamos a una persona lo más probable es que regrese de alguna forma la agresión, si imaginamos todo el tiempo hacer eso, también.

Todo lo que pensamos y hacemos tiene consecuencias.

Los pensamientos que interpretan la realidad nacen de una matriz, un molde (karma, samskara, mapas, programas, rieles) construido por nuestras creencias, la información que fuimos almacenando a lo largo de nuestra vida y que fue profundizada por nuestras tendencias.

Por eso recreamos la realidad constantemente a través de nuestras memorias almacenadas y con cada pensamiento que nace de ese molde reforzamos esa misma realidad ilusoria y esa misma matriz de la que se desprenden más pensamientos afines (karma, acción-reacción).

Para cambiar nuestra realidad tenemos que conocer, deconstruir y reconstruir la matriz.

Pero a la vez son sólo probabilidades, es decir que a la vez tenemos la maravillosa indeterminación, la incertidumbre, y es allí donde nace lo nuevo.

Vivimos obsesionados por tener el control de las cosas, conocer el final nos da seguridad. Pero en ese control no hay margen de novedad, de creatividad, de libertad, colapsa la cualidad incierta de la onda con el resultado esperado, disminuye el rango de posibilidades, direcciona siempre en el mismo sentido (el esperado), nos mantiene en alerta y resistiendo, no nos permite confiar, relajar, fluir, adaptarnos y transformarnos.

Cuando las cosas salen de nuestro control, podemos frustrarnos y sufrir intentando inútilmente recuperar nuestro pequeño mundo conocido, o abrirnos y entregarnos al universo y sus infinitas posibilidades. Es en esa incertidumbre donde tiene lugar el cambio y la evolución.

Cuando conocemos el final de una película, lo estamos esperando y eso no nos permite prestar atención a la escena presente, sentirla, disfrutarla, estamos pensando en lo que va a venir después (¡un embole, bah!).

Entregarnos a la incertidumbre de no saber lo que va a pasar, soltar la expectativa, nos regala el ahora, nos regala la posibilidad de que todo pueda pasar.

Podemos hacer el ejercicio de pensar en cómo influye en nuestro comportamiento la presencia de un observador, por ejemplo el efecto de la cámara de vigilancia. Lo más probable es que nos sintamos limitados a actuar de una determinada manera, la esperada, a diferencia de cuando estamos solos y nadie nos observa, que podemos comportarnos con total libertad.

Lo mismo hacemos al manipular la realidad con nuestra expectativa, disminuye la libertad de las infinitas posibilidades.

Para sanar cualquier desequilibrio hay que cambiar, no podemos llegar a un nuevo lugar haciendo lo mismo de siempre.

Si seguimos haciendo lo que estamos haciendo, vamos a conseguir lo que estamos consiguiendo.

Así, de una.

Podemos crear nuevos patrones de pensamientos, que lleven a nuevas acciones que construyan una nueva realidad y un nuevo camino evolutivo individual y colectivo (masa crítica).

Tal vez nuestras tendencias (dosha, karma) aumenten las probabilidades de que hagamos algo, pero también podemos hacer cualquier otra cosa, podemos elegir en cada momento, liberarnos.

Somos energía y materia, interactuamos y nos modificamos con energía y con materia, pensamientos, emociones, personas, alimentos, lugares, etc.

La materia puede comportarse como energía y la energía como materia y quien lo determina es la presencia del observador. Todo depende del observador.

Sin dualidad no hay percepción, por lo tanto cualquier cosa percibida sería irreal. Y, al vivir la dualidad, se agrega una tercera fuerza, el resultado del sujeto y objeto. Es mi pareja, yo, y esa tercera fuerza que formamos, distinta a la que formamos con amigos o familiares o en el trabajo.

Pasa que cuando el sujeto ve el objeto ya le agregó su mente, una tercera fuerza que no es igual para nadie y totalmente condicionada.

O sea, es lo que yo, sujeto, creo que es; no lo veo tal cual es, sino que le impongo cualidades. Entonces a la vez será distinto a como lo ven todos, pues cada uno le agrega sus propios pensamientos.

Los números binarios no son solo 0 y 1, sino la relación entre ellos, como así también la relación entre lo limitado y lo ilimitado, o lo manifestado y lo no manifestado. Lo no manifestado es uno, lo manifestado es tres. Cuando analizamos la materia llegamos más allá del átomo y descubrimos finalmente que todo es uno, una energía potencial, Eso. Purusha.

Uno es uno, sin segundo, sin tiempo.

Uno es uno. Cuando aparece otro (dos), ya hay un mundo nuevo para ambos pues ahora hay una tercera fuerza, relación o dimensión, como pusimos arriba. No hay dos sin tres.

Y tenemos distintas terceras fuerza en acción, con la pareja, progenitores y progenie, jefe, etc.

Los tres guna

La naturaleza prakriti se manifiesta con tres grandes fuerzas llamadas guna, de difícil traducción, pero sería algo así como cualidades, características, energías; más precisamente conocidas como maha guna (maha: grande, máxima): sattvas, rajas y tamas. De esta triguna nace la conformación de los seis grandes elementos o shat maha bhuta (recordar que para nosotros agregamos el tiempo y serían seis los grandes elementos o shat maha bhuta, en sánscrito). Así lo enseñamos también como currícula en todos los cursos de la Escuela Espacio Om.

La evolución de la naturaleza también se explica por la variante distribución de sus tres cualidades o guna: la calidad de la luz y el bien (sattva); la cualidad de la oscuridad y la inercia (tamas), la cualidad de la pasión y la energía (rajas).

Sattvas es equilibrio, pureza, brillo, bondad, consciencia, amor, paz; rajas es fuerza hacia afuera, trabajo, deporte, stress, competencia; y tamas es materia, resistencia y, a nivel mental, también es ignorancia, negación, violencia. Todos los objetos en el universo dependen de la variada combinación de estas tres fuerzas sutiles que, inclusive, forman los seis elementos.

Sattvas es inteligencia, imparte equilibrio, pasividad. También estado inmanifiesto. Rajas es energía, movimiento, causa desequilibrio. Fuerza electromagnética. Tamas es sustancia, crea inercia. La más poderosa de las tres. Unión, pegamento, materia. Fuerza nuclear fuerte, de gravedad.

De los guna salen los seis elementos básicos, ellos son espacio, tiempo, aire (verlo también como viento), fuego, agua y tierra, y se manifiestan en el cuerpo humano como tres fuerzas llamadas doshas. Los tres doshas son fuerzas sutiles que dan lugar a tres procesos fundamentales encontrados en la naturaleza: creación, conservación-unión, muerte o transformación.

Las (o los, se usa indistintamente femenino o masculino) maha guna están en un continuo cambio y transformación. Todas son necesarias. Las tres van juntas, inseparables, varía su proporción. No existen independientemente.

El inicio de la naturaleza es generado por una de las guna (rajas o rajoguna), y los elementos salen en realidad de otra guna (tamas). Presentan dos clases de transformación: cuando las guna cambian cada uno dentro de sí mismo, sin interactuar con las otros guna. Es el cambio dentro de la homogeneidad. Este estado es sin movimiento entre las guna aunque con transformación; es llamado el estado de equilibrio de la prakriti.

El otro tipo de transformación heterogénea es el que permite la evolución del mundo (modelo desplegado cuántico). La fuerza sáttvica trabaja a través de acciones sáttvicas, la fuerza rajásica estimula y energiza, la fuerza tamásica calma, seda (casos de hiperkinesia, histeria, epilepsia).

Para evolucionar de tamas (materia) a sattvas (consciencia) necesitamos rajas (movimiento, transformación).

La naturaleza o prakriti (primera acción, refiriéndose a la naturaleza de las cosas) en su totalidad está constituida por la triguna sattvas, rajas y tamas.

Prakriti se refiere a la naturaleza del universo, del macrocosmos y su nacimiento desde el Big-Bang. Purusha es el reino del espíritu, de los dioses, lo inmanifiesto, lo no definible, el cuanto actual podríamos decir.

Y también en nuestro microcosmos, podemos referirnos a los seres humanos como purusha o prakriti

Sattvas, rajas y tamas son fuerzas que están en todas las cosas, ya sean animadas (vida, mente) o no (materia). Estas se hallan presentes en los distintos grados de la materia y de lo sutil, incluyendo la mente y la energía del Universo. Estas cualidades se mueven en el nivel físico, emocional y mental, en todo el Universo de Maya (naturaleza, ilusión), pues abarcan todo lo existente.

En la materia no-manifestada (recordemos, llamada purusha), las tres guna se encuentran en perfecto equilibrio. Ni sattvas ni tamas pueden por sí solas entrar en actividad; requieren el impulso del motor y de la acción de rajas para ponerse en movimiento y desarrollar sus propiedades características. Sattvas, a nivel mental, es amor y paz a todo y todos sin condicionamientos. La acción correcta, la más natural. Dharma.

Rajas es energía, movimiento, transformación, cambio… y también puede ser fuente de sufrimiento, angustia y stress. Es la fuerza que desata el Big-Bang, el AUM (léase Om), luego aparece tamas formando los elementos y después sattvas, con el equilibrio.

Tamas es estabilidad, dureza, materia, resistencia, aunque en desequilibrio a nivel mental es la lentitud, oscuridad, inercia y estupidez… De los guna nacen los seis grandes elementos o shat maha bhuta. Al ser rajas un puente hacia tamas o sattvas, uno podría hablar de un estado rajásico sáttvico, rajásico puro o rajásico tamásico (cosa que también podría hacerse con sattvas y tamas).

El estado rajásico sáttvico es la evolución, el crecimiento, el constante alerta y consciencia para volver al camino del medio.

El camino del medio es dinámico, es una constante recuperación del mismo... "si se deja el bote de remar, se va a una orilla" dice el budismo alegando a la mente (bote), observada por el intelecto (timón y remo).

Las tres guna van juntas siempre y, al igual que los dosha, lo que varían es en su proporción.

Sujetas a las leyes de alternancia, interacción permanente, continuidad o la tendencia o inercia a seguir en ese guna. Pensamiento, alimento, actitud, acción, lugares, compañías... En todo están presentes las guna.

Brahman rajas irrumpe con el AUM (léase om) y forma el espacio, el tiempo, el cosmos; así las guna empiezan a agitarse y combinarse.

Guna en realidad significa "que une", "hilo", "hebra" o "cuerda", porque de alguna manera nos mantienen sujetos al mundo externo u objetivo. Son energías que están tanto en la superficie de la mente como en el aspecto más profundo de nuestra consciencia.

Los estados mentales, así como también los alimentos, actitudes, pensamientos, etc., pueden agruparse en estas tres cualidades o fuerzas: sattvas, rajas y tamas.

Sattvas

Viene de sat, verdad, realidad. Es discernimiento (elección con el intelecto, no con la mente) y consciencia pura. Amor y paz a todo y todos, sin condicionamientos. Es la acción correcta, la más natural. Es de naturaleza liviana y luminosa, y posee un movimiento interno y ascendente causando el despertar del alma. Provee felicidad y satisfacción duradera. Es el principio de la claridad, amplitud y paz, amor, autocontrol y autoconocimiento. Es pureza, veracidad, fe, valentía, devoción, inocencia, humildad, que une todas las cosas, ananda. Es también adaptación, aceptación, discernimiento y humildad. Sattvas significa "esencia pura"; es el principio de la claridad, amplitud y paz, es la fuerza del amor que une todas las cosas. Es la cualidad de la inteligencia, la virtud, la bondad, la armonía, el balance y la estabilidad, el servicio, el respeto y la creación. Es de naturaleza liviana y luminosa; posee un movimiento interno y ascendente que causa el despertar del alma. Sat es verdad, realidad…

Sattvas es ausencia de miedo, pureza de corazón, una mente sáttvica es siempre constante. Se puede adherir a un solo lugar indefinidamente. Mantiene amistad con personas durante mucho tiempo.

Sattvas es ligero, alegre, luminoso, y reparte amor, perdón, amabilidad y autocontrol. Tiene buena memoria, inteligencia y son personas satisfechas que no tratan de dominar a nadie. No suelen enfermar. Consumen alimentos frescos y moderan la cantidad de alimentos que consumen.

Algunos atributos en el estado sáttvico:

Vichara o auto indagación.
Jñana, vidya o atma bodha: auto conocimiento
Viveka, discernimiento.
Vairagya, desapego.
Dharma, excelencia, lo más cercano a la naturaleza.
Sama Chitta – Buddhi – Manas: consciencia e intelecto.
Shrddha: fe.
Dhairya: coraje.
Prema: amor.
Paz: shanti.
Sat-chit-ananda: verdad-consciencia-felicidad sin causa, plenitud, estar en uno mismo.

La mente sáttvica vibra con pensamientos, alimentos y acciones sáttvicas.

Lo sáttvico no es sólo lo que pasa, sino también cómo uno reacciona con lo que sucede. Representa la cualidad etérica pura, la mente meditativa. Es lo que tiene la misma naturaleza que la verdad y la realidad.

Sadhana, es el manejo mental individual y aradhana, sería el manejo social, estos serían los yamas y niyamas del Raja Yoga, recordamos:

Yamas es sadvritti (pensamiento verdadero hacia los demás): buen comportamiento, amigable (maitri), compasión (karuna), felicidad (mudita), desapego (upeksa).

Niyamas es swasthavritti (pensamiento saludable hacia uno mismo), la propia higiene, limpieza y cuidado.

Rajas

Rajas: "mancha" o "humo". Mente agitada por el deseo. Inestable. Va de raga a dvesha, de amor a aversión. Reactivo. Es energía, movimiento, transformación, cambio, y también puede ser fuente de sufrimiento. Es la única fuerza con movimiento (sattvas y tamas son inertes).

Rajas no produce movimiento, es movimiento.

Es la naturaleza del dolor y la movilidad y el estímulo. Es también la fuerza del Big Bang, la que permite evolucionar, cambiar, transportar. Sin embargo posee un movimiento externo y conduce a la proyección, fragmentación y desintegración. Inicia el desequilibrio que perturba la armonía existente, puede vérselo como viento (hawa, vayu, vata, prana, todas formas de denominar al viento).

Rajas es la cualidad del cambio, la actividad, la turbulencia y la evolución. Inicia el desequilibrio que perturba la armonía existente y es la fuerza que mueve a las otras guna.

Rajas, vimos, es la misma fuerza del Big Bang. Rajas genera prana, y la mente puede hacer que sea sáttvico, rajásico o tamásico.

Rajas genera al espacio tiempo y al viento prana.

Rajas está motivado en la acción, siempre buscando una meta o fin que le dé poder. Posee un movimiento externo y conduce a la fragmentación y desintegración. A corto plazo, es estimulante y placentero pero, debido a su naturaleza perturbadora intrínseca, rápidamente se convierte en dolor y sufrimiento. Es la energía tras deseos, pasiones, emociones y pensamientos. Es la fuerza de la pasión que causa aflicción y conflicto; se refiere a la energía que hace que las cosas se lleven a cabo, que busca alcanzar, crear a ejecutar; es la causalidad del poder terrenal y del impulso sexual, la conquista, la competición, la victoria.

Los alimentos rajásicos incluyen yerbas y condimentos picantes. Son demasiado salados o dulces, muy amargos, muy calientes, muy ácidos o picantes, etc.; todo lo que sea "demasiado" no es bueno, es rajásico yendo a lo tamásico.

La mente rajásica siempre quiere nuevas sensaciones y variedad. Le gustan determinadas personas, objetos y lugares, pero después de algún tiempo, quiere nuevas personas, nuevas cosas para el trabajo, nuevos libros, nuevos lugares, le gusta viajar.

La mente rajásica tiene tendencia a mirar los defectos de los demás. También recuerda las malas acciones o errores cometidos por los demás y olvida fácilmente sus buenas acciones. Estas dos tendencias intensifican el odio y causan perturbaciones frecuentes en su mente. Sus características negativas son la decepción, la malicia, crítica, orgullo, avaricia, egoísmo, rabia, violencia.

Tiene interés por los negocios y el poder, siempre quiere más, está insatisfecho a menudo. A veces es colérico. Exageran con el dolor y el placer. Consumen alimentos demasiado fuertes, o dulces, o picantes. Cuando enferman, aunque no lo hacen de cosas serias, procuran llamar mucho la atención de los demás.

Algunos atributos en el estado rajásico:

Gati: movimiento.
Samkalpa: atención e intención.
Chitta vritti: agitación mental.
Prana: energía.
Raga-dvesha: atracción repulsión.
Lobha: codicia.
Moha: infatuación, pasión desmedida.
Kama: placer, lujuria.

Rajas, entonces, es la cualidad del cambio, la actividad y la turbulencia dominada por el ego. Es el principio de actividad de las cosas.

Es también la fuerza creadora de todo el Universo, del Big Bang, del AUM. Inicia el desequilibrio que perturba la armonía existente. Puede vérselo como viento que empuja, mueve, crea, cambia.

Tamas

Sattvas y tamas ayudan a inactivar y aquietarla para que logre sus funciones. Es la cualidad de la materia, de la estabilidad, la unión, la cohesión, la adhesión y la resistencia. Es el principio de la pasividad y la negatividad de las cosas. Opuesto a sattvas, es pesado y en oposición a rajas es reprimido o contenido. En desequilibrio, produce ignorancia y oscuridad, y conduce a la confusión. Induce al sueño, pereza, adormecimiento y a un estado de apatía e indiferencia por obstrucción del principio de actividad en el cuerpo.

Tamas: "inercia", "materia". Un ego identificado es tamásico, genera siempre dolor, desconexión emocional, separación, miente, es destructivo y autodestructivo.

Tamas es la cualidad de la estupidez, la torpeza, la oscuridad y la inercia. Posee un movimiento descendente que produce decaimiento y desintegración, causa ignorancia y delirio en la mente y promueve la insensibilidad, el sueño y la pérdida de consciencia. Es el principio de lo material y la inconsciencia que forman un velo sobre la consciencia.

En el ser humano, se refiere a las características de glotonería, indulgencia y flojera. Tamas también es apego, materialismo, bajeza, mentiras y violencia.

Los alimentos recalentados, procesados y congelados son tamásicos. Si guardamos los alimentos cocinados uno o más días se vuelven tamásicos, por eso es necesario comer los alimentos inmediatamente después de cocinados.

Los productos que comienzan a oler son tamásicos, así como el microondas, pues destruye el prana. Los alimentos tamásicos incluyen todas las formas de carne, así como el alcohol, los fármacos y las drogas.

Tamas es la oscuridad y la falta de conocimiento, la pereza y la inactividad. Las personas tamásicas son egoístas y capaces de destruir a los demás. No tienen curiosidad y no se esfuerzan en nada. Están unidas a la ignorancia. No expresan sinceridad ni dolor. Están paradas, apáticas y faltas de confianza en sí mismas. Consumen alimentos de mala calidad y que son dañinos en grandes cantidades.

Sattvas ilumina a rajas y tamas, rajas estimula a sattvas y tamas. Tamas equilibra y sostiene a sattvas y rajas.

Algunos atributos mentales en el estado tamásico:

- Adharma: acción incorrecta
- Ajñana o avidya: ignorancia
- Avairagya: apego
- Hatha: testarudez
- Avarana: negación
- Asakti: imperfección, lo que no está cercano a la naturaleza.
- Himsa: violencia

- Vikshepa: proyección
- Viyoga: desunión
- Bhaya: miedo
- Todos, en ciertas situaciones, estamos gobernados por alguna de las tres guna, inclusive tamas. Ni los más espirituales escapan a ello.
- Veamos un pequeño resumen de estas fuerzas de la naturaleza a nivel mental:

SATTVAS	RAJAS	TAMAS
Virtud, paz, aceptación, hacia adentro	Actividad, competencia, hacia fuera	Embotamiento, inercia, hacia abajo
Crea armonía	Crea cambio	Crea inercia
Movimiento hacia adentro y también afuera	Se mueve hacia afuera. Se fragmenta y disgrega	Es obstrucción y velamiento
Clara y luminosa, amor a todos y todo	Posesividad y búsqueda de poder	Oscuridad, depresión, apego, codicia
Búsqueda espiritual	Visión enfocada en otra dirección	Dificultad en percibir y conectarse con lo espiritual
Son amorosos y compasivos sin apego	Aman por interés, con reclamo o expectativas	No les importan los demás. Desconexión emocional

Y ahora, un pequeño cuestionario de nuestro estado mental actual, entonces después haremos una clasificación cruzada de dosha y guna:

	SATTVAS	RAJAS	TAMAS
Impresión dominante	Calma, pureza, alegría	Mezclada, hacia fuera	Alterada, depresiva.
Paz mental	Generalmente	Parcial	Raramente
Dieta	Vegetariana	Algún consumo de carnes blancas	Gran consumo de carnes rojas
Alcohol y estimulantes	Nunca	Ocasional	Frecuente
Drogas	Nunca	Ocasional	Frecuente
Sueño	Poco y profundo	Poco y superficial	Excesivo
Actividad sexual	Baja	Moderada	Alta
Control de los sentidos	Bueno	Moderado	Débil
Habla	Calmado y pacífico	Agitado	Apagado
Limpieza	Alta	Moderada	Baja
Trabajo	Desinteresado	Por objetivos personales	Pereza
Irritabilidad	Infrecuente	A veces	Frecuente
Miedo	Infrecuente	A veces	Frecuente
Deseo	Poco	A veces	Mucho
Aceptación	Frecuente	Parcial	Nunca
Perdón	Perdona con facilidad	Con esfuerzo	Rencor prolongado
Memoria	Buena	Moderada	Pobre
Voluntad	Fuerte	Variable	Débil
Veracidad	Siempre	Generalmente	Raramente
Honestidad	Siempre	Generalmente	Raramente
Creatividad	Alta	Moderada	Baja

Purusha, prakriti, y sus ciclos

¡Claro que sí!, ¡iupi! Volvemos a purusha y prakriti...

Esta relación de dualidad se mueve en ciclos, todo en la naturaleza es un cambio cíclico y constante, integrando en su recorrido el gradiente que lleva de un extremo al otro de la polaridad. Nacimiento-muerte, verano-invierno, Luna llena-Luna nueva, agua-vapor, alegría-tristeza, inhalación-exhalación, sangrado-ovulación. Un día es una unidad y está compuesto por un ciclo dual: luz-oscuridad.

Ya veremos más adelante el ciclo de samsara y marana (reencarnación y muerte).

El ser encarna cíclicamente para aprender, sanar, trascender, evolucionar hacia estados más y más elevados de consciencia, de unidad.

Unidad, es integración de los opuestos, de la dualidad superpuesta, la luz existe porque existe la oscuridad y viceversa, son los dos extremos del mismo gradiente, no es uno o el otro sino que uno existe porque existe el otro.

Todo es una cosa y a la vez su contrario, su opuesto complementario.

El Ayurveda menciona los dosha en el tiempo como trikala dosha, que veremos luego. Son los ciclos de las 24 hs del día, las 4 estaciones del año y la época de vida, con sus ciclos de reencarnaciones (samsara).

A su vez, los ciclos que atravesamos nos ayudan a integrar y trascender la dualidad, sacar de la sombra aquel polo negado, dolido, que atrae las experiencias que nos permiten reconocerlo, aceptarlo, sanar y evolucionar.

Los ciclos nos permiten pasar repetidas veces por el mismo lugar, sentir lo mismo, actuar igual bajo el piloto automático o diferente si le ponemos consciencia. Cada vez que repetimos un ciclo e integramos algo, sanamos un aspecto conflictivo, cambiamos una tendencia, nos acercamos a nuestro camino afín permitiendo que el amor propio se expanda y eleve nuestra frecuencia vibratoria, evolucionando hacia un nuevo estado de consciencia.

Enderezá tu espalda (si estamos derechos entra más aire por mayor grado de amplitud costal), dos respiraciones profundas con ojos cerrados, posibilidad de mate o un té... y seguimos.

Los ritmos circadianos

La cronobiología es la disciplina de la biología que estudia los fenómenos periódicos, cíclicos, o ritmos biológicos, en los seres vivos. Su eje central se basa en la existencia de relojes biológicos endógenos en los organismos, desde el nivel molecular al nivel anatómico, que posibilitan la ejecución de una actividad biológica en un punto temporal concreto. En la cronobiología, los ritmos biológicos o ritmos circadianos (del latín circa, que significa "alrededor de" y dies, que significa "día"), son oscilaciones de las variables biológicas en intervalos regulares de tiempo.

Comprender estos relojes biológicos también es tarea de la cronofarmacología, cronotoxicología, para el tratamiento del jet-lag, los efectos de los turnos laborales o escolares, la medicina del sueño, la alimentación, etc. Ya el Ayurveda hablaba de las tres acciones de las fuerzas dóshicas cíclicas en el tiempo (trikala dosha: el día, las estaciones del año y las época de vida) que veremos luego.

Los ritmos circadianos se habrían originado en las células más primitivas con el propósito de proteger la replicación del ADN de la alta radiación ultravioleta durante el día. Como resultado de esto, la replicación de ADN se relegó al período nocturno.

El reloj circadiano en los mamíferos se localiza en el núcleo supraquiasmático (NSQ), un grupo de neuronas del hipotálamo medial.

La actividad del NSQ es modulada por factores externos, fundamentalmente la variación de luz. Existe una serie de procesos biológicos que están subordinados al ciclo circadiano, de esto ya el Ayurveda mencionaba los distintos horarios del día en los cuales influyen las fuerzas dóshicas.

La alteración de los ritmos circadianos a largo plazo tendría consecuencias adversas en múltiples sistemas, particularmente en el desarrollo de exacerbaciones de enfermedades cardiovasculares.

El funcionamiento normal del organismo humano se adecua a los ciclos día-noche y se conjuga mediante las fases de sueño-vigilia. El ser humano tiene hábitos diurnos, de manera que la noche es fundamental para los procesos recuperativos del organismo.

Existen funciones fisiológicas que se cumplen en el cuerpo de acuerdo con la hora del día, por ejemplo, durante el sueño de la noche la persona debe haber variado sus parámetros referentes a la presión arterial, y el cerebro debe haber experimentado cambios también en su actividad.

Durante la mañana existe una alta disposición para la concentración mental y el rendimiento en las distintas esferas laborales, estudiantiles o las relacionadas con la comunicación. El organismo en estos horarios está en plena disposición para aceptar la alimentación.

Durante la tarde comienzan a declinar algunas funciones, mientras otras se activan, por ejemplo, a medida que avanza la tarde el organismo puede alcanzar un máximo de rendimiento para absorber los nutrientes, por lo que no se recomienda que las personas en sobrepeso se excedan en sus comidas en estos horarios.

Son "programaciones" de horarios que va adquiriendo nuestro cuerpo no solo en actividades diarias sino también con flujos de hormonas y otros eventos propios del organismo.

El interés en el ritmo circadiano es múltiple, no solamente por aplicaciones prácticas que derivan de su conocimiento, sino también, porque abre una ventana al conocimiento de la filogenia de muchos seres vivos, muestra muchas homologías entre animales, cianobacterias, hongos, insectos y plantas, pero al mismo tiempo, sugiere que las especies han evolucionado independientes unas de otras.

Los ciclos del día y la noche, del sol y la oscuridad, generan oscilaciones o ritmos hormonales en el sistema endocrino y en el sistema nervioso central. Nuestro organismo se acopla a estos ritmos hormonales y funciona como un sistema de dos fases:

La fase matutina se inicia con el amanecer (estado hipnapómpico), la fase nocturna se inicia con el atardecer (estado hipnagógico), a ambos momentos el Ayurveda los llama sandhikala (articulación del tiempo), momentos sublimes de meditación y contemplación. No hacer nada en esos momentos, solo ser...

Son momentos de nacimiento y muerte.

Ciclo menstrual

La Luna rige el movimiento del agua en la Tierra, su fuerza de atracción provoca los ciclos de las mareas en los océanos. La mujer y su agua fluyen con sus cambios naturales a lo largo del ciclo lunar y menstrual, cuando esa energía y materia está libre y en movimiento hay salud física, mental y emocional.

La Luna es mujer, agua, Kapha, emoción, amor, procreación.

El ciclo menstrual conecta a la mujer con los ciclos de la Tierra y de la Luna. Es la conexión con la naturaleza, con su esencia, alma y corazón. Observar los cambios asociados al ciclo menstrual es un camino de autoconocimiento y aceptación. Es relacionarse con el aspecto más sutil, intuitivo, emocional, encontrar en cada vuelta nacimiento, transformación y muerte, para volver a nacer y repetir una vez más el ciclo, tener una nueva oportunidad de conectar con esas emociones que vinimos a sanar.

La sangre es la conexión con lo femenino y con los arquetipos que transita en la vida (la niña, la madre, la bruja y la sabia) unida a todos los ciclos, macro y microcósmicos de la naturaleza, al flujo de las mareas y a los cambios de estación.

Cuando la mujer no comprende sus cambios internos como una danza con los cambios de la Luna, es habitual la falta de aceptación, creerse desquiciada por sentirse un día sensible, otro día empoderada, otro día irritable, otro día enroscada, así cada día puede ser una emoción predominante diferente. También habitualmente se castiga y exige ser más estable y lineal, tener siempre la misma energía, desconectarse de su sentir para poder hacer todo de la misma manera sistemática, como predispone la energía masculina.

Ese no permitirse ciclar, lleva a la resistencia y a la frustración, confundirse, alejarse aún más de su esencia, de amarse y aceptarse, completa y perfecta. Cuando el agua (emoción) se mueve, fluye y cicla (llorar, expresar, transpirar), hay salud. Cuando se estanca, precipita, queda atrapada, se enquista, bloquea, no se mueve ni cambia, soporta, pierde su energía, su capacidad de intercambio y regeneración, se pudre, se vuelve dañina para la vida, enferma. Lo mismo sucede cuando atrapamos la emoción, cuando la negamos, ignoramos, reprimimos o silenciamos.

Ciclos de relación

Los ciclos de las relaciones también nos ayudan a reconocer nuestras polaridades. Las relaciones son espejo, me atrae del otro lo que acepto de mí y quiero alimentar. Rechazo aquello doloroso que oculto como mecanismo de supervivencia y requiere ser visto, integrado, requiere amor, luz y conciencia para sanar.

Si nos gusta del otro que sea generoso es porque también lo somos, si rechazamos del otro que sea egoísta es porque también lo somos, pero está mal aceptar ese aspecto. Si genera una reacción es porque habita en nosotros, ambos polos conviven en superposición y son necesarios en diferentes situaciones, como si por ser generosos con el otro, fuéramos egoístas con nosotros mismos.

Cuando nos enamoramos por ejemplo, nos identificamos con el polo que nos gusta de la persona, aquello que nos gusta también y aceptamos de nosotros mismos. A medida que la relación avanza, comienzan los matices, empezamos a ver el gradiente hacia el otro extremo de la polaridad, como las fases de la luna, hasta finalmente llegar a desconocer a esa persona, como sentir que un espíritu se apoderó de su cuerpo y se convirtió en un completo extraño, en ese momento estamos parados en el otro polo, ese que no nos gusta de la otra persona ni de nosotros mismos, ese que rechazamos y reprimimos, aquel doloroso que espera ser visto y abrazado. Sin embargo, se trata de la misma persona, solo que ahora llevamos la consciencia hacia el polo opuesto. No es un extremo o el otro, sino un extremo y el otro también.

La pareja es un organismo vivo y, como tal, desarrolla ciclos evolutivos, y podríamos definir sus etapas como enamoramiento, aceptación, reelección, afianzamiento y, finalmente, la plenitud amorosa. Cuando se convierten uno en maestro del otro, creciendo como individuos y pareja.

Claro que muchas veces nos encontramos en las relaciones buscando inútilmente cambiar aspectos de la otra persona (distrayéndonos de la oportunidad de cambiarnos a nosotros mismos). Esa falta de aceptación de la otra persona también nos habla de una falta de aceptación propia, eso que no me gusta del otro y quiero cambiar es una alarma sobre algún aspecto conflictivo nuestro.

Clasificar un comportamiento como bueno o malo, depende de nuestro punto de referencia, es decir de nuestros propios comportamientos aprobados o desaprobados.

Podemos ser pacíficos y guerreros, cariñosos y fríos, cambiantes y constantes, confiados y desconfiados, alegres y tristes, femeninos y masculinos, flexibles y rígidos, generosos y egoístas, ambos polos habitan en nosotros pero no con ambos queremos identificarnos, sólo con aquellos que aceptamos y aceptan de nosotros.

Nos fragmentamos internamente cuando aceptamos e integramos un aspecto, y negamos y excluimos el otro, cuando mostramos un lado y escondemos el otro, alimentamos un extremo y reprimimos el otro, nos polarizamos. La polarización se da cuando nos repetimos y estancamos en un pensamiento, emoción o conducta "yo pienso así" "siempre me siento así" "soy así y no voy a cambiar". Cuando nos identificamos con un polo entramos en conflicto con el polo opuesto. Podemos pensar en la relación entre estos dos polos como la relación entre los dos platos de una balanza: si uno se densifica por la repetición se vuelve más pesado y se pierde el equilibrio, es decir, nos desequilibramos. Y para volver al equilibrio en el sistema, nos vamos a encontrar con personas densificadas en el otro extremo. Los aspectos que nos falten manifestar y desarrollar, serán aquellas características que nos generen conflicto con los demás. Nos unificamos cuando logramos reconocer que todo eso habita en nosotros, no es una cosa o la otra sino una cosa y la otra... también.

Aceptarnos como seres multifacéticos nos acerca a integrarnos en una unidad. Permitirnos ser y actuar de diferentes maneras, acorde a la situación y no aferrarnos a un rol definido que limite nuestras posibilidades creativas, reprima necesidades y deseos y nos lleve al desequilibrio.

Atravesar nuestros polos opuestos y el gradiente que los une. Aceptar que ambos comportamientos son adecuados en diferentes situaciones y que cuanto más reprima uno, más energía potencial de manifestación tiene, será aquel que cuando se libere lo hará de forma exagerada y reactiva.

Está bien ser conciliadores y también ser agresivos, si por conciliar permitimos que nos agredan. Sentirnos fuertes y autosuficientes en ocasiones y también aceptar vulnerabilidad y pedir ayuda en otras. Está bien establecernos en un rol y también está bien cambiarlo cuando ya no sea afín a la situación, a quienes somos hoy, y a quienes queremos ser en el futuro. Permitirnos cada aspecto de nuestra dualidad en sus respectivas situaciones y complementarios entre sí, para dejar de juzgarnos y de juzgar a los demás, para liberarnos y liberar a los demás.

Cada comportamiento es apropiado a lo que sentimos en ese momento; desde ya que deja de ser apropiado cuando ponemos en riesgo físico o emocional a otro ser (o a nosotros mismos).

El arte consiste en sernos fiel con amor y respeto hacia nosotros y hacia los demás; somos la misma energía, purusha, y lo que le hacemos al otro nos lo hacemos también a nosotros. Llevamos heridas muy primarias ya desde el nacimiento, un gran vacío producto de la primera separación y carencia de lo esencial (alimento, cuidado y amor las 24 horas). Vamos buscando cíclicamente en las relaciones todo aquello que nos faltó en la niñez, como el amor de mama, el reconocimiento de papa, la protección de ambos. La relación como espejo es un vehículo para la evolución de la consciencia: si le pido al otro presencia, es porque no estoy presente en mí; si le pido fidelidad, es porque no me estoy siendo fiel; si tengo miedo de que me rechace, es porque no me estoy aceptando como soy; si no me escucha, es porque no me permito expresar con libertad.

¿Me estoy dando eso que le pido a la otra persona? ¿Me estoy haciendo eso que le reclamo? ¿Vive en mí ese aspecto rechazado y está esperando ser integrado?

Estamos atrayendo lo que estamos emitiendo.

Por ahí no tenemos que cambiar de pareja, sino nosotros.

Las relaciones nos permiten reconocer y aceptar nuestra dualidad y, si no lo aprendemos en este, será en el siguiente ciclo.

Aceptar e integrar la dualidad nos permite liberar el juicio, tanto de nosotros mismos como de los demás, nos permite dejar de identificarnos con un polo, tender a la neutralidad, volvernos espectadores, observar sin reaccionar. Y, tal vez, en unos cuantos ciclos del samsara (o la rueda de muerte-nacimiento), fundirnos con purusha y dejar de ser prakriti (samadhi, liberación).

«Lo que niegas te somete, lo que aceptas te transforma», decía Jung.

Transformación es comprensión en acción: evolución.

Nunca el camino conocido, transitado mil veces puede llevarnos a la transformación. Transformación implica cambio, elegir el camino que nunca habilitamos, el desconocido, el que genera miedo y resistencia. Es el camino que nos permite incluir el aspecto negado, trascender la dualidad, aceptarnos y amarnos en completa y perfecta unidad.

Los ciclos nos sirven para repetir aquello que nos permite reconocer el modelo heredado y aprendido en la infancia, lo que vimos, escuchamos y percibimos de nuestro ambiente, lo que construyó nuestro mapa de cómo debe ser el mundo. Nos da la posibilidad de revivir aspectos conflictivos que necesitan ser reconocidos, sanados.

Si tenemos que sanar la relación con mamá y/o papá, podemos reproducir el modelo en las parejas que elijamos, en los jefes, profesores, amigos que se vayan presentando en la vida. Creamos expectativas que proyectamos en nuestros vínculos. Inconscientemente esperamos que se comporten como el padre o la madre que necesitamos y no tuvimos. Nos volvemos emocionalmente dependientes o nos cerramos por completo a la conexión, atraemos las relaciones que nos permiten reconocer la herida.

Una pareja es el reflejo de las heridas del alma, abandono, rechazo, injusticia, humillación y/o traición, creencias, programas y limitaciones, karma. Al observarlas en el otro, sabemos que, de alguna manera, están en nosotros y ambos podemos ayudarnos a sanar las heridas en la relación.

Lo que nos molesta o reclamamos al otro es lo que nos faltó de mamá y papá. Les exigimos a nuestra parejas aquello que no nos dieron, pero ahí está actuando la niña o el niño herido y no el adulto que se hace responsable de sí mismo y se sabe dar lo que necesita, sin reclamar, exigir o culpar al otro.

No podemos dar lo que no tenemos; y lo que no nos damos, salimos a buscarlo afuera.

La primera relación que tenemos que atender es la que tenemos con nosotros mismos y desde ese lugar de completitud (darnos aquello que anhelamos del otro) generar vínculos sanos por elección y no por necesidad.

Primero está la relación intrapersonal, luego la interpersonal.

Aceptarnos y amarnos perfectos como somos, integrar nuestra dualidad, llevar luz a nuestras sombras para que dejen de condicionar desde el inconsciente y liberarnos en quienes queremos ser.

Cada vez que repetimos un ciclo e integramos algo, sanamos un aspecto conflictivo, cambiamos una tendencia dolorosa, nos acercamos a nuestro camino afín, a nuestro centro, el amor propio se expande y eleva nuestra frecuencia vibratoria, atrayendo personas que vibran en esa misma frecuencia.

Si me amo, me cuido, me respeto, me escucho, me voy a encontrar con personas que me amen, me cuiden, me respeten y me escuchen. Si me maltrato o me ignoro, pues eso atraeré también.

De adentro hacia afuera, cambio yo y cambia lo demás.

Estamos inmersos en un inconsciente colectivo, una unidad; hacia allí emitimos y desde allí recibimos información. Si elevamos nuestra energía, sintonizamos con vibraciones más elevadas y retroalimentamos ese campo, facilitando y promoviendo una masa crítica, una cantidad de seres que vibren en la misma frecuencia de amor hasta dar un salto cuántico hacia una nueva consciencia humana. Amarnos, transformarnos, cooperar, y coevolucionar, para trascender la materia de la prakriti y fundirnos en la fuente del purusha.

Ciclos memorizados

Existen ciclos en la vida de las personas, así como en la naturaleza, las estaciones tienen ciclos de cuatro meses, los días ciclos de veinticuatro horas, la Luna ciclos de veintiocho días; y así hay ciclos de floración, frutas, siembra, animales, los ciervos dan a luz una vez por año, las gallinas ponen huevos todos los días, etc. Si ampliamos la mirada, volvemos al samsara, los ciclos de nacimiento, vida, muerte y reencarnación. Y si afinamos la mirada, somos una representación en miniatura y perfecta del universo, con nuestros propios ciclos.

Tenemos ciclos sociales, políticos, familiares, etc. Hay ciclos menstruales, ciclos celulares, por ejemplo cada siete a diez años reemplazamos todas las células de nuestro cuerpo, la piel es regenerada cada dos o tres semanas.

Tiene sentido pensar, entonces, que si todo es cíclico, nuestras experiencias, comportamientos, situaciones, conflictos, también lo sean.

Siempre nos encontramos con las situaciones y personas que nos ayudar a resolver nuestros conflictos, nos exponen a esas emociones que sentimos una y otra vez y duelen o incomodan, nos presentan un espejo en donde ver nuestras sombras y así poder conocerlas, comprenderlas y cambiarlas; no hay casualidad sino causalidad, todo es una sincronicidad. Si prestamos atención y observamos a nuestro alrededor, el universo está generando oportunidades de cambio constantemente.

Así es, entonces, que nuestros conflictos son cíclicos; el ciclo de autonomía arranca cuando nacemos y se completa cuando nos independizamos de nuestros padres, por lo que cualquier experiencia traumática en nuestra infancia quedará grabada en la memoria celular y se reproducirá la vivencia cuando se cumpla el ciclo.

Por ejemplo, si a los dos años de edad sufrimos una mudanza, a los dos años de independizarnos de nuestros padres probablemente volvamos a mudarnos (real o simbólicamente). Este es solo uno de los tantos ciclos que nos atraviesan y puede manifestarse ante cualquier otra situación que signifique un renacer, puede ser un renacer espiritual, un coma, la pérdida de nuestros padres, etc.

También las fechas aniversario pueden marcar ciclos, es común reconectar con la emoción de un drama cuando se cumple el aniversario de dicho evento.

Otro ejemplo es el ciclo de la identidad, generalmente alrededor de los dos o tres años de vida comenzamos a formar nuestra identidad, reconociéndonos como seres independientes de mamá. La vivencia que tengamos de esa situación, nuestra interpretación emocional del hecho, marcará la forma en la que luego, cada dos o tres años reforzaremos nuestra identidad, nuestro yo, nuestro ego, a través de los roles que adoptemos, las relaciones que establezcamos, etc.

Así es, entonces, que en nuestras células se graban todos los acontecimientos importantes de nuestras vidas (mnemoción), que luego reviviremos cíclicamente. Como dijimos antes, cambian los escenarios y los actores pero, ante diferentes situaciones, siempre nos sentimos de la misma manera, y son perfectas oportunidades para sanar esas sombras.

Seguramente nos resulta familiar la sensación de que siempre nos pasa lo mismo, siempre tenemos las mismas relaciones, las mismas reacciones, los mismos desequilibrios.

Estos ciclos generalmente comienzan en nuestra infancia, cuando estamos copiando los sistemas de creencias y reacciones de mamá y papá, es decir, cuando estamos aprendiendo a ver y percibir el mundo a través de sus ojos, a relacionarnos con el entorno a través de sus acciones. Información que grabaremos en nuestro disco y luego reproduciremos de forma inconsciente y automática, el resto de nuestras vidas.

Todo lo que sucede en la infancia moldea a la persona, en realidad, todo lo que sucede desde el momento en que esa persona es un deseo o intención de sus progenitores, aún los inconscientes, abordaremos este tema más adelante.

Desde el Ayurveda, podemos comenzar a profundizar en esta comprensión al conocer nuestro dosha, nuestra constitución elemental, ya que entendiendo el o los elementos en predominancia, también podemos entender nuestras tendencias.

Desde el karma pariksha (recordamos, estudio y comprensión del karma), conociendo el momento en el que se manifiesta por primera vez el síntoma, la situación, el comportamiento o emoción repetitiva, se puede encontrar el patrón de los ciclos y así, des o reprogramarlos.

Muchas enfermedades se programan y activan en el mismo momento, por ejemplo, ante una situación conflictiva que no podemos resolver intelectualmente; muchas otras se programan en un momento de la vida y se activan o ejecutan en otro momento posterior, cuando se tiene una "recaída" emocional al encontrarse con una nueva situación que hace revivir lo que la primera, cumpliendo un aniversario o ciclo.

A cada momento nuestras decisiones determinan el fluir del cauce del futuro. Lo que nos sucederá en el futuro no es fruto de sucesos aleatorios o azarosos, sino que será el efecto y consecuencia de una cadena de causalidades que son producto del entrelazamiento cuántico.

El indeterminismo cuántico dice que aunque no puedo saber exactamente qué sucederá, puedo anticiparlo con base en la probabilidad y el desdoblamiento.

A escala humana, la elección nos permite determinar consciente e inconscientemente qué opción disponible de futuro elegir en base a probabilidades predeterminadas por sucesos causales de nuestras propias elecciones pasadas y lo que nuestro ser desdoblado nos comunica desde el futuro.

Así, tenemos que nuestro espacio-tiempo es una sustancia activa, un espacio vibratorio (el movimiento de las olas del espacio) y esta es la causa de la fluctuación del espacio y del tiempo.

Todo evento del pasado en purusha produce una onda en el tejido del tiempo, que se expande afectando a un evento del futuro para crear el destino presente, y ambos tejen la matriz de probabilidad hacia el futuro.

3.
Visión del Ayurveda

Los Veda (en sánscrito "sabiduría, conocimiento") son los cuatro textos más sagrados y milenarios del hinduismo, religión más común de la India.

Los tres primeros son los más antiguos, tratan sobre cánticos, rituales, sacrificios: Rig-veda, Jáyur-veda y Sama-veda, luego se sumó el Atharva-veda, este último el más práctico, del cual deriva el Ayurveda.

Los pilares base de la biorecodificación son los mismos del Ayurveda ("sabiduría de vida"), y ellos son la prevención, la comprensión en acción (que, para la medicina Ayurveda, sería diagnóstico y tratamiento), la mejoría de la calidad de vida, y el desarrollo y expansión de la consciencia.

El propósito no es curar una enfermedad en particular, sino llevar a la persona a su propia armonía natural y poder llegar así al núcleo de todas las enfermedades que se manifiesten o puedan manifestarse en esa persona.

El Ayurveda abarca todos los aspectos de la vida: alimentación, plantas, estilos de vida, comportamiento, clima, edad, trabajo, deporte, etc. Para cada persona y cada cultura. Comprensión en acción también es auto sanación.

Recordamos que la samkhya nos mencionaba, entre otras cosas, los tres guna y los seis elementos; allí veíamos al elemento espacio, que permite los estados de la materia como líquido (agua), sólido (tierra) y gaseoso (aire). El aire que mueve todo; el fuego, elemento con el poder de transformar de un estado al otro, digiere agua, tierra, aire y al fuego mismo. Agua y tierra conforman la materia, humus, barro, ser humano.

Ayurveda agrega a la samkhya y al yoga el concepto de dosha: arquetipo, fuerza, tendencia al desequilibrio, karma también. Aunque en realidad la traducción del sánscrito de la palabra dosha es desorden, desequilibrio, crimen, tendencia, muerte, oscuridad, etc. Por eso uno puede presuponer que dosha es karma también, ya que es una tendencia hacia cierto desequilibrio. Dosha deriva de la raíz dis: defecto, imperfección, mala calidad (como en disnea, disartria, dislocado, discapacidad, etc.).

Las diferencias observables entre las distintas personas, se deben al predominio de los distintos componentes (elementos-dosha-guna) que las constituyen. Estas diferencias no solo se refieren al campo de lo fisiológico y metabólico, sino que también afectan al mundo de los sentidos y la mente.

Surgen entonces estas fuerzas tanto en el macro como en el microcosmos. El Ayurveda habla de un equilibrio entre ambos, a nivel biológico, social, cultural, etc., en el que está sumergido.

La medicina Ayurveda fue la pionera en sostener que cada individuo posee su propia composición elemental. Luego Hipócrates continuó este enfoque con la teoría de los humores.

Dichas fuerzas surgen de la abstracción y conceptualización de las cosas capturando su esencia; basado en estos conceptos simbolizan esa conceptualización en fuerzas o cualidades llamadas elementos.

La relevancia de dichos elementos no es el elemento en sí, sino sus características, que se corresponden tanto para el macro como para el microcosmos, veamos algo de ellos:

Elementos Espacio y Tiempo (akasha y kala, hora, lease gjora):

- El espacio fue provocado por el sonido prana, llamado pranava, que fue el sonido primordial. En efecto, para los Vedas es el sonido el que genera el espacio, la prakriti. Pranava es el comienzo del sonido, es el aum (recordar: léase "om"). Por eso recitar el om genera espacio, resonamos con el macrocosmos en una vibración no audible pero perceptible.
- Akasha, dik, espacio es todo lo que sea espacio, boca, nariz, oído, canales, colon, sinapsis, consciencia.
- Es en el espacio donde se producen los sonidos. El espacio es libertad, paz, expansión, es la actual sopa cuántica en la cual todos estamos inmersos y diluidos. Es paradójico, existe y a la vez no existe, como lo cuántico. Es donde se desarrollan los demás elementos, el lugar sináptico, donde experimentamos el amor y la pasión. El espacio interno o mental da la quietud, la paciencia, el arte, la intuición y tolerancia.
- Es, como siempre, el elemento que permite que los demás actúen; si no hay espacio, no hay posibilidad de nada.
- No tiene existencia física.
- Es el elemento donde se desarrollan los demás elementos.
- Es el elemento que diferencia los objetos.
- Está unido al tiempo, aquel que tenga espacio tendrá más tiempo, y viceversa.
- Es el más sutil de los elementos (el más denso es el elemento Tierra).
- Es también el espacio y retardo del tiempo sináptico

- Gracias al espacio tiempo existen las cosas y son posibles los movimientos (akasha-vayu).
- El tiempo es ahora (a hora, sin tiempo), lo demás es mente.
- Energía Nuclear.

Elemento Aire (vata, vayu, prana, hawk):

- Todo lo que sea movimiento, el sistema nervioso, la piel, la circulación, la respiración y el tacto como sentido.
- La conducción, el transporte, la eliminación de desechos.
- Este elemento en equilibrio representa la frescura, la creatividad, los pensamientos, la voluntad.
- El aire (verlo como viento) es la existencia sin forma.
- El aire mueve, ergo cambia las cosas continuamente.
- Es el Prana, la energía vital, una de las tres esencias vitales (más agni y ojas, que veremos luego) que mantienen, precisamente, la vida.
- Energía eléctrica.

Elemento Fuego (agni, tap):

- Todo lo que sea metabolismo, glándulas; su órgano sensorial es la vista.
- Es la digestión, absorción y asimilación.
- Digestión física y mental.
- Representa la inteligencia, la atención, el reconocimiento, la agudeza.
- El fuego es la forma sin sustancia, está relacionado con agni, la segunda esencia vital.
- El fuego (como enzimas) transforma, muta de una sustancia a otra.
- El fuego es el Sol, el hombre, pingala nadi.
  Energía calórica.

Elemento Agua (jal, apa, udaka, kleda):

- Secreciones de jugos gástricos, saliva, sudor, orina, citoplasma celular, fluidos.
- Su órgano sensorial es el gusto (con la boca seca no sentimos nada). Correlacionado con sentimientos de alegría, unidad, amor, fe y compasión.
- Agua es alimento y amor.
- El agua es la sustancia sin forma, se adapta al molde.
- El agua es el elemento más misterioso de todos, da la vida, la emoción, la memoria, el amor, la tolerancia. Puede aumentar o bajar la temperatura (naturopatía).
- Agua es soma, Luna, mujer.
- Interactúa con ojas, la última esencia.
- Energía química.

Elemento Tierra (bhumi, pritvhi):

- Sostiene todas las sustancias, esmúsculo, hueso, tendones, cartílago.
- Su órgano de los sentidos es el olfato.
- Es la quietud, la estabilidad, la serenidad, la seguridad y la comprensión.
- La tierra es la forma con sustancia, la tierra es completamente densa y no permite o limita el movimiento.
- Energía física o mecánica.

Algo más sobre el agua, el elemento más misterioso de todos.

El agua da la vida, la emoción, la memoria, el amor, la tolerancia, la paciencia, la adaptabilidad, permite la química, da flexibilidad, unión, devoción, elasticidad, compasión, relajación, frescura.

Agua es soma, Luna, mujer, ojas, ida nadi, Kapha. Somos agua más que ningún otro elemento. El agua es la sustancia sin forma, pero se puede adaptar a cualquier forma.

Es el remedio de elección en todas las enfermedades, además través suyo se puede aumentar o bajar la temperatura corporal.

Las bacterias y bichos aman el agua, por eso el agua contaminada mató más gente que cualquier otra cosa en la historia (guerras, epidemias, etc.). Cuando potabilizó elagua, la expectativa de vida creció treinta años.

Cuando está fluyendo, es movimiento constante y es el único elemento que está en los tres estados; con más calor, es vapor; con más frío, es hielo.

La tensión superficial (unión entre las moléculas por los puentes de H) es tan fuerte que permite que barcos pesadísimos circulen sobre ella.

Es el pensamiento con atracción: deseos, emociones, sentimientos de amor, pero en desequilibrio da apego, codicia, avaricia.

El agua es la vida, en ella se realizan todos los procesos químicos. Es la molécula bipolar más pequeña que existe, gracias a esto disuelve otras moléculas más grandes y puede transportarlas en el organismo.

Aquellas personas que tengan más agua serán más amorosas y divinas, pero también tendrán más apego y serán más emocionales: la mujer y el dosha Kapha.

Amar es tomar con la mano abierta, así tomamos toda la existencia. Amar con puño cerrado, agarrando, no deja nada de espacio y encima ahogamos.

Nada sale mal si no estamos atados a ningún desenlace, como vimos por ahí. Si el agua es emoción, veamos tres sutras o máximas emocionales:

No hagas promesas cuando estés contento

No tomes decisiones cuando estés triste

No respondas cuando estés enojado

Según la teoría ayurvédica, los seres humanos razonamos igual que la naturaleza, ya que somos parte de ella. La clave, entonces, es darle al organismo las técnicas y el conocimiento para que encuentre la salud por sí mismo, ayudándose con esta inteligencia de la naturaleza.

Humor es un vocablo del latín, un término que puede traducirse como líquido o humedad, porque en la antigua Grecia se consideraba que el cuerpo del ser humano estaba formado por cuatro humores o líquidos (sangre, bilis amarilla, bilis negra y agua) que se relacionaban con los cuatro elementos de la naturaleza (aire, fuego, tierra y agua).

De esta relación se establecía que, cuando alguien estaba de buen humor, significaba que se encontraba en un perfecto estado de salud.

Humor es líquido, también una actitud, una postura, un estado anímico, una forma de ser; miles de años antes, ya Ayurveda mencionaba los dosha.

Dosha Vata, Pitta y Kapha

Los dosha son más que humores, elementos, biotipos, tendencias, ya que son fuerzas o vibraciones traducidas en fisiología, mente, biotipos, climas, edades, animales, lugares, e inclusive horas del día.

Dosha, en el ser humano, es desequilibrio, dosha es rajas, tamas, y karma; cuando la tendencia dosha está en equilibrio (sattvas) pasa a ser un dhatu, un tejido que nutre, ya deja de ser dosha para el complejo cuerpo-mente.

Ante un mismo estímulo, esos dosha reaccionan de distintas maneras impulsados por sus mismas fuerzas. Conociendo el dosha individual se descubre el porqué de las reacciones, a qué desequilibrios está uno más propenso, cómo prevenirlos y, en definitiva, qué impronta dejará en la vida del individuo esa fuerza.

Lo semejante atrae e incrementa a lo semejante. Por ejemplo si soy Pitta, lo que menos necesito es el fuego (ácido, salado, picante, lo rojo, la competencia, el opinar), pero es lo que más me atrae… e incrementa. Por la misma ley de atracción, si estoy vibrando en una energía más sáttvica, atraeré personas que vibren en esa misma frecuencia.

Son tres, entonces, los dosha principales, sistematizados en Vata, Pitta y Kapha, acorde a su herencia, la vida de la mujer durante el embarazo, el momento de concepción, la constitución de los padres.

Cabe aclarar, desde ya, que no existe un dosha mejor que otro, es más el mejor dosha es el que nos tocó, sin dudarlo, solo hay que llevar el dosha a lo sáttvico.

Todo ser viviente posee parte de los tres dosha (ergo, de los seis elementos) y las tres guna, ya que de lo contrario sería incompatible con la vida; lo que varía es la proporción de sus fuerzas elementales y la interrelación entre las mismas.

Si bien todo ser humano posee estas cinco fuerzas elementales, se agrupan o predominan de a pares para configurar cada biotipo.

Vata está formado, principal o mayoritariamente, por los elementos Espacio, Tiempo y Aire, y es representado por la energía eólica

Pitta, principalmente, por Fuego y Agua, es representado por la energía del sol.

Kapha, principalmente, por Tierra y Agua, es representado por la energía de la Luna (y el agua).

Los elementos deben ser vistos como las cualidades del mismo; de esa manera, las cualidades del elemento espacio son libertad, dar lugar a los demás elementos y la capacidad de moverse, crear, expandirse, fundirse con el todo, apertura; el aire (o viento) es móvil, liviano, seco, frío, errático, irregular, ágil, el Fuego presenta características como agudo, caluroso, luminoso, transformador, incluso violento, el agua es amor, emoción, sabor, química, paciencia, tolerancia, flexibilidad, unión pero también apego; la fuerza tierra presenta cualidades como dura, pesada, estable, segura, firme, confiable, etc.

Los dosha se crean según la herencia, el momento de concepción, la constitución de los padres, la vida de la embarazada durante el embarazo, su vihara o AVD (actividad de la vida diaria). Es importante aproximarnos un poco a conocer nuestro dosha, así luego podemos jugar un poco más uniéndolos con distintas vibraciones y sensaciones.

Son varios los aspectos que se contemplan para diagnosticar un dosha (abajo va un breve cuestionario) que se pueden reducir en tres cuerpos:

Cuerpo anatómico: su estructura y caracteres, llamado deha sharira o cuerpo físico,

Cuerpo fisiológico: funcionamiento sobre todo el fuego digestivo, es llamado kriya sharira

Cuerpo mental: las tendencias de cada dosha, llamado manas sharira.

Por el lado anatómico primero está la Estructura Física, donde se ve si se es bajo, ancho, delgado, cómo son las musculaturas y las articulaciones. Así, los Vata con su aire tienden a ser delgados, livianos, móviles, altos o bajos, con articulaciones prominentes y crujientes. Los Pitta con su fuego son de complexión moderada, peso y tamaños moderados; mientras que los Kapha con tierra y agua son los más fornidos y resistentes, con tendencia al sobrepeso.

Siguiendo en el cuerpo físico-anatómico, luego están los Caracteres Físicos, tipo de piel, dientes, pelos, ojos, labios, uñas, lengua, etc. Los Vata tienen piel áspera y seca, uñas y dientes quebradizos, ojos pequeños, son de apetito variable y de mal dormir. Los de dosha Pitta son individuos más rubios, pelirrojos o claros, tienen piel suave y clara, buen apetito y mucha sed, duermen poco y bien, están en el medio, digamos entre Kapha y Vata. Kapha tiene la estructura más sólida, firme, dientes claros, ojos grandes y oscuros, al igual que el pelo, que es grueso y oleoso, además, son de mucho dormir.

Después, para poder diagnosticar un dosha, encontramos a la Fisiología, o función normal del metabolismo. Fisiología al igual que la palabra "física", viene del griego physis, y significa "naturaleza", "acción natural", "normal", "común".

Fisiológicamente, Vata que, como es aire-espacio y por lo tanto tiene tendencia a tener gases y constipación, es seco, irregular y con ruido en las articulaciones; Pitta, que es fuego, tiene tendencia a la bilis, úlceras, gastritis y fuego en la piel y los ojos. Kapha, que es tierra y agua, tiene tendencia a edemas, estancamientos y congestiones, alergias, obesidad; lo parecido incrementa a lo parecido (si uno tiene fiebre y se pone al sol del verano al mediodía, el calor corporal aumentará, y más aún si es Pitta).

En invierno, todos tenemos frío en los pies, pero mucho más los Vata, que de por sí los tienen fríos. En verano todos tenemos calor, pero Pitta lo sufre más. En primavera todos podemos tener alergias, pero más los Kapha.

Por último está la Psicología o el aspecto mental, donde encontramos por un lado cómo nuestro comportamiento está impulsado por la naturaleza de nuestro elemento principal y, por otro lado, por los atributos o cualidades llamados gunas, clasificados a su vez en sáttvico, rajásico, y tamásico.

Estos tres nombres también son atributos para una actitud, un pensamiento, un alimento, una compañía; recordamos lo sáttvico como lo espiritual, puro, limpio, concentrado, sano, energético, que perdona, que da, es honesto, no bebe ni fuma, tiene amor universal. Lo rajásico es lo exterior, vivir hacia fuera, el dinero, el poder, la hiperactividad, el estrés. Lo tamásico es la inercia, el alcohol, las drogas, lo sucio, denso, pesado, oscuro.

Con respecto a los alimentos, los sáttvicos son las frutas, vegetales, granos, legumbres, leches, ghee (manteca clarificada), nueces; los alimentos rajásicos son quesos, azúcar blanca, carnes, pescado, frutas envasados, enlatados; y los tamásicos son las comidas fast food, rápidas, congeladas, las carnes con hormonas (por ejemplo: los pollos de los supermercados), chorizos, hamburguesas, embutidos, alcohol.

Volvamos a los dosha y sigamos interconectando. Entonces cualquier dosha puede estar en equilibrio, presentando sus mejores cualidades, esto es sáttvico; cuando el dosha está hiperactivo es rajásico, cuando explotó o se hunde, tamásico

Veamos algunas características más de cada uno, empujados por el elemento principal del dosha.

Tendencias kármicas dosha Vata, empujadas por el aire:

1. Mis acciones y mis pensamientos son rápidos.
2. Me es difícil memorizar y también recordar las cosas más tarde.
3. Soy alegre y entusiasta por naturaleza. Soy creativo.
4. Tiendo a ser de complexión delgada y casi no subo de peso.
5. No tengo una rutina establecida en cuanto a mis horarios para comer y dormir.
6. Mi caminar es ligero y rápido.
7. A veces me es difícil tomar decisiones.

8. Mi digestión es irregular, con gases e inflamación del estómago.
9. Mis pies y manos tienden a ser fríos.
10. Si estoy bajo estrés, tiendo a preocuparme y sentir ansiedad.
11. No tolero el frío, aunque me gusta.
12. Me gusta lo seco pero me incrementa.
13. Cambio de humor fácilmente y soy muy sensible y emocional.
14. Tengo dificultad para quedarme dormido y despierto fácilmente.
15. Mi piel y mi cabello tienden a ser secos y quebradizos. Mis uñas también.
16. Tengo una mente activa con tendencia a ser inquieto.
17. Mis movimientos son rápidos y mi energía me llega en ráfagas, como el viento.
18. Me excito fácilmente.
19. Como rápido y termino antes que los demás y mis hábitos de alimentación son irregulares.
20. Aprendo rápido pero olvido rápido. No me aferro a nada.

Tendencias kármicas dosha Pitta, prendidas por el fuego:

1. Soy perfeccionista y metódico, me considero eficiente.
2. Desarrollo mis actividades con orden y precisión.
3. Soy de carácter firme y actitud enérgica. Determinante.
4. Me incomoda el calor más que a otra gente, aunque a veces disfruto de él.
5. Me gusta el deporte y la competencia en todo sentido.
6. Aunque a veces no lo demuestro me irrito y enojo fácilmente.
7. Si no como en mis horas establecidas, me enojo.

8. Mi cabello muestra canas prematuras, es delgado, tiende a ser rojizo o rubio.
9. Tengo buen apetito y puedo comer mucho si lo deseo.
10. Muchas personas me consideran terco.
11. Soy muy regular en mis evacuaciones.
12. Cuando me presionan, soy impaciente y me irrito fácilmente.
13. Tiendo a ser perfeccionista y no tolero los errores.
14. Tiendo a enojarme fácilmente pero fácilmente olvido.
15. Me gustan mucho las bebidas y la comida fría, especialmente los helados.
16. Siento más calor que frío.
17. No tolero la comida muy condimentada ni picante.
18. No soy tan tolerante a los desacuerdos como debería ser.
19. Disfruto los retos y cuando quiero algo tengo una actitud determinante para lograrlo.
20. Mi pensamiento es crítico, soy bueno para debatir y discuto un punto con fuerza.

Tendencias kármicas dosha Kapha, sumergidas en el agua:

1. Realizo mis actividades lentamente. Mi fisiología (funcionamiento normal del cuerpo, a diferencia de patología) es lenta.
2. Tiendo a subir fácilmente de peso y me cuesta trabajo bajarlo.
3. Tengo una buena y plácida disposición, difícilmente pierdo los estribos.
4. No me siento mal si no como uno de los tres alimentos diarios.
5. Tiendo a tener sinusitis crónica, asma o flema excesiva.
6. Duermo ocho horas o más y, sin embargo, me cuesta trabajo empezar por la mañana.

7. Mi sueño es profundo, me gusta la siesta.
8. Soy una persona calmada y no me enojo fácilmente.
9. Me cuesta un poco de esfuerzo aprender algo nuevo, pero luego retengo muy bien la información.
10. Tiendo a retener grasa en el cuerpo.
11. El clima frío, húmedo o nublado me molesta.
12. Mi cabello tiende a ser grueso, oscuro y ondulado.
13. Mi piel es pálida, fría y tersa.
14. Mi complexión es sólida y robusta.
15. Lo siguiente me describe muy bien: sereno, dulce, cariñoso y de perdonar fácilmente.
16. Mi digestión es lenta y me siento pesado después de comer.
17. Mi calidad de energía es constante, tengo buen nivel de fuerza y mucha resistencia física.
18. Generalmente camino despacio y alegre.
19. Tiendo a dormir de más, a despertar un poco mareado y tengo pereza al empezar el día.
20. Como lento y soy metódico.

Vata se relaciona con las glándulas Pineal e Hipófisis. Pitta más con las digestivas (en realidad, con todas) y Kapha con las reproductoras.

Vata es viento, mueve; Pitta es fuego, transforma y Kapha es agua, une.

Estas acciones las hacen dentro y fuera del organismo. Son necesarias para vivir. Todos tenemos, en mayor o menor proporción, parte de los tres. Son imprescindibles.

El Vata será, entonces, un dosha más nervioso, aprende rápido pero olvida rápido también, no le interesa mucho la competencia, es más hiperkinético, es veloz para actuar, con cambios frecuentes de humor, interés por la música y el arte. Muy creativo. No es muy observador, tal vez por tener una vida interior muy animada y siempre con saltos de una idea a otra. Su desequilibrio lo vuelve temeroso, miedoso, nervioso, con tendencia al insomnio, preocupado, inquieto, quejoso, dubitativo, torpe.

El dosha Pitta es más penetrante e inteligente, más competitivo y deportivo, más concentrado y agudo en sus comentarios, tiene una visión más clara de las cosas. Su desequilibrio le produce ira, cólera, es hipercrítico de los demás, demandante, irritable, ambicioso y exigente.

El dosha Kapha es más sereno, tolerante, dulce y amistoso. Aprende lento, pero, una vez que aprendió, no lo olvida más, tiene buena memoria, es metódico. Su desequilibrio lo vuelve inerte, lento, avaro, posesivo, testarudo y depresivo.

Cuestionarios dosha:

Veamos un cuestionario rápido, pero primero algunas indicaciones:

Ser un observador sincero y objetivo, juzgarse como uno es y no como te gustaría ser. Buscar rasgos permanentes. Aclaramos que existen numerosos cuestionarios para realizar y ubicarnos en qué dosha estamos, aquí presentamos uno. Recomendamos contrastar las observaciones con algún familiar o amigo que te conozca bien.

Tomarse tiempo para responder; tratar de estar en un momento de calma y de no tener que interrumpir el trabajo.

Si no se encuentra respuesta en algún tópico, dejarla y se puede retomar en otro momento, la información es para ayudar a entender la constitución.

Considerar el ejercicio del cuestionario como un aprendizaje. Conviene que se use lápiz para contestar.

Para cada elemento, marcar con un guión la descripción dóshica que mejor describe cómo es o cómo ha sido. Si se duda entre dos descripciones se puede marcar las dos.

Si se detecta una fuerte influencia secundaria marcarla con una cruz.

Saltear los elementos que no se pueden saber (por ejemplo, fertilidad).

Contestar los cuestionarios desde la perspectiva del nacimiento. O sea, nuestra llamada naturaleza o prakriti, que es cuando nacimos (algunas cosas se infieren o le preguntamos a mamá, si está).

Si lo hacemos desde la perspectiva actual lo haremos desde la vikriti, o sea, nuestro desequilibrio, si lo hubiera.

Se llama tridóshica a la persona cuya diferencia entre Vata-Pitta-Kapha es menor al 15%, bidóshica (los más comunes) cuando la diferencia entre los dos primeros es menor al 15% y unidóshica o dosha simples cuando los dos dosha restantes están a más del 15% del dominante.

Por lo general, somos todos dosha combinados y, recordemos, no existe un dosha mejor que otro. Y al decir que somos dosha combinados estamos hablando de los elementos que prevalecen, recordemos que todos tenemos los tres dosha (y por ende los seis elementos), si no, no podríamos vivir.

Allá vamos, cada característica dosha la podemos ver como karma (ya sea positivo o negativo).

Anatomía y fisiología:

	KAPHA	PITTA	VATA
Contextura física	Grande	Mediana	Pequeña
Peso actual	Fácil de aumentar, difícil de bajar	Normal	Bajo, difícil de aumentar
Tamaño corporal	Estructura proporcionada	Mediano	Delgado Alto o muy bajo

	KAPHA	PITTA	VATA
Fuerza	Excelente, fuerte, firme	Promedio, buena	Poca
Resistencia	Excelente	Buena	Poca
Aspecto de venas y tendones	No se notan	No muy prominentes	Prominentes, salientes, nudosas
Articulaciones	Carnosas y bien cubiertas. Grandes. Lubricadas	Normales, bien proporcionadas. Suaves/ laxas.	Crujen. Salientes y nudosas.
Color de la piel	Tinte oscuro	Pálido, amarillo	Pálido, claro
Tipo de piel	Gruesa, oleosa	Suave, lustrosa. Muchos lunares	Áspera, seca. Arrugada
Temperatura corporal	Fría	Cálida	Fría
Transpiración	Mediana, aún sin hacer ejercicio	Abundante	Poca o mínima
Olor corporal	Poco	Mucho, ácido	Ligero o sin olor
Pelo	Grueso, tupido. Oleoso. Castaño oscuro.	Fino, rubio o cobrizo. Áspero al tacto	Marrón o cobrizo. Fino. Crespo o rizado
Crecimiento del pelo	Quebradizo	Calvicie precoz. Canicie precoz	Crespo
Uñas	Suaves	Amarillas o parduzcas	Duras o secas
Frente	Ancha	Mediana o normal	Angosta
Forma de la cara	Ancha, plena, redondeada	En forma de corazón, con mentón marcado	Alargada, angulosa, mentón poco desarrollado
Labios	Gruesos, carnosos	Normales, rosados o colorados	Finos, estrechos, ásperos o tirantes

	KAPHA	PITTA	VATA
Tipos de ojos	Grandes blancos	Medianos, más amarillentos. Se enrojecen con el sol, la ira o el alcohol	Pequeños, huidizos, posibles temblores
Color de ojos	Azules o castaño claro	Azul claro, gris claro, avellana	Oscuros, marrones o grisáceos
Forma de ojos	Saltones, anchos	Párpados delgados y pequeños	Estrechos. Tristes o melancólicos.
Brillo de ojos	Atractivo	Intenso	Apagado
Dientes	Tamaño normal o grandes, blancos, encías carnosas	Tamaño mediano, amarillentos	Ásperos, irregulares, rotos, encías con retracción
Boca	Grande	Mediana	Pequeña
Forma de caminar	Pasos largos y medidos, caminata lenta	Normal	Rápido, con pasos movedizos. Hábito de vagabundear
Voz y lenguaje	Conversación mesurada, voz clara y resonante. Lenta	Agudo, claro, preciso	Baja, débil, con interrupciones. Se atropella al hablar. Discutidor
Hambre/ Apetito	Escaso. Prefiere las comidas y bebidas calientes.	Importante. Prefiere las bebidas y comidas frías	Irregular. Moderadamente calientes
Necesita de sabores (no necesariamente le gustan más)	Picante, amargo, astringente	Amargo astringente y dulce	Salado, ácido, dulce

	KAPHA	PITTA	VATA
Preferencias de Temperatura	Le molesta el frío	Le encanta el frío. Incapaz de tolerar el calor.	Añora el calor. Incapaz de tolerar el frío.
Movimiento intestinal y diuresis	Eliminación lenta, copiosa y pesada. Orina normal.	Deposiciones desligadas. Orina abundante	Tendencia a la constipación y heces duras y secas. Orina escasa
Sueño	Profundo	Reparador pero corto	Ligero, irregular, alterado, escaso, rechinando los dientes o con ojos semi abiertos
Tipo de sueños	Lagos, naturaleza, pájaros. Agua y seres queridos	Llamas, objetos brillantes, fuego, oro, animales. Peleas y hechos violentos	Viajes, viento, volar. Monstruos. Correr
Nivel de actividad	Apático	Moderado	Siempre haciendo muchas cosas. Agitado
Deseo sexual	Lento, prolongado, mantiene la pasión. Se permite excesos sexuales.	Fuerte en deseos y acciones	Intenso, pasajero, fantasea. Tal vez sea el que menor interés sexual tiene.
Fertilidad	Buena	Mediana	Baja

Aspectos psicológicos, posibles tendencias

	KAPHA	PITTA	VATA
Actividad mental	Calma, constante, serena, estable	Aguda, punzante, agresiva, perfeccionista, eficiente	Rápida, permanente, activa, imaginativa, clara, alerta
Pensamiento	Tranquilo, lento, buen organizador, no se lo puede apurar.	Preciso, lógico, planea bien y concreta sus planes	Superficial, con muchas ideas. Dificultad en concretar
¿Cómo es su humor?	No cambia	Cambia brusco, se incendia	Cambia frecuentemente
¿Cómo es su paciencia y tolerancia?	Muy paciente y tolerante	Impaciente e intolerante	Impaciente y poco tolerante
¿Cómo es con sus amistades?	Amistades duraderas	Conducta liberal hacia las amistades	Cambio frecuente de amistades
Creencias profundas	Creencias firmes y profundas, que no cambian con facilidad	Convicciones extremadamente firmes, capaces de gobernar sus actos	Cambia las creencias con frecuencia, según su último estado de ánimo
Aprendizaje	Aprendizaje lento. Acción lenta	Aprendizaje moderado. Acción moderada	Aprendizaje rápido. Acción rápida
Memoria	Buena memoria a largo plazo	Moderada. Buena y rápida	Mala. Falta de memoria u olvida con facilidad
Trabajo	Asistencial, servicios	Intelectual	Creativo

	KAPHA	PITTA	VATA
Estilo de vida	Constante y regular, quizás anclado en una rutina	Ocupado, aspira a mucho	Errático
Estado financiero	Excelente. Gana y gasta con moderación. Ahorra más de lo que gasta	Gana mucho y gasta mucho.	Gana poco y gasta mucho
Interesado en artes, deportes o decoración	Poco interés	Muy interesado	Sin interés
Tendencias emocionales y carácter	Codicia, posesividad, apego, difícilmente irritable, afectuoso, tranquilo, de naturaleza dulce	Ira, arbitrariedad, fácilmente irritable, le gustan los desafíos, resuelto, competitividad	Temor, inseguridad, ansiedad, fácilmente excitable, tiene entusiasmo, vivacidad, locuaz

Veamos más de Vata

Sigamos armando el cuadro con más características kármicas de los elementos en los dosha.

Vata (viento) recordamos que si está formado principalmente por Espacio y Aire, será de cualidades móviles, rápidas, expansivas, frías, secas, en ráfagas, cambiantes, abiertas, livianas, sin rumbo fijo, con alternancias, impredecibles, limpiador o ensuciador, impalpable, sin forma, etc. Su sequedad es producto del movimiento. Vata se mueve y habla mucho, y el hablar es un movimiento que seca.

Vata dosha se queja y está preocupado aunque no tenga reales problemas. Son dudosos e inseguros; buscan resultados rápidos, ergo les da ansiedad y expectativa. Buscan la atención y una oreja donde quejarse, contar sus problemas o simplemente hablar (mucho).

Vata requiere un trabajo en el cual la atención no deba ser permanente, no extenuante físicamente y sin aire acondicionado.

Es catabólico por excelencia, gusta de empezar las peleas pero no participar en ellas luego, son los menos creyentes y los únicos móviles. Se entusiasma muy fácilmente, ama la aventura y está siempre en movimiento. Inteligencia veloz y flexible. "De inimaginable poder, jefe de los humores y también rey de todas las enfermedades".

El viento es el tiempo porque el viento mueve cosas en el espacio y espacio-tiempo es uno solo; entonces, si mueve cosas en el espacio, mueve cosas con el tiempo; el viento produce desgaste y degeneración.

Un diálogo de dos Vata son dos monólogos, un diálogo de dos Kapha son dos escuchas.

Vata es espacio, tiempo, prana.

Más de Pitta

Pitta (bilis): conformado principalmente por los elementos Fuego y Agua (lo cual lo hace ácido), será caliente, penetrante, preciso, agudo, energético, cocedor, con poder de digerir y transmutar, iluminador, líder, inteligente, quemante, violento, etc. El agua permite al fuego actuar (por ejemplo: el jugo gástrico) sin incendiar.

Si Pitta tiene problemas, le echa la culpa a otro, exagera y tiene guerra consigo mismo por su fueguina naturaleza. Opina, critica, califica y está atrapado en su propio juicio: Pasionales, pueden llegar a ser fanáticos. No les gusta que les digan lo que tienen que hacer.

Pitta requiere alimento cada tanto, con atmósfera fresca a fría y un trabajo donde pueda pensar y actuar. No con químicos ni cerca del calor (cocinero, por ejemplo).

Cultos y pensantes, no toleran el hambre o la sed. Son metabólicos, o sea catabólicos (junto a Vata) y anabólicos (junto a Kapha).

Son elegantes, atléticos y aman los cuerpos atléticos, las cosas refinadas, las películas, leer, ver cuadros y pinturas y todo lo que entre por los ojos.

Es un dosha alegre y muy sanguíneo, pasional. En desequilibrio, opinan aunque no se los pidan, crítican, caen en la ira, competitividad, egolatría, y no piden perdón.

Más de Kapha

Kapha (moco, flema): conformado principalmente por los elementos Agua y Tierra es de cualidades estable, resistente, frío, estático, firme, pesado, confiable, duradero, oleoso, no cambiante, tranquilo, terco, etc.

Kapha necesita ser estimulado, no le gusta cambiar ni moverse demasiado. Prefiere vivir con los problemas más que solucionarlos o cambiarlos. Les cuesta cambiar cosas aunque se den cuenta de que es necesario. Tienen tendencia a repetir y retornar a viejos hábitos. Confunde confort con felicidad.

Kapha, anabólico por naturaleza, creador del cuerpo, su unión y mantenimiento.

Ordenado, no cambiante, rutinario, familiero, tradicional, resistente, gran poder de escucha, fornido, se enferma muy poco.

Inteligencia lenta pero estable y progresiva, con óptima memoria y capacidad de concentración.

Tendencia a la depresión, terquedad, obesidad, avaricia, apego, dormir de más.

Kapha posee digestión lenta por lo que es el que menos alimento necesita y requiere.

Les gusta organizar. Protege y lubrica los movimientos de Vata.

Vata domina la región pelviana hacia abajo, Pitta la región abdominal y Kapha del pecho y los pulmones a la cabeza.

Vata y Kapha, si bien aparecen como opuestos (uno promueve el movimiento el otro la estabilidad), actúan siempre en conjunto; Kapha lubrica y ayuda a los movimientos de Vata (líquido sinovial en las articulaciones, mielina en los nervios, vapor de agua o tensión superficial en los pulmones). Vata y Kapha son opuestos complementarios, y Pitta es la fuerza metabólica que los transforma.

Influencias del tiempo: kala dosha

Ya vimos los ciclos y ritmos circadianos, veamos ahora los ciclos según el Ayurveda.

Kala es tiempo y kala parinama es la causa-efecto del tiempo que conforma la llamada trikaladosha, las tres acciones del tiempo que también se traducen en doshas.

Todas las alteraciones del sistema cuerpo-mente, son influidas por y a través del tiempo.

La trikaladosha, son los ritmos, ciclos, cambios, desequilibrios del dosha en tres aspectos del tiempo:

Dinadosha y ratridosha: 12 horas de día y 12 de la noche (am o pm), que se corresponden con el ritmo circadiano: de 10 hs a 2 hs es fuerza Pitta, de 2 hs a 6 hs es Vata y de 6 hs a 10 hs es Kapha.

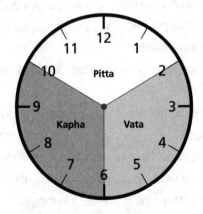

Rutudosha, estaciones del año, ritmo circanual, el fin de la primavera y el verano aumentan a Pitta; el otoño y el principio del invierno, a Vata; el invierno y el comienzo de la primavera, a Kapha. Meses del año:

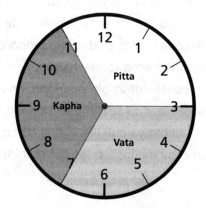

Vayamdosha, edad, etapas de la vida. Kapha aumenta enniñez, hasta los 10 años, en una etapa, y luego hasta los 20 o 25 es Kapha-Pitta. Pitta: aumenta en la adultez, de 25 a 65. Vata: aumenta en la vejez, a partir de los 65. Con el correr de los años, aumenta la fuerza Vata y el prana no es el mismo de antes, puede haber más temor, insomnio, dolores, disminuye el volumen corriente respiratorio y, sobre todo, la atención de los sentidos. La vejez es una etapa propensa al desgaste óseo y desgaste en general (catabolismo, fuerza Vata)... y más si se es de Vataprakriti.

Le agregamos un 0 a los números del reloj y vemos las edades

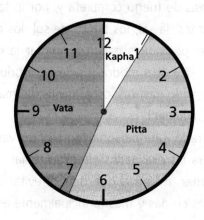

Tendencias y desequilibrios: karma dosha vyadhi

La tridosha puede determinar la predisposición (karma dosha), el pronóstico del estado de la enfermedad y también el tratamiento de la enfermedad y el régimen de estilo de vida.

Al nacer, a todos se nos dota con algo de cada biotipo, ya que estos están compuestos en distintas proporciones por los seis elementos que contienen a todo y todos.

Lo que hace posible describir a un Vata, un Pitta, o un Kapha puros es que tienen mucho de un mismo biotipo, sin embargo esto ocurre con poca gente ya que la mayoría de las personas constituimos biotipos combinados, en los que un biotipo predomina.

Los dosha son un karma...

O sea, no es decir: "¡lupi, me tocó Vata!", sino más bien: "La pucha, tengo que lidiar con Vata" (Pitta, o el que te toque).

Conocer el elemento predominante en cada uno de nosotros nos permite saber qué estrategias de vida asumir para evitar posibles desequilibrios, tomando como la base que lo similar siempre incrementa lo similar. Así, por ejemplo, el dosha de fuego llamado Pitta tendrá que luchar contra el fuego toda su vida pues ya tiene su dosis de fuego completa y, por lo tanto, tendrá que evitar los picantes, la sal, los baños de sol, los fermentados, intentar sostener posiciones pacíficas, enfriar la mente y bajar la competitividad. De otro modo, sus desequilibrios harán que "se incendie", causando gastritis, conjuntivitis, dermatitis, úlceras, ira, o problemas en la piel.

Por el contrario, una persona con biotipo Vata (liviano, frío y seco) necesitará las cualidades opuestas: bajar, calmar, tonificar, aceitar y calentar, mientras que deberá evitar comer alimentos light o verduras crudas y frías (principalmente en invierno), pues de esta forma se incrementan las cualidades que, de por sí, se tienen en cantidad.

Para el Ayurveda todo es relación de cualidades. Pitta debe enfriar, no competir, no creerse dueño de la verdad, no demandar y no dominar, mientras que Kapha debe levantar, soltar, mover, calentar, liberar y entregar.

Al aumentar la fuerza Pitta, la piel toma un aspecto rojizo o amarillo y la persona puede sufrir diarreas o momentos de ira. También se pueden presentar signos de mareo y desmayos (en participación con Vata).

Con Pitta disminuido, la piel se pone pálida, la persona tiene molestias intestinales y la digestión lenta.

Cuando Vata está exagerado, la piel se vuelve áspera, seca y oscura, el cuerpo adelgaza y pierde calor, la persona sufre de insomnio, astenia y sus defecaciones son secas. Si ocurre lo contrario y Vata está deprimido, la persona se siente cansada y agotada, tiene la respiración entrecortada y pierde el buen humor y la concentración.

Al aumentar Kapha, la sangre no circula bien y se presentan cansancio y sueño. Las extremidades se vuelven pesadas y las articulaciones con frecuentes formaciones de edemas. Por otro lado, al haber poco Kapha, se produce sequedad en la boca, sed y la sensación de vacío en el estómago. Las articulaciones se vuelven débiles y la persona se siente sin fuerzas.

Vata se mueve y mueve a todo el cuerpo, Pitta quema y metaboliza, y Kapha crea estructura, une y estabiliza.

Vata es seco, Pitta caliente y Kapha pesado. Vata es oído y tacto, Pitta es la visión y Kapha es el gusto y olfato.

Kapha es la base de los otros dos humores, es la estructura con forma, resistencia, cohesión, tranquilidad y estabilidad. Pitta es el balance de los otros dos humores, es digestión, metabolismo, transformación y pensamiento. Vata es el que mueve a los otros dos humores, es circulación, energía, entusiasmo y creación.

El desequilibrio de Vata se cura con reposo, el desequilibrio de Kapha empeora con reposo. Pitta cura con inteligencia fría a las pasiones y pensamientos calientes, así la cosa sale tibia.

El secreto del Ayurveda es, entonces, que la persona tiende a hacer lo que vibra más con su elemento...y es lo que más lo desequilibra.

Así, a Pitta lo que más le gusta tal vez es el sol, la sal, la pimienta, el verano, la playa...y bajo el principio de que lo parecido incrementa a lo parecido pues se desequilibra. O sea, siguiendo el ejemplo, Pitta debe evitar el calor, pues se desequilibra más (lo ácido, lo picante, lo salado, el sol, la competencia, los pensamientos...). Pitta sólo tiene que enfriar (lo cual es mucho trabajo).

Vata debe evitar lo seco, liviano y frío. Tiene que parar y concretar.

Kapha debe evitar lo pesado, frío y aceitoso. Kapha tiene que soltar y arrancar.

Al ser Vata seco, tiene menos lubricados los canales, aparte los mismos son de menor diámetro, ergo llevan poca circulación sobre todo a nivel distal, haciéndolo tener fríos los pies y/o las manos. Vata tiene mucho frío, ergo a los desequilibrios Vata (parálisis, reuma) el frío les hace mal. Como tienen buena circulación, los Kapha no se quejan de manos o pies fríos, lo cual no indica que no tengan frío, pero es menor que Vata, y generalizado.

Vata se queja y está preocupado aunque no tenga reales problemas. Son dudosos e inseguros; buscan resultados rápidos, ergo les da ansiedad y expectativa.

Buscan la atención y una oreja donde quejarse, contar sus problemas o simplemente hablar (mucho).

Pitta, si tiene problemas, le echa la culpa a otro, exagera y tiene una guerra consigo mismo por su fueguina naturaleza.

Opina, critica, califica y están atrapados en su propio juicio: Pasionales, pueden llegar a ser fanáticos.

No le gusta que le digan lo que tiene que hacer.

Kapha necesita ser estimulado, no le gusta cambiar ni moverse demasiado.

Prefiere vivir con los problemas más que solucionarlos o cambiarlos.

Les cuesta cambiar cosas aunque se den cuenta que es necesario.

Tienen tendencia a repetir y retornar a viejos hábitos.

El enojo da sudor caliente, Pitta.

El miedo da sudor frío, Vata.

Dia-gnosis significa atravesar, ir más allá del conocimiento (gnosis). El diagnóstico es la parte más importante, es la comprensión de lo que sucede. Tal cual diagnosticamos, será luego orientado el tratamiento. Si diagnosticamos mal, por más que el tratamiento esté bien, todo lo que sigue estará mal y la mente ocupa la mayor parte del diagnóstico y tratamiento.

Salud es llamada swastha ("establecido en uno mismo"), o sea los tres doshas equilibrados (sama dosha). Coherencia interna: pensar-decir-hacer-paz.

Los doshas son cualidades, y sus desequilibrios se representan también por cualidades que suben o bajan, lo que nos orienta en el tratamiento a seguir.

La idea no es clasificar las emociones sino entender su mecanismo de acción y predisposición dóshica, sabiendo que los tres dosha comparten todas las emociones (por supuesto que Kapha puede tener ira y/o Vata alegría).

Esta es la tendencia dosha a nivel mental, pero a este nivel, como vimos, ya no se habla de dosha sino de guna, aclarando siempre que los guna están en constante intercambio... nadie es 100% sáttvico o tamásico... Lo cierto es que estamos todos muy rajásicos en la urbe.

Y, ahora sí, veamos este posible cruce de tendencias dosha y posibilidades cualidades:

Dosha y guna

Vata Sáttvico	Energético, adaptable, flexible, rápido en comprender, creativo, con entusiasmo, sentido de la humanidad, iniciador, emprendedor. Abre puertas y caminos, es veloz y vital (prana).
Vata Rajásico	Indeciso, poco creíble, fantasioso, ansioso, agitado, vive cansado, superficial. No puede parar de hablar, ni puede dormir bien por el viento. Se queja de los dolores, al principio, y luego, de todo.
Vata Tamásico	Miedoso, servil, deshonesto, autodestructivo, adicciones, perversiones sexuales, disturbios mentales. Adicciones como tabaco, drogas psicodélicas como LSD y marihuana (aire, humo).

Pitta Sáttvico	Inteligente, claro, preciso, discriminativo, perfeccionista, guía, líder, corajudo, amigable. Gurú ("el que aclara la oscuridad"). Catedrático, investigador, deportista, noble, juicioso.
Pitta Rajásico	Impulsivo, ambicioso, agresivo, controlador, dominante, hipercrítico, orgulloso, vano, soberbio, competitivo, voyeurista. Compara, opina, se burla, menosprecia, descalifica.
Pitta Tamásico	Odioso, vil, iracundo, destructivo, psicópata, infatuación criminal, traficante de drogas, violento, violador. En este estado, Pitta está "ciego de ira". Adicciones como el alcohol (ácido y fermentado) e inyectables (directo a sangre, bien Pitta)

Kapha Sáttvico	Pacífico, calmo, estable, animoso, amoroso, contento, tolerante, paciente, devoto, receptivo, leal, perdonador. Es un escucha y un "opinador" a demanda perfecto. Memoria y resistencia admirables.
Kapha Rajásico	Controlador, orgulloso, testarudo, materialista, necesidad de seguridad, búsqueda de confort y lujuria. Codicioso, terco. Su apego lo lleva a "engancharse" a la otra persona.
Kapha Tamásico	Apático, depresivo, aletargado, inerte, atímico, ladrón, poco comprensivo, insensible. Avaro, obtuso, no acepta cambios. Adicción a los dulces tipo chocolates, tortas, medialunas.

Las tres esencias vitales: prana, tejas (agni) y ojas

Los biotipos o dosha Vata, Pitta y Kapha presentan una correspondencia sutil a nivel de energía vital. Este complemento está representado por los conceptos de prana, tejas (agni) y ojas conocidos como las "tres esencias vitales" o pranayatana (ayatana: morada, apoyo, asiento o lugar de descanso); son los soportes fundamentales sostenedores y formadores de la vida.

Prana (energía, oxígeno, Vata), tejas (agni, fuego digestivo, enzimas, Pitta) y ojas (inmunidad, resistencia, fortaleza, Kapha) controlan las funciones comunes del cuerpo y de la mente, y nos mantienen saludables y libres de enfermedades. Ellas son la llave de la vitalidad, claridad y resistencia, necesarios para mantenernos saludables y confidentes. Se forman como derivados de la esencia de los nutrientes que obtenemos principalmente de la comida, el Sol, el aire... y el manejo mental.

A nivel sutil, provienen de las impresiones que nos llegan a través de los sentidos (alimento).

Inclusive los trastornos psicológicos, están íntimamente relacionados con las condiciones de prana, tejas y ojas:

a) Prana, la energía

Shakti es la energía, se llama prana cuando está manifiesta y kundalini si es potencial.

Prana (pra-ana) quiere decir alimento primario, aire primario y también fuerza nerviosa. El prefijo "pra" quiere decir delantero, hacia allá o anterior y el sufijo "anna" es aire como alimento, y varias cosas más. Prana en indio, Ki en japonés, Chi en Chino, Orgón en Occidente... cada uno le da un nombre a esa energía primordial que une, guía, y controla las funciones de las células y los diferentes sistemas entre sí.

El prana es influido por nuestras emociones, nuestra forma de vida, nuestro trabajo, el clima, el rollo de la película que nos hagamos, etc. Donde hay espacio, hay prana. Cuando la digestión es fuerte, el prana del alimento es absorbido eficientemente, por el sistema y una pequeña cantidad de Vata es producido. Cuando la digestión es débil, sólo se produce una pequeña cantidad de prana asimilable y se genera mucho Vata.

Hay dos métodos para que el cuerpo sea nutrido por prana: uno inmediato, a través de los pulmones, que absorben el prana del aire durante la respiración, y uno postergado, a través del colon, que absorbe el prana que se encuentra en la comida bien digerida. Esto también explica cómo unos minutos de respiración lenta y profunda pueden reducir el hambre. Poca inspiración, no enciende el agni: ama y descenso de ojas. Poca espiración, no elimino el ama y pasa a sangre (geriatría). Está relacionado con la vitalidad que mueve cuerpo, mente y espíritu. Es más amplio que Vata, (así como la electricidad es más amplia que la luz producida por una lámpara). Cuanto más rápido vivimos, más rápido utilizamos prana, más rápido usamos nuestro cuerpo y más difícil va a ser mantener su densidad e integridad.

Vivimos en un mundo veloz y nos sobreestimulamos, hasta que muchas veces algún tejido, como el tiroideo, el cardíaco o el adrenal termina colapsando o desequilibrado.

La diferencia entre Vata y prana es que pueden acumularse, pero Vata, al ser un dosha, cuando se acumula en la persona (jivatman, purusha) la desequilibra, y se transforma en un mala o desecho, que debe ser eliminado.

Se relaciona entonces con vayu o vata, que a su vez se corresponde con el elemento aire... y que, en realidad, hay que verlo como viento.

Como energía universal es llamado lokavayu (loka: "mundo", "universo"). El lokavayu regula el clima, las nubes, las tormentas, la rotación de los planetas, la expansión del universo. Esa misma expansión habla de la infinita energía cósmica que rompe la atracción planetaria y continúa expandiéndose. El prana de nuestro cuerpo es conocido como shariravayu (sharir: "cuerpo"), aquel que se divide en los cinco prana mayores que veremos abajo. Los enlatados, congelados, bajan esa energía sutil, el microondas la destruye (aunque permanezcan sus proteínas, grasas e hidratos). El prana, entonces, se nutre de alimentos, respiración y también con la meditación, las respiraciones pranayama, el equilibrio del estado mental, las posturas o asana, la alineación de la postura, favorece y estimula la correcta respiración y la circulación energética hacia arriba, hacia los últimos Chakra. El prana realiza la interacción entre materia y consciencia.

Todo comienza (tiempo) con el espacio y el prana, la energía sutil del aire como fuerza maestra detrás de todas las funciones del cuerpo y de la mente. Donde hay espacio, hay prana; si el espacio está ocupado, pues, no habrá prana, como pasa en nuestra mente, llena de culpas, remordimientos y demás que no dan lugar a prana. Es más, lo quitan.

Prana es responsable por la coordinación de la respiración, los sentidos y la mente. A un nivel más profundo, gobierna el desarrollo de estados elevados de consciencia.

Prana en el cuerpo físico es respiración, circulación cardiaca, digestiva, nerviosa y de todos los canales materiales y sutiles. Es también eliminación de los desechos (materia fecal, orina, sudor). El prana posee campos electromagnéticos que pueden ser transferidos a distancia a través de la pranósfera, así como meditaciones, oraciones, plegarias, rezos, el S.H.Y. (Spiritual Human Yoga), y otras técnicas.

El aire es el primer alimento (pra-anna) que tenemos al nacer.

El prana es la energía que rige todo el universo, es la fuente de las funciones mentales que nos permiten caminar, percibir, sentir, pensar. Podríamos decir que prana = energía = vida. Se absorbe principalmente en el pulmón, en el colon, en la piel y en la lengua; se obtiene del aire, del alimento, del agua, del sol, del ejercicio físico y, por sobre todo, de un buen o correcto manejo mental (hay emociones que destruyen el prana). Una definición es que se nutre por lo más cercano a lo natural, sin embargo pensamos una cosa, pero decimos otra y hacemos otra. Y eso baja el prana.

El prana se obtiene principalmente a través de los seis elementos:

Espacio (espacio mental, intelecto-consciencia, Yoga, ejercicio físico, meditación).

Aire (oxígeno, respirar aire puro, pranayama, Yoga, ejercicio físico).

Fuego (sol, intelecto, Yoga, ejercicio físico).

Agua (agua pura, alimento, actualmente amerita poner unos filtros en los grifos, Yoga, ejercicio físico).

Tierra (alimentos acordes, Yoga, ejercicio físico).

Prana da atención e intención: sankalpa, la voluntad. La atención da energía, y la intención transforma. El prana se relaciona con la voluntad, con la energía y con el viento, de ahí el aforismo "cuando el aire está contento, se llama viento", ya que empuja, mueve, crea.

Donde quiera que haya espacio, el prana se manifiesta.

Abriendo espacio en nuestro interior (nuestra mente) y nuestro exterior o ambioma (nuestra casa y entorno social) creamos prana.

Nuestro estado mental se refleja en nuestra respiración y viceversa. Cuando la mente es tranquila, la respiración es tranquila y sucede lo mismo al revés, cuando estoy nervioso respiro hondo y tranquilo, y la mente baja. Cuando se perturba la mente, se perturba la respiración. Así pues, la energética mental y pránica van juntas.

Meridianos o nadis

El prana circula por meridianos de energía llamados nadis. A lo largo de los nadis existen vórtices energéticos llamados puntos marma (de marcial, guerra).

Estos meridianos por donde circula el prana son canales (srota) sutiles, no visibles, llamados nadis. Una contraparte sutil energética de los canales corporales, así como el oxígeno tiene su contraparte sutil en el prana. Veamos los tres nadis principales (¡hay 82.000!):

Ida, corresponde al sistema nervioso parasimpático, lado izquierdo del cuerpo y derecho del cerebro, pensamiento subjetivo, pasivo, femenino. Kapha

Pingala, corresponde al sistema nervioso simpático, lado derecho del cuerpo e izquierdo del cerebro, pensamiento objetivo, activo, masculino. Pitta

Sushumna, corresponde al sistema nervioso cerebroespinal y central, al plano espiritual, cerebro mediador de conocimientos, equilibrado, la unión de ambos polos hace la cosa central. Vata-Pitta-Kapha

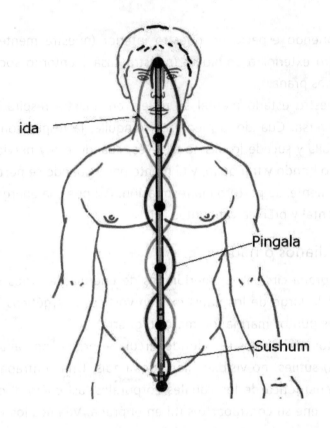

ida

Pingala

Sushum

Ida Nadi

Es el lado izquierdo, el canal de la luna y la mujer, lado kapha o el yin chino. Gobernado por el hemisferio cerebral derecho o directamente el cerebro derecho. Nace en el primer chakra, a la izquierda del Sushumna o canal central. Da el poder de las emociones en su estado puro, proporcionando las cualidades de gozo profundo, amor puro, compasión y habilidades artísticas. Es el lado más femenino de hombres y mujeres. Está relacionado con el sistema autónomo parasimpático, la intuición y la creatividad. Ida nadi se entrecruza con el pingala cinco veces (en los chakra), y penetra por el orificio o narina izquierda a unirse con pingala y sushumna; recibe también el nombre de nadi lunar (Chandra). Este canal transporta aire fresco para el cuerpo.

Pingala nadi

Nace en el lado derecho del Sushumna, el canal del sol y del hombre, lado pitta o el yang. Da poder a nuestra mente racional, que nos permite aprender y obtener la fuerza necesaria para superar los problemas mediante el esfuerzo. Es el lado más masculino de los hombres y mujeres. Pingala lleva el aire tibio/caliente para el cuerpo. Nace del lado derecho del chakra inferior y penetra por el orificio o narina derecha al punto de unión con los otros canales verticales; se lo conoce también con el nombre de nadi Surya, su acción, eminentemente energética consiste en activar el cuerpo físico. Ambos nadis concluyen en la raíz de los orificios nasales, como vimos, en un punto conectado con el chakra ajna. Se relaciona con el sistema simpático, transporta aire calentante para el cuerpo.

Sushumna Nadi

Es el canal central, el equilibrio de los otros dos canales y se sitúa en el cuerpo físico, en el eje cerebro-espinal. Se corresponde a la tridosha.

Dentro de este canal está el camino real por el cual asciende Kundalini, aquella energía vital potencial que se encuentra enroscada como una víbora en los chakras inferiores (alimento y sexo). El nadi central sushumna, parte de la raíz de la columna vertebral y sube recta alimentando y recibiendo de todos los nadis a la vez del exterior a través de los distintos centros de energía, para unirse luego a las otras dos ida y pingala, en la zona del bulbo raquídeo, que corresponde al 6° chakra, tercer ojo. Se relaciona con el canal medular central y el cerebro.

Ida y pingala parten como sushumna de la base de la columna vertebral, pero luego ascienden en espiral entrecruzándose en los

centros vitales o chakra para terminar en la zona posterior del entrecejo, uniéndose a sushumna. La narina izquierda es ida (lunar, enfriante,
femenina), la narina derecha, pingala (solar, calentante, masculina).

Materia y energía son polos de la misma escala, sólo difieren
la velocidad de sus partículas subatómicas, su vibración. Existen
lugares donde se acumula el prana, reservorios de energía de pequeños paquetes de prana que están unidos a los canales energéticos que controlan las funciones. A esos lugares se los llama
puntos marma, y a los siete puntos marma mayores se los llama
directamente chakra.

Algo de pranayama

Y ya que vimos nadis, veamos algo de pranayama.

La respiración y la mente están íntimamente conectadas; es
más, el nervio que inerva al diafragma, el principal músculo respiratorio, se llama frénico (del griego fren, mente; de ahí viene
frenopático, referente a los institutos mentales).

Cuando la mente es tranquila, la respiración es tranquila y
sucede lo mismo al revés, cuando estoy nervioso respiro hondo
y tranquilo y la mente baja. Cuando se perturba la mente, se
perturba la respiración. Así pues, la energética mental y pránica
van juntas. Al variar la mente, varían el prana y la respiración, y
viceversa.

Los pranayamas son ejercicios respiratorios para expandir el
prana. Algunos son pranayamas neutros, ya que al no tener una
energía específica, pueden ser utilizados para cualquier dosha,
principalmente para Vata por su efecto armonizante y por ser
prana. Otros son de energía enfriante (ideales para Pitta) y otros
dinámicos de energía calentante (especiales para Kapha). Aunque
no es el propósito de esta entrega meternos en esta valiosísima
técnica de respiraciones, veamos aquí un ejemplo de un pranayama tridóshico llamado Anuloma Viloma (respiración alternada),

uno de los pocos tal vez que se puede hacer sin un maestro experimentado al lado.

Se trata de un pranayama neutro. Es inspirar por una narina y espirar por la otra, para luego empezar por esta última. El flujo respiratorio de la fosa izquierda está conectado con la parte derecha de nuestro cerebro, y viceversa. Cuando la respiración no es adecuada (consciente, lenta y profunda), nuestro cerebro no se oxigena como debería. Esta alteración de la respiración en muchas ocasiones es una consecuencia de estados nerviosos, emotivos, ansiosos, preocupados; cuando estamos agitados, nuestra respiración se empobrece haciéndose corta, menos profunda y más acelerada, disminuyendo el prana que absorbemos del aire. Los pensamientos se reflejan en la postura corporal y en la forma de la respiración, y la postura corporal y la forma de respirar se reflejan en los pensamientos.

Por eso es que a través de pranayamas podemos acceder a cambiar nuestro estado mental y anímico.

Anuloma Viloma facilita que la respiración fluya por ambas fosas nasales, equilibrando los canales sutiles Ida y Pingala y sus energías. A lo largo del día,es habitual que una fosa nasal se encuentre más obstruida que la otra, por lo que la práctica de este pranayama favorece se equilibren ambas energías.

Sentados con las piernas cruzadas o cualquier posición sentada que sea cómoda y permita tener la columna derecha y erguida para facilitar la respiración y la circulación del prana. Podemos colocar dedos índice y mayor de la mano diestra en el entrecejo, con dedo pulgar tapar la narina derecha e inhalar lento y profundo por la narina izquierda, luego tapar la narina izquierda con el dedo anular y exhalar lento y parejo por la derecha, alternando así la entrada y salida del aire. O sea, cambiar de narina al final de cada inspiración. Repetir de 5 a 10 veces 2 o 3 minutos. Luego se puede ir incrementando.

La consciencia durante el ejercicio está conectada a la respiración, al cuerpo y las sensaciones, los apoyos, las emociones, la mente. Es muy importante la visualización del aire en movimiento. El anuloma da una bocanada de energía equiparando ambas narinas consiguiendo que esos ciclos de la respiración se restablezcan, además de practicar una respiración de una manera consciente, profunda y lenta.

Ideal para el inicio de cualquier meditación, otro pranayama, práctica de Yoga o relajación. Es relajante y energizante a la vez (nootrópica, de noos: inteligencia, produce el efecto que el cuerpo necesita), además este pranayama entre otras cosas, es una de las principales técnicas para la purificación de los canales por donde circula el prana y como equilibrante de las energías masculinas y femeninas, posibilitando que aumente la energía neutra, lo cual lleva a un desarrollo de la consciencia. Ayuda a equilibrar el funcionamiento de los órganos en forma alternada. Del lado derecho sobre los principales órganos de la digestión (hígado, vesícula biliar) y riñón derecho. Del lado izquierdo el corazón, el estómago y el riñón de ese mismo lado. Favorece la absorción y acumulación de prana en la región de la cabeza. Alivia ciertos tipos de cefaleas, estrés, nerviosismo. El prana es la vitalidad del aire, o sea que no solo respiramos Oxígeno, sino vitalidad, fuerza, coraje, energía, es la parte sutil del prana, más allá del estado gaseoso del aire. Es la energía detrás de la respiración, y el punto final del pranayama es el control total y absoluto del prana.

Cuando se controla el prana se controlan inmediatamente todas las acciones en las cuales el prana esté involucrado. El control del prana es uno de los siddhis o poderes que se le atribuyen a los grandes yoguis o siddhus, logrados desde nacimiento por encarnaciones anteriores o con cambios químicos mentales por medio de la concentración, meditación y manejos kala akáshicos (témporo-espaciales).

Existe entonces una conexión íntima entre la mente y el prana. Entre la meditación y el pranayama.

"Yo estoy...", lo que sigue es prana en mayor o menor cantidad (alegre, feliz, con miedo, triste, dudas, etc.).

Ya mencionaremos luego a "Yo soy...", (lo que sigue es Eso, Purusha).

b) Tejas-agni, los fuegos

Tejas significa "luz", "espíritu del fuego", "brillo", "esplendor". Agni significa "fuego". Pitta, vimos, significa "bilis".

Tejas es el componente sutil del agni, el fuego que digiere, relacionado íntimamente con la toxina ama (a menor o irregular agni, mayor ama). Pitta es el continente, agni el contenido y tejas su contraparte sutil. Lingüísticamente, de agni proviene de la raíz inglesa ignite, y puede ser entendido como un tipo de encendido de fuego.

Agni es el fuego biológico que gobierna el metabolismo, lo que permite transformar la materia en energía. Cualquier proceso de transformación o conversión en cualquier lugar del universo, se realiza con calor o luz, y esto está bajo el control de los elementos agni o fuego. Dice el Caraka: "El período de vida, la salud, la inmunidad, la energía, el metabolismo, la piel, la fortaleza, el brillo y la respiración vital son todos dependientes del agni".

En tanto Agni funcione, el proceso de digestión, absorción y asimilación de los alimentos operará en forma uniforme. El agni, en resumen, es el responsable de la vida misma.

Dentro del contexto del tracto gastrointestinal, el agni es llamado Jathara agni.

Este se manifiesta más específicamente como los cinco subdosha de Pitta o las cinco formas del fuego. Teniendo una localización y funciones metabólicas específicas. El más importante para nosotros, ahora, es mencionar el Pachaka Pitta, este es el llamado "fuego digestivo". Se localiza en la parte baja del estómago y en el intestino delgado. Esta función de Pitta nos regula el apetito y la habilidad para digerir.

Una vida es saludablemente larga si el agni funciona en forma apropiada, deviene enferma si es dañado, se muere si es extinguido.

El Agni es necesario para el normal proceso de digestión, la energía sutil de agni transforma las moléculas sin vida de los alimentos, el agua y el aire en la consciencia de la célula.

Veamos algunos nombres del agni.

Hay trece principales agni, todos dependen del agni digestivo real del estómago llamado jathara agni o, simplemente, agni. El alimento necesita una transformación bioquímica para ser absorbido, y eso lo hace el agni. Del agni dependen a la vez muchas otras funciones como ser la vitalidad, fuerza, vigor, crecimiento, luminosidad en el cutis, etc. Puede estar bien el jathara agni pero mal el dhatuagni, o sea el agni de los tejidos o dhatu (siete agni más). El dhatuagni realiza la última digestión para asimilar a cada tejido o dhatu.

En ciertas obesidades, por ejemplo, pasa eso, el jathara agni puede estar bien, pero mal el de los dhatu y se acumula ama, por ejemplo el dhatu agni de mamsa, el tejido muscular, dando fibromialgias o contracturas.

Aun la comida más pura, con perfectos nutrientes acordes, no dará buena cualidad de dhatu si el agni no funciona bien (Charaka).

Pitta y Agni son esencialmente lo mismo, pero con una diferencia sutil: Pitta es el continente y agni es el contenido. Pitta se manifiesta en el estómago como fuego gástrico. Si está mal el jathara agni, el alimento no se digiere, se forma ama y se acumula en el antro estomacal.

La toxina se acumula en los canales por deficiencia del agni de los tejidos, luego se acumula y el canal se obstruye, se inflama o edematiza.

Lo mismo sucede con el agni de los sentidos. Existen cinco agni más que corresponden a los elementos (los bhutagni), se encuentran en el hígado y nutren sutilmente los órganos de los sentidos. Y en realidad, según el Ayurveda, cada célula tiene su agni (kayagni) con sus enzimas y procesos de transformación. Dice Charaka: "El período de vida, la salud, la inmunidad, la energía, el metabolismo, la piel, la fortaleza, el brillo y la respiración vital son todos dependientes del agni". Para muchos autores, el fuego digestivo agni es el componente más importante después de los dosha. Siendo el agua opuesta al agni, es mejor tomar poca agua durante las comidas (siempre acorde). El agua licúa el fuego digestivo, restándole poder.

Ahora bien, ¿cuánto comer?, ¿cuánta agua tomar? En realidad podríamos decir que depende del individuo, del clima, de la actividad, de la resistencia, etc. Pero estaría indicado, por lo general, que la mitad de la capacidad del estómago para alimentos (si se es Vata o Pitta) un tercio si es Kapha. Se supone que nuestras dos manos puestas en forma de cuenco dan la idea de la mitad de nuestro estómago (son las medidas de aquella época).

Un tercio del espacio del estómago para el agua, sobre todo Kapha debería no tomar agua en las comidas.

Desde la perspectiva occidental, agni puede ser considerado en términos de millones de enzimas responsables de la transformación bioquímica en las sustancias más complejas. Sabemos que si una enzima específica es defectuosa o es producida en inadecuada cantidad debido a la herencia o procesos adquiridos, resulta en enfermedad.

Los 13 agni

Se nutren en cascada, o sea todos dependen del agni real o jathara agni

1. Jathara agni (jathara: abdomen, estómago). El rey, llamado también pachakagni o fuego de la digestión. Es el principal agni, todos los demás agni dependen de él. Ubicado en la parte distal de estómago (jathar, amasaya), duodeno, ID, páncreas... Aunque ya comienza sutilmente en la boca (acción enzimática de la salivación).

5. Bhutagni. Son los cinco fuegos sutiles de los elementos, ubicados en el hígado. Sutilmente, absorbe los elementos para nutrir los sentidos (y las puertas) de la percepción.

La malfunción de los buthagni traerá intolerancia a la luz, al sonido, alteraciones en el olfato, posibles mareos y vértigos.

7. Dhatuagni. Son los siete agni de los 7 tejidos corporales o dhatu: tejido plasmático, tejido sanguíneo, tejido muscular, tejido adiposo, tejido óseo, tejido nervioso, tejido reproductor masculino y femenino (rasa, rakta, mamsa, meda, asthi, majja, sukra y artava).

Agni es la energía sutil del fuego a través de la cual digerimos las impresiones y los pensamientos. A un nivel profundo, gobierna el desarrollo de las capacidades perceptivas elevadas ya que el fuego ilumina y permite ver. Agni actúa por medio del calor (ushna) separando las moléculas de una sustancia, formando caos en la misma. Luego, los reduce a átomos y, sutilmente, a cuantos. En una tercera etapa, la inteligencia del agni vuelve a recombinar los átomos en moléculas que son necesarias para el organismo y, sutilmente, para la mente. El agni no solo es digestión, sino entendimiento, coraje, percepción, alimentación, metabolismo, hígado, visión, glándulas, temperatura, destrucción de la toxina, da aumento de ojas, etc.

Después de los dosha, el agni es el constituyente corporal más importante, según el Charaka samhita, es el factor que da la diferencia entre digestión e indigestión.

Cuatro tipos de fuego digestivo:

1. Agni balanceado (samagni), en equilibrio.

2. Agni viciado por Vata (vikshmagni). Nunca estable, aparece por brotes y remisiones, irregular. Puede traer gases y constipación. Un día digiere bien, otro día aun con la comida más pura, no la puede digerir.

3. Agni viciado por Pitta (tikshagni). Sensación quemante en la garganta y áreas de duodeno, puede cursar con gastritis. El dosha tiende a sobrealimentarse para calmar el fuego y que este no lo termine quemando.

4. Agni viciado por Kapha (mandagni). No puede digerir inclusive cantidades pequeñas de alimento, digestión lenta, pesada. Peor si luego duerme siesta (para todos es malo dormir después de comer, pero para Kapha es peor).

O sea que cualquier agni que no sea el balanceado, puede producir toxina, ama. Si bien agni es opuesto al ama, exceso de agni también genera ama (acidez, gastritis). Entonces, lo opuesto al ama no es agni, sino samagni.

Otra característica del agni es que la disposición a convertir y digerir nunca para. Cuando no hay comida en el estómago a la hora esperada, Pitta se pone de mal humor pues siente que su propio agni empieza a consumir los dhatu.

Por otro lado, gracias a ese agni Pitta es el que más descalabros alimenticios soporta, ya que puede digerir mucho más que los otros dosha.

Agni se debilita cuando:

- se exagera el consumo de lo frío, principalmente en invierno.
- se exagera el consumo de alimentos pesados (carnes, quesos).
- se come antes de finalizar la digestión previa.
- el sueño está alterado.
- se come en horarios, estación, etc. inadecuados.
- se restringen los impulsos naturales (lo que obliga a Vata a moverse en direcciones inapropiadas).
- por hiperactividad (principalmente sexual).
- por sedentarismo.
- por causas mentales (envidia, celos, miedo, enojo, ambición, angustia, tristeza).

Agni, mejora cuando:

- Consideramos la estación, clima, horario, y dosha adecuados.
- Calidad, cantidad y armonía del alimento y del huésped.
- Correcta combinación de alimentos (samyoga).
- Agregamos hierbas picantes.
- Respiramos por la fosa nasal derecha durante la ingesta.
- Nos concientizamos de nuestro apetito, que es la señal más importante que indica la fortaleza de agni.
- Evitamos bebidas frías durante la ingesta.
- Comemos lo que podemos digerir.
- Estamos libres de emociones y pensamientos.
- Hacemos ejercicio.

Algunas técnicas para fortalecer el agni

Pranayama: Nadi sodhana. Por la narina izquierda es para apaciguar el Fuego, es enfriante. Por la narina derecha es la Solar, es estimulante del Fuego.

Bhastrika: se la llama la respiración de Fuego. Se inhala y se exhala en forma activa por la nariz, con glotis semicerrada, realizando una pequeña fuerza.

Posturas de Yoga: Las mejores son mayurasana o del pavo real y zittana padasana o elevación de piernas.

Evitar las bebidas frías y/o heladas.

Tomar té de hierbas durante las comidas.

Jengibre: macerar la raíz fresca de jengibre rayada con unas gotas de lima y una pizca de sal, se mastica la mezcla antes de las comidas.

Considerar un día de ayuno a la semana.

Ejercicio, tres o más veces por semana, siempre acorde.

c) Ojas, el vigor, la inmunidad

Ojas (lease oshas) es la esencia de la fortaleza, de la resistencia y del vigor original, de la inmunidad.

Existen dos tipos de ojas:

1. Para ojas, 8 gotas de ojas que provienen de la madre y se ubican en el corazón (de para: "infinito", "superior"). Esta esencia es parte heredada.

2. Apara ojas (apara: "secundario", "finito") son 8 tolas o "lo que entra en una mano" (que equivale a 100 ml circulante en sangre), es parte resultante de la digestión de las comidas, y también de las impresiones y los pensamientos.

O sea, hay una parte de nuestra inmunidad que es hereditaria, en la cual no podemos interferir, y otra que no es hereditaria y es modificable por la actitud, alimentación y mente del individuo.

Ojas y bala ("fortaleza", "inmunidad", también significa "niño") es una relación causa-efecto.

Van nombres para el que quiera ampliar. Esta bala o inmunidad, al igual que ojas, puede ser ya natural, innata (sahaja) o adquirida (yuktikrta). Toma en cuenta también la inmunidad según las especies (jatiniyata), racial (kulaniyata) y particular o especial (swayata).

Ojas es la esencia de Kapha (en equilibrio).

Ojas, a un nivel profundo, nos otorga calma y soporta y nutre todos los estados elevados de consciencia. Se lo llama también bala por la resistencia, poder e inmunidad que conlleva. Regula el equilibrio hormonal de la reproducción. Nos da el aura, el brillo de la salud, y el sistema inmune y el sistema reproductor. Ojas aumenta con la leche materna, el ghee (manteca clarificada), la miel, la meditación, el sueño, los alimentos puros, frescos o sáttvicos, la abstinencia sexual o el sexo tántrico maithuna que, entre otras, cosas predica, sobre todo en el hombre, el orgasmo sin la eyaculación; separar ambas sensaciones y así resguardar el semen, ya que para el Ayurveda el semen es potencialmente ojas.

Relacionada con el agua, con Kapha, con el vigor y con la fertilidad, el semen. Se relaciona con la esencia universal soma, aquella que mantiene unido todo el universo. Es la esencia de la digestión de las comidas, las impresiones y los pensamientos. Cuerpo físico, donde realmente está la vida. La energía sutil del agua como nuestra reserva de energía vital, la esencia de la digestión de las comidas, las impresiones y los pensamientos. Rasayana y Vajikarana, ambas apuntan a incrementar ojas, la inmunidad y la reproducción.

Si ojas está defectuoso, puede terminar en enfermedades crónicas, degenerativas, autoinmunes, sida o cáncer. Ojas aumenta con la abstinencia sexual o Maithuna, la leche, el ghee, la miel, la meditación, el sueño y los alimentos sáttvicos. Se lo llama también bala por la resistencia, poder y entusiasmo que conlleva.

Ojas es tónica (Rasayana) y afrodisíaca (Vajikarana). Regula el equilibrio hormonal, nos da el aura, el brillo de la salud, la reproducción y el sistema inmune. Baja con la edad, el hambre, la ira, las preocupaciones, la comida tamásica, el excesivo trabajo, la falta de deporte, la mala combinación de alimentos.

Ojas mantiene a Vata dosha en su lugar. Es la mejor esencia para su equilibrio ya que le da fortaleza y paciencia.

Se asocia a ojas con el protoplasma celular (70% agua). Cuando sutilmente une todas las fuerzas, dijimos, se lo llama soma, manifestando también el poder del amor universal.

Cuando se está produciendo ojas por los tejidos, significa que todos sus tejidos y órganos han integrado la vitalidad y están recibiendo el alimento que cuerpo y mente necesitan.

Ojas es el "pegamento" de los elementos sutiles del cuerpo, la mente y el espíritu, integrándolos en un individuo, en sincrónico funcionamiento con el todo.

El alcohol disminuye ojas; es decir, disminuye la resistencia, la inmunidad, el brillo, el poder sexual y el rejuvenecimiento.

Ojas es...	Alcohol es...
Pesado	Liviano
Frío	Caliente
Suave	Agudo
Liso	Rugoso
Viscoso	No viscoso
Claro	Sutil
Untuoso	Rápido
Estable	Penetrante
Dulce	Ácido

Existe una relación directa con el agni: si este baja la toxemia intestinal se transforma en el principal causante del descenso de ojas. Asimismo, existe una relación con el prana; si respiro mal, altero ojas: si espiro insuficiente, los pulmones acumulan ama, que pasa a sangre; por otro lado, si inspiro insuficiente, no puedo encender el agni con el prana y, por lo tanto, desciende también ojas (importancia de las técnicas de respiración o pranayama).

El ejercicio, al igual que la dieta y la mente, es vital para la formación de la esencia de ojas (que representa el rejuvenecimiento, la fortaleza, el vigor sexual, la inmunidad). Hoy día, el ejercicio es más importante para la mente que para el cuerpo, ahí uno "transpira" los pensamientos.

La excesiva información mental también produce indigestión mental, como el cuerpo sigue a la mente se altera la digestión, como consecuencia los tejidos o dhatu y como consecuencia final, desciende ojas.

Cuando se habla mucho, aumenta Vata y seca a ojas, entre otras cosas (el silencio es una muy buena terapia anti Vata).

En cambio, en equilibrio, una persona con buena vitalidad de prana, optimizará la respiración, la circulación, la creatividad, el entusiasmo y la explosión vital. Una persona con buen tejas refleja más luminosidad, brillo en los ojos, claridad, visión, coraje, valentía, discernimiento, intrepidez. Una persona con buena ojas tiene una fuerte inmunidad, resistencia, calma, compasión, poder sexual, tolerancia y tranquilidad.

Para reprogramar patrones inconscientes, son necesarias las tres esencias. Tejas nos permite comprender qué es lo que tenemos que cambiar, prana nos da la voluntad para hacerlo y ojas aporta la resistencia para sostener el cambio.

La forma mental de Vata sáttvico es prana: creación, voluntad, entusiasmo, energía, acción, espacio, adaptación, evolución.

La forma mental de Pitta sáttvico es tejas: coraje, entendimiento, pasión por aprender, enfoque, auto disciplina, claridad, acción.

La forma mental de Kapha sáttvico es ojas: unión, tolerancia, paciencia, resistencia, estabilidad, contentamiento, dicha.

.... pero son dosha, entonces:

Vata es la forma inestable del prana.

Pitta es la forma reactiva del agni.

Kapha es la forma pasiva de ojas.

4

El alimento y el ambioma

Vamos a empezar este capítulo con el sutra de la alimentación, el cual repetiremos seguramente varias veces, según amerite: "alimento es todo lo que entra por los sentidos".

No es solo lo que como; lo que veo, escucho, con quién estoy, quién me toca... todo eso puede nutrirnos o indigestarnos.

La idea del Ayurveda no es clasificar a las personas sino entender su metabolismo. Inclusive dos mismas personas Vata son totalmente distintas, no se pueden comparar; un desequilibrio Vata puede ser insomnio, otro constipación, otro reuma... y puede variar acorde a los tres casos.

Más allá de la alimentación para cada desequilibrio o dosha, lo primero es pasar a una alimentación sáttvica: dejar las gaseosas, los envasados y enlatados, los quesos de todo tipo, cocinar la comida del día, vegetales y frutas de estación, semillas, etc., del lugar y en el tiempo, ya que las enzimas digestivas son distintas de acuerdo al individuo, clima y estación.

Inclusive cada combinación dóshica es distinta, con sus pros y sus contras.

Ahara es el nombre ayurvédico para la alimentación (comestibles) y repetimos esto pues es un concepto muy importante, no somos lo que comemos, somos lo que digerimos y absorbemos. El tubo digestivo, podríamos decir, es externo a nuestro organismo. Si nos tragamos una tuerca, por ejemplo, la misma saldrá por el ano sin que el cuerpo se haya enterado, pues no se digirió (separó, rompió), ni pasó a sangre (absorbió). O sea, por ejemplo, lo crudo vegano, si no lo puedo digerir, pues no es bueno, me llena de gases, me constipa, me hincha la panza (aumenta vata).

Lo que para unas personas es alimento, para otras es un veneno, por ello la palabra mágica del Ayurveda: depende. Vimos que todo alimento se sistematiza en sáttvicos, rajásicos y tamásicos. Todo moldea, forma, sostiene e influye en nuestra mente.

Nosotros tenemos el control de las puertas de la percepción, decidir qué es lo que nos alimenta: qué comemos, qué vemos, con quién estamos, qué escuchamos. Somos los únicos que nos podemos poner límites.

Recordemos que, de acuerdo a con quién uno esté, se puede llegar a alimentar o indigestar.

Uno debe pensar (y, de hecho, lo sabe) que a veces estar con ciertas personas, o en ciertas actitudes, puede producirnos una indigestión mental, corporal y emocional. Y ni hablar si con esa persona comparto la mayor parte de mi vida, ya sea en el trabajo o en la casa. Permitir dejar entrar una agresión es lo mismo que comer comida putrefacta, por eso para el Ayurveda son sumamente importantes las compañías que frecuentamos o vivimos. Esa firme resistencia contra lo innecesario es una parte del secreto del éxito, liberarse de la auto-identificación de un paquete de recuerdos y hábitos.

El ama, la toxina

Cuando algo pesado, ya sea material o sutil, no se puede digerir, queda la toxina (ama) en el aparato digestivo (mental, espiritual y/o energético). Cuando ese ama se metaboliza aún más en el canal alimentario, se producen sustancias tóxicas, que los vedas conocen como amavisha. Los intestinos pueden absorber este amavisha en la sangre o la linfa, que luego se distribuye por todo el organismo generando artralgias, dolores, flatos, fatiga, irritabilidad, insomnio, etc.

Y la indigestión claro, también puede ser mental. Según el Ayurveda, para digerir el nutriente existe el fuego digestivo y para digerir las emociones está el fuego del intelecto; el fuego del intelecto es el único fuego que puede enfriar, pues permite ver realmente lo que pasa; o sea, ver que el problema, en realidad, es uno mismo.

La digestión adecuada de los alimentos es uno de los procesos más importantes en un cuerpo humano. No es posible tener una mente clara y liviana con una alimentación pesada o indigerible. El alimento posee energía material o sustanciosa, y energía sutil, que nutre directamente las neuronas.

A la vez, la digestión de los alimentos es alterada por la indigestión mental.

El modo de comer es tan importante como lo que se come.

La alimentación perfecta para la mente es la meditación, y esta no consiste en obligar a la mente a que se tranquilice sino más bien se trata de un estilo de vida, se trata de buscar la tranquilidad que uno ya posee y fue cubierta por la mente misma.

La *Bhagavad Gita* afirma que cada uno es lo que come y come según lo que es. Pocas veces uno se detiene a pensar que lo que come va a nutrir y formar directamente nuestras neuronas, fibras o células musculares, y huesos. Esos lípidos fritos o glúcidos vacíos, con esa inercia con la que comemos automáticamente, serán nuestro cuerpo. Entendiendo que todo lo que entra por los sentidos nos alimenta, focalicémonos ahora en los nutrientes que entran por la boca.

La alimentación es el punto de partida ineludible para nutrir la consciencia.

Claro que importa tanto o más que lo que comemos, cómo lo digerimos: somos lo que digerimos y absorbemos.

Cuando los componentes alimentarios permanecen sin digerir y sin absorber, se adhieren y acumulan en el intestino delgado alterando su química y su olor, transformándose en sustancias pegajosas y nocivas, transformándose en heterogéneos. Este material, al que se llama ama, obstruye los intestinos y otros canales (srotas), tanto como los capilares y los vasos sanguíneos. Esto ocasiona muchos cambios químicos, lo cual crea toxinas. Estas toxinas son absorbidas por la sangre y se distribuyen por la circulación general.

Es fácil comprender el poder de la digestión en términos de comida, pero es importante darse cuenta de que nuestras mentes y corazones están también continuamente metabolizando energía e información. Esto depende de agni como la "digestión mental", que nos permite asimilar intelectualmente las nuevas ideas al asimilarlas o digerirlas. Nosotros también tenemos un "agni emocional" llamado buddhi, intelecto, y es una parte muy importante del coeficiente emocional. Pensar con amor, amar con sabiduría.Cuando estos poderes están fuertes, somos capaces de metabolizar experiencias emocionales eficientemente, obteniendo lo nutritivo y eliminando los sentimientos tóxicos.

Agni en el intelecto es doble: de entrada bhutagni (el discernimiento de los sentidos, las puertas de la percepción, recibir) y de salida buddhi (el intelecto), la capacidad de digerir y convertir las emociones violentas, la comparación, el remordimiento, el miedo, los pensamientos, el deseo, el apego. Si eso no sucede (ya sea físico, mental, emocional o espiritual) habrá ama por bloqueo de los canales sutiles mentales.

El ego, vimos, elabora pensamientos tales como la ansiedad, la angustia, la ira, el miedo. Todos impiden el flujo de energía pues bloquean los nadis (srotas o canales sutiles). Este ama mental luego se hace corporal.

Ayurveda define la indigestión (ajirna) como aquel estado que produce tanto falta de habilidad para digerir y asimilar la comida como para eliminar el material de desecho que es el resultado del proceso digestivo.

Lo primero es la formación de ama en el tracto gastrointestinal. Ama es la toxina que permanece en el tracto gastrointestinal en una forma no digerida. La diferencia con mala o desecho, es que se produce en forma natural, en un metabolismo sano. Si el residuo tóxico, pegajoso del metabolismo incompleto o ama no es quemado rápidamente por el fuego digestivo, se acumulará en el tracto gastrointestinal.

Ama interfiere o daña el funcionamiento de los dosha, conduciendo a la ruptura de su coordinación. Esta disfunción disminuye o altera el fortalecimiento del agni digestivo, en la forma de pachaka Pitta, que se transforma en el responsable de la creación de más Ama.

Cuando la digestión está perjudicada, los productos nutricionales no están disponibles para nutrir los tejidos corporales o dhatu. Como la formación de los dhatu sucede en forma secuencial, si el proceso de metabolización se afecta en un estadío, todos los estadíos sucesivos se verán afectados. El proceso natural de los dosha que eliminan los productos de mala, se altera. Como resultado del desequilibrio del funcionamiento de

Vata causado por ama, los productos de desecho del metabolismo no serán apropiadamente removidos de los dhatu ni llevados hacia el tracto gastrointestinal para su eliminación. Esta acumulación de desechos debilita y daña aún más a los tejidos corporales (plasma, sangre, muscular, adiposo, óseo, nervioso, y tejido reproductor).

Finalmente, el mala que no sale pasa a ser ama, toxina, y ambos (mala y ama) se van acumulando, obstruyendo la habilidad para asimilar comida y medicinas de los propios tejidos, dificultando la recuperación del estado saludable.

Ama puede permanecer en los dhatu por años, y tiende a acumularse en aquellos dhatu que están congénitamente debilitados, o que han sido dañados por la influencia de ama en el pasado.

Todos estos factores contribuyen a la alteración en el funcionamiento de los tejidos corporales o dhatu y constituyen la causa primaria de la mayor parte de las enfermedades degenerativas.

La raíz de todas las enfermedades es ama, que puede convertirse en amavisha (liberador de toxinas) y penetrar más profundamente en las células del cuerpo.

Si la lengua está cubierta con una película de color blanco, significa que ama existe en el intestino delgado, grueso o en el estómago, dependiendo de cuál es la parte de la lengua que se encuentra afectada.

Ama se desarrolla cuando la función de agni es retardada; también la sobreactividad de agni es perjudicial. Cuando hay hiperactividad de agni, el proceso digestivo toma un sentido quemante, a través de la sobrecombustión los nutrientes biológicos de los alimentos se degradan y eso da como resultado mala digestión y absorción. Esta condición también disminuye la actividad del sistema inmune del cuerpo.

Cuando el fuego digestivo no es adecuado, la comida permanece sin digerir y sin absorber en el tracto gastrointestinal, y como resultado se produce Ama.

Cualidades agni y ama

Agni	Ama
Caliente	Frío
Seco	Oleoso, pegajoso
Liviano	Pesado
Claro	Oscuro
Aromático	Maloliente
Puro	Impuro

Ama es maloliente y pegajoso y obstruye los intestinos y otros canales corporales, incluyendo los vasos sanguíneos.

El ama obstruye el colon, en este sitio se intenta llevar a cabo una de las funciones primarias, que es la de extraer el prana o fuerza vital de la comida digerida. Ama sufre una multitud de reacciones químicas, gradualmente crea toxinas que son liberadas dentro del torrente sanguíneo. El exceso en los dosha y las toxinas forman un equipo siniestro, ellos viajan con gran rapidez y debilitan distintas partes del cuerpo.

Dice Charaka: "Un fuego defectuoso conduce a una inapropiada función del fuego de los tejidos, los cuales, en su tiempo, crean ama en el tracto gastrointestinal y conducen a una síntesis pobre de los tejidos, los cuales luego aumentan la producción de mala y dosha que dañan al cuerpo".

Algunos alimentos amagénicos:

Nutrientes pesados.
Grasosos.

Recalentados.

Viejos.

Rancios.

Derivados porcinos.

Tocino.

Azúcar blanca.

Harinas refinadas.

Yogurt (bloquea los canales).

El microondas.

Algún familiar...

El trabajo....

La pareja...

Los pensamientos de baja frecuencia (odio, miedo, desvalorización, etc).

La frecuencia y cantidad con la que los alimentos procesados y ultraprocesados vienen reemplazando nuestras propias elaboraciones caseras está vinculada al hecho deque queremos todo rápido, por eso fast food, snacks, tentempiés.

Así comemos lo que tenemos al alcance, lo que nos dice el marketing, desorganizamos nuestra alimentación y delegamos el poder de nuestra alimentación a otros. Nos alejamos del origen, de la conexión con la fuente, de la producción y preparación del alimento, que además lleva impresa la energía de quien lo elabora.

Los hidratos de carbono pueden ser simples como los chocolates, bebidas cola, o complejos como arroz, pasta, legumbres.

La televisión engorda, y produce ama. Aumenta nuestros hábitos sedentarios y nos invita a comer snacks.

En definitiva, todo lo que no cumpla con las cuatros leyes de la alimentación que veremos luego: calidad, cantidad, armonía y adecuación, produce ama.

Ama también es acidificación sanguínea, situación que la puede generar un pensamiento nomás, o una emoción.

Al acentuarse los efectos nocivos de la acidificación en el organismo, los órganos de eliminación pueden perder eficiencia y el ácido úrico y otros residuos metabólicos de naturaleza ácida, al no poder ser eliminados eficazmente del organismo, son retenidos por el tejido conjuntivo, así como en los huesos y cartílagos del cuerpo, con el objetivo de retirarlos del flujo sanguíneo y poderlos eliminar más adelante. Esto da origen a desequilibrios como: artritis, artrosis, reumatismo, enfermedades del corazón, de los nervios, ciática, alergias, eccemas, urticaria, nefritis, hepatitis, cálculos, arteriosclerosis, etc.

El mejor tratamiento de la toxina es, primero, no aumentarla (modificar el alimento acorde a sí mismo), luego erradicarla (masajes, ayuno, sudor, acciones como enemas y purgas), a la vez que mejorar el fuego digestivo.

Las leyes de la alimentación

Veamos ahora las tres leyes de la alimentación según Vagbhata: hitbhuka, mitbhuka y ritbhuka, esto es calidad, cantidad, armonía y adecuación.

1. Calidad, hitbhuka.

No a los embutidos, la chatarra, el café, el alcohol, el microondas, las comidas recalentadas, el fast food, las comidas congeladas; no a lo blanco: arroz blanco, pan blanco, azúcar blanca, harina blanca.

Esto se refleja en los alimentos sáttvicos, rajásicos y tamásicos. Qué comemos; correlacionado con los guna de los alimentos acorde a dosha, estación, deporte, trabajo, geografía, etc.

Influye la preparación, el origen del alimento, el suelo de donde proviene (pesticidas, hormonas, químicos). Recordamos, los alimentos sáttvicos son: livianos, frescos, nutritivos, saludables, naturales, puros y recién extraídos. Evitar alimentos y preparados tamásicos como congelados y freezados. Recalentados (basa es la comida preparada, pero que se come horas después).

El alimento influye en la mente por la triguna: sattvas, rajas y tamas. Los alimentos pesados son difíciles de digerir, más aún en Kapha, sin embargo, para el insomnio u otros desequilibrios Vata, se utilizan.

Una alimentación vegetariana influye notablemente en el prana. La carne, como todo alimento, también influye en la mente.

Más allá de que comer carne pueda ser visto como un acto de violencia hacia otros animales, la carne está muerta, es un cadáver, putrefacto (por más que se ponga la carne en la heladera rápido) y llena de venenos como ácido úrico, ácido láctico y la adrenalina, que no desaparece ni con el hervor ni con el asado, pues está dentro de la célula. Uno al comer carne come esos venenos, además de comer carne muerta, sin energía.

A los carnívoros selváticos (tigres, cocodrilos) se los ve siempre feroces, al acecho, violentos, a los vegetarianos (elefantes, vacas) se los ve suaves, fuertes, tranquilos, amables y pacíficos.

¿Qué prana puede tener un cadáver?

Vaidyas (médicos/as Ayurveda) allá en la India lo primero que dicen a un paciente reumático es "antes que nada, ayuno una vez por semana y vegetarianismo, o saka ahara: dieta del amigo (saka: amigo, pues los animales son nuestros amigos, y no comemos a nuestros amigos)".

El ser humano es el único animal cuya alimentación no es predecible, los demás saben qué y cuánto comer.

Pero, como siempre, todo depende.

En el sutra "todo depende" también entra la comida cruda (raw food), lo fermentado, naturópatas, veganos, etc. Cada una tiene su indicaciones, no es lo mismo raw food a Vata, en otoño, con reuma y constipado, que a Pitta, en verano, en la playa; en contraposición, ese mismo Pitta, en verano, no es lo mismo que tome un yogur (fermentado, ácido), a que lo tome Vata, en otoño.

La industria de la alimentación está destinada a sacar su propio provecho, las etiquetas de los productos nos dicen cosas para incentivarnos a comprarlos y nada más. Todos los estudios «científicos» de alimentación están apoyados por estas empresas, ergo son parciales y manipulados los resultados. Además, los estudios están basados en sustancias muertas, o en ratones.

Basar la alimentación en lo que dice la etiqueta es jugar a la ruleta rusa o poner la cabeza en la boca de un león; podemos por ahí zafar, pero por ahí no. Son tan solo para convencernos de comprar ese producto, nos dice lo que queremos oír, nada más.

Prácticamente no existe sustancia sin efectos colaterales. Todos tenemos distinto poder de absorción y distintas necesidades.

Ayurveda no trata los síntomas ni le interesa el nombre de la enfermedad, y requiere la absoluta participación del paciente. Toma en cuenta el poder digestivo, el dosha, el clima, la hora, la edad, poder de absorción, prakriti, vikriti, etc. (por eso es holística); por lo que una dieta jamás puede ser buena para dos personas. Cada una tiene lo suyo, su metabolismo, su mente; ergo la comparación es perniciosa y no lleva a nada. Existe una enorme variedad entre cada persona. Uno podría decir que, para el Ayurveda, no existe «lo normal».

La triguna sistematiza la calidad de los alimentos, veamos:

Alimentos sáttvicos.

Ayudan a que la mente esté más clara y permanezca centrada. Son beneficiosos tanto para la mente como para el cuerpo. Posibilitan a Vata tener una mente y un cuerpo más calmo, a Pitta manejar la impaciencia y la irritabilidad y a Kapha lo ayudan a tener más ligereza y flexibilidad.

Comprende la mayoría de los vegetales frescos, la mayoría de las frutas frescas. La mayoría de los granos frescos preparados, un gran número de legumbres, las almendras, yogur fresco, ghee y manteca (con moderación), la mayoría de las semillas, nueces, aceites de presión por frío, almendras, y un largo número de endulzantes naturales como la miel, la yerba dulce, etc.

En una época de la vida, entraba en este guna, la leche. Ya no (salvo la materna, desde ya).

Ejemplo de alimento sáttvico: Miel

Es sedativa y a la vez vigorizante, antibacteriana, antioxidante, repara el daño tisular, estimula la espermatogénesis, cura heridas, etc. Son realmente interminables las propiedades de la miel y todo lo que hagan las abejas (propóleo, jalea real, polen). Otro factor importante asociado a la alta concentración de azúcares es la tendencia a la granulación, la cual está directamente relacionada al contenido de dextrosa. Calentada se vuelve tamásica pues cambia su química (como los aceites insaturados): comienza con la decoloración, cambios en sabor, aroma y finalmente aumentos en el hidroximetilfurfural (HMF).

Atenti: un alimento puede ser de calidad sáttvica, pero si no cumple las leyes que siguen puede ser inclusive desaconsejable o tamásico. Por ejemplo la miel, las almendras, las nueces...son en principio sáttvicos, pero si me como 3 kg por día, ya no lo son.

Alimentos rajásicos:

Estimulan el fuego, el movimiento hacia afuera, la pasión y la agresión.

Comprenden la mayoría de los alimentos fermentados, yogur, ajo, pimientas de todo tipo, huevos, quesos, pescados, azúcar blanca y los endulzantes artificiales, algunas legumbres (garbanzos), palta, cítricos y jugos de frutas envasados, aceitunas, harinas, carnes de ave o pescado.

Alimentos tamásicos:

Incrementan la oscuridad interna y la confusión. Generan adormecimiento, depresión e inercia. No son buenos ni para la mente ni para el cuerpo. Incluyen la mayoría de las comidas rápidas y fritas, congeladas, cocinadas con microondas, procesadas, sobras.

También comprende el alcohol, drogas, compuestos químicos y hongos. Actuales leches.

La carne de vaca y la de cerdo: el jamón, las aves de corral, embutidos, patés y fiambres también entran en esta categoría.

2. Cantidad, mitbhuka.

Dejar espacio para digerir en el estómago y en la mente.

El espacio es el elemento más importante, necesitamos espacio en el estómago, en el lavarropas, en la pareja, para ver un cuadro, para crear.

No llenar más de las 2/3 partes del plato, ni del estómago, quedarse con leve sensación de hambre siempre. Cuánto comemos, (matra o medida de cantidad) del plato es 1/3 alimento,

1/3 agua y 1/3 vacío. O las dos manos puestas como un cuenco. Uno debería comer lo que puede digerir.

La idea final es no sentirse saciado, ni completamente lleno para poder dar lugar al movimiento y la digestión.

Maha sutra: mínima cantidad y máxima calidad.

Comer menos, salvo que sea necesario como en caso de embarazo, anorexia, astenia, emaciados, etc. Cuanto menos se come, más se vive. Siempre acorde, la cantidad también depende del dosha, la estación, época de vida, actividad física, bala o la resistencia y el poder digestivo, etc.

El exceso de alimento en el estómago obnubila y ensombrece la consciencia y el discernimiento.

La inanición agrava mucho a Vata; el exceso, a los tres dosha, en este orden Kapha, Pitta, Vata.

3. Armonía y adecuación, ritbhuka.

¿Lo crudo-vegano es bueno?
Depende.
¿La sal es buena?
Depende.
¿Tengo que tomar 3 litros de agua por día?
Depende.

Todo depende, para Vata en otoño por ejemplo, lo crudo vegano es una autopista al desequilibrio, pero sí puede usar la sal. Y es el dosha que más agua tiene que tomar.

Uno debería preguntarse y auto indagarse antes de comer: cuándo comer, por qué comer, qué comer, cómo comer, cuánto comer, etc. Acorde a dosha, clima, edad, actividad física, requerimientos, necesidades, estado emocional, hora del día, hambre, el hábitat, estación del año, etc.

También incluye la combinación inadecuada o armonía de los alimentos, comer sin haber digerido la comida anterior,

La buena o mala combinación de los alimentos (samyoga o virudha ahara).

El modo de comer influye, también, y mucho; por ejemplo, comer el bocado siguiente una vez que el anterior haya llegado al estómago, masticar hasta que quede papilla en la boca (se digiere mejor y comemos menos), estar sentado 5 o 10 minutos al finalizar de comer y luego caminar suavemente en un lugar abierto para hacer la digestión.

Esperar tres horas antes de irnos a dormir (ergo, comer mucho más temprano, antes de que oscurezca, en lo posible).

No comer carnes, quesos, yogur o alimentos pesados o fermentados. Y de hacerlo, mejor no por las noches. Comer en forma adecuada o en armonía con el dosha.

No beber líquidos antes de comer.

No leer, ni ver tele, ni manejar mientras comemos: aumenta la información, liberación de neurotransmisores, hiperactividad mental que se traduce en mala digestión. Prestar atención al acto de comer en sí, al sabor y al impacto mental. No hablar mientras se come y sentir las cualidades del alimento (frío, seco, dulce, etc.). Evitar bebidas y comidas frías. Evitar comidas chatarras, recalentadas o enlatadas. Comer solo o en buena compañía, en un lindo ambiente (satsang). Comer muy rápido o muy lento, Paryushit es el nombre de los alimentos cuando pasa más tiempo del debido para ser ingerido (o como cuando se freezan los alimentos). El dulce es lo primero que se absorbe; el Ayurveda recomienda comer el postre (frío, dulce, pesado y amagénico) antes de las comidas o muy alejado de las mismas. No comer fruta de postre ya que modifica el PH e interfiere en la digestión del plato principal.

Algo del pH (ponderus o potencial de Hidrógeno)

El pH es el equilibrio e interacción existente entre lo acre o ácido y lo salado o alcalino.

De 0 a 7 es ácido, el 7 es neutro y de 7 a 14, alcalino.

El cuerpo humano en su conjunto tiende a la alcalinidad (pH 7,4), aunque cada alimento necesita de un pH especial para poder digerirse.

Cada uno hace del pH lo que necesita para absorberse. El resultado al combinar ciertos alimentos es que se establece una "pelea de pH" en donde nadie sale ganador. Por el contrario, se generan toxinas que perjudican al organismo.

La solución ante este panorama es preferir una comida simple, de un tipo básico por vez, que incluya todos los sabores y siga las leyes de la alimentación: calidad, cantidad, armonía y adecuación.

Claro que el H+ es importante, pero mucho hidrógeno acidifica la sangre y satura las grasas.

Notas del segundo cerebro

Un segundo cerebro funciona en el abdomen, que digiere y regula emociones, interviniendo en la armonía de la microbiota. Su red neuronal no elabora pensamientos, pero influye en el estado de ánimo y hasta en el sueño. Además de tener más neuronas que el cerebro, en el aparato digestivo están presentes todos los tipos de neurotransmisores que existen en el cerebro.

El sistema nervioso entérico (samana y apana Vata) es conocido técnicamente como el segundo cerebro, mide unos nueve metros de extremo a extremo desde el esófago hasta el ano, contiene unas 100 millones de neuronas, muchas más que la médula espinal o el sistema nervioso periférico.

Este no sólo controla el comportamiento del intestino independientemente del cerebro sino que también afecta profundamente nuestro estado de ánimo y los estados mentales. Si todas las neuronas estuvieran en nuestro cerebro, este sería inmensamente grande; o sea, si no hubiera un segundo cerebro abajo, capaz de gobernar toda la digestión, se imposibilitaría el parto por el tamaño de la cabeza (y ya de por sí es doloroso).

Los neurotransmisores son el idioma de las neuronas y tanto los del estómago como el cerebro tienen los mismos, pero el 95% de la serotonina se sintetiza en el sistema digestivo y pasa a sangre.

La clave para hacer que el "cerebro de abajo" se comunique mejor con el "cerebro de arriba" recae en el rol del nervio vago, también llamado neumogástrico o X par, uno de los 12 pares de nervios craneales que regulan todo el sistema nervioso.

Los pares craneales III, VII, IX y X son Kapha, parasimpáticos.

El nervio vago, el más largo de nuestro cuerpo, es el único nervio craneal que va desde el tronco encefálico hasta los intestinos y en el camino se conecta con los oídos, la garganta, el corazón, los pulmones y el estómago.

La ciencia milenaria del Yoga siempre ha reconocido que este nervio es una vía clave en la integración del cuerpo, la mente y el alma y hace gran énfasis en purificarlo con posturas específicas y técnicas de respiración.

El pequeño cerebro que tenemos en las entrañas funciona en conexión con el grande, el del cráneo, y en parte, determina nuestro estado mental y tiene un papel clave en determinadas enfermedades que afectan otras partes del organismo.

Nuestro segundo cerebro no piensa, pero siente y puede inducir e incidir en los pensamientos y viceversa, los pensamientos pueden inducir en el segundo cerebro. A todos se nos habrá cerrado el estómago alguna vez cuando nos encontramos emocionalmente comprometidos, o por el contrario, se activan ataques voraces de ingestión de comida para calmar la ansiedad mental.

Las bacterias intestinales condicionan, incluso, la personalidad.

El bienestar emocional cotidiano también depende de mensajes que el cerebro intestinal envía al cerebro. Desde la digestión podemos influir en nuestras emociones. Hay una relación continua de intercambio de información entre los dos cerebros. La complejidad del segundo cerebro hace que de él dependa, en parte, nuestro bienestar físico y emocional cotidiano.

Para curar la mente, hay que curar el estómago primero... y viceversa.

Con respecto a los dosha, vemos que Vata es el menos interesado en la comida y hasta puede olvidarse de comer, o se les quema la comida, tiende a los frutos secos, snacks, "al picoteo" y a las bebidas frías. El miedo reprimido, la ansiedad, la angustia, las quejas, el hablar mucho... crearán desequilibrio (ama) Vata alterando el colon.

Pitta está inclinado a las comidas fritas y grasas. También a lo ácido, sin darse cuenta, como el queso, la carne, o las bebidas gaseosas. La violencia, la competitividad, la frustración, la comparación, la ira contenida, causarán desequilibrio Pitta alterando el estómago, el intestino delgado, la sangre, piel, ojos, hígado.

Kapha son los que menos resistencia tienen a los dulces recargando así el páncreas y los riñones; siguen el confort y la seguridad, y el amor es una forma de seguridad; por eso son obsesivos en la necesidad de ser amados; si no, reemplazan amor con la comida. Es el agua en acción, amor o apego. La envidia, la avaricia, el apego, la dependencia, la codicia crearán desequilibrio Kapha alterando el estómago, los pulmones, las defensas, la inmunidad, la fortaleza.

Kapha tiene problemas con los hidratos de carbono, los dulces, le cuesta dejarlos.

Pitta (recordemos que significa bilis), tiene problemas con las grasas. Ama el queso y las frituras.

Vata tiene problemas con las proteínas, es el que más las necesita y le cuesta digerirlas.

Nutrición dosha

La correcta nutrición requiere voluntad y conocimiento; esto es rutina y disciplina.

Rutina es la nueva ruta que vamos a trazar acorde a lo que venimos viendo, y disciplina es el proceso del aprendizaje.

Entonces ya en este proceso de aprendizaje que es la disciplina, trazo una nueva ruta de vida, una nueva rutina acorde a todo lo que venimos viendo.

Veamos un resumen de características de alimentación indicada para Vata, Pitta y Kapha:

Vata

- Comida caliente, untuosa, cocida que nutra al cuerpo y a la mente
- Agregar aceite (el mejor es el de sésamo) o ghee
- Favorecer sabores ácido, salado, dulce y evitar sabores amargo, astringente y picante
- Comidas suaves y nutritivas

- Consumir alimentos como sopas de vegetales, estofados, cereales calientes, pan negro o casero
- Comer en un ambiente calmo, silencioso de forma lenta
- Consumir un desayuno nutritivo, buen almuerzo y cenar; no saltearse comidas
- Utilizar especias carminativas como el jengibre, especias dulces como la canela
- Consumir frutas dulces
- Los vegetales cocerlos al agua con un poco de aceite, evitar las verduras crudas
- Beber agua caliente
- Cocinar al vapor en vez de frito, salteado o asado.
- Evitar clima seco, ventoso
- Evitar exceso de estimulación como computadora, celu, etc. (es malo para todos pero peor para Vata)
- Comer cada 3 horas porciones pequeñas para mejorar la regularidad y estimular el agnidigestivo

Pitta

- Comida fría o tibia, no caliente
- Favorecer los sabores amargo, astringente y dulce y evitar los salado, picante y ácido
- Poca sal y no comer de más (recodar el Sutra: máxima calidad, mínima cantidad)
- En verano, comida fresca y refrescante
- Consumir ensaladas y legumbres amargas o astringentes
- Comer en un ambiente relajante
- No pickles, comida fermentada, frita, yogur, queso
- Beber agua fresca en verano o natural (no con hielo)
- Comer cuando sienta hambre, ya que su fuego digestivo lo pide

Kapha

- Consumir comida caliente y liviana
- Mínimo de dulces, queso, manteca, aceite
- Favorecer los sabores astringente, amargo, picante, evitar dulce, salado y ácido
- Comida estimulante, con especias picantes
- Hacer un desayuno liviano, que el almuerzo sea la comida más importante del día (es el momento de más fuego digestivo, si se consume algún alimento más pesado, hacerlo aquí), cena ligera
- Vegetales ligeramente cocidos, ensaladas y sopas
- Cocina en seco (grillado, al horno) mejor que al agua
- Especias como comino, cúrcuma, jengibre
- No comida fría (es más difícil de digerir), evitar lácteos por la mucosidad, no fritos
- Beber agua tibia y solo si se tiene sed
- Hacer mucho ejercicio, evitar dormir durante el día
- Pasar períodos de 6 horas sin comer

Microbioma

El microbioma humano es el conjunto de los organismos microscópicos (microorganismos) presentes en nuestro organismo. Este conjunto de microorganismos está compuesto principalmente por bacterias, a las cuales cada día se les descubre alguna propiedad nueva benéfica para el ser humano.

En el cuerpo humano, hay diez veces más microbios que células. Solo en el intestino, hay entre 400 y 500 especies de bacterias, más un número considerable de virus, hongos y protozoos, teniendo así una de las mayores biodiversidades del planeta. Estos llegan a pesar un kilo y medio de nuestro peso corporal.

La flora intestinal tiene un papel clave en el sistema inmune, la alimentación, el comportamiento y el estado de ánimo. Es importante en la digestión, en nuestro bienestar, interviene en enfermedades crónicas, trastornos autoinmunes, nos protege de enfermedades controlando a los agentes patógenos y estimulando las defensas. También desdobla los alimentos para que sean digeribles y aporta micronutrientes como las vitaminas. Sin este microbioma no podríamos sobrevivir.

En nuestro cuerpo habitan millones de microorganismos, se encuentran principalmente en el intestino, pero podemos hallarlos en todos lados como por ejemplo en la piel, protegiéndonos de infecciones. El canal del parto está repleto de microorganismos que se transfieren al bebé antes de salir al mundo, para protegerlo y, eventualmente, independizarlo.

Estudios recientes indican que la flora intestinal viene evolucionando con nosotros desde hace al menos 15 millones de años, antes que nos diferenciáramos de los simios en el árbol de la evolución.

La diversidad de microbios en el intestino no solo es heredada de nuestros padres sino que también la obtenemos del medio. De este modo, el entorno al que estamos expuestos y el tipo de alimentación que tenemos moldea nuestra flora, y esta a su vez nos moldea a nosotros.

Cuando tomamos antibióticos o utilizamos productos de cosmética sintéticos como jabones, talcos o cremas, alcohol en gel, estamos también eliminando estos microorganismos beneficiosos, al igual que con alimentos y hábitos dañinos.

Los antibióticos, cuyo propósito es matar gérmenes causantes de la enfermedad, también matan microbios que viven con nuestras células, siendo los causantes de diarreas, malestares, indigestiones, constipaciones, etc.

Hoy se sabe que el 99,9% de los microorganismos son beneficiosos o indiferentes para la vida humana, y no perjudiciales como se suele creer.

El microbioma varía con la dieta, la edad, los hábitos y con el ambioma (el ambiente externo, que veremos luego).

Así es que los humanos venimos evolucionando con todas las especies de nuestro entorno y también con las que hospedamos en nuestro cuerpo, los microbios.

Hay muchas investigaciones que sugieren que los estilos de vida occidentales, con una dieta menos diversa, más procesada y menos rica en fibra, junto al uso de fármacos y antibióticos, están causando un declive de la diversidad de la flora intestinal.

El sistema microbiano es un sistema en sí mismo, como el sistema digestivo, el respiratorio o el circulatorio.

La mucosa vaginal tiene millones de bacterias y es el primer contacto que tiene el bebé recién nacido con el mundo, no pareciera un mecanismo muy adaptativo si las bacterias fueran dañinas. El bebé antes de nacer no tiene microbios ya en el parto empieza a adquirir los de la madre.

La piel está poblada de microorganismos como los estreptococos y los estafilococos... En fin, billones de microbios están dispersos por todo nuestro organismo.

Otro beneficio que nos dan nuestros huéspedes, los microbios, es una participación activa y controlada en la reparación de los tejidos. El aparato microbiano trabaja limpiando, barriendo, fagocitando células excedentes y reconstruyendo tejidos cuando el cerebro lo requiere.

Cada capa germinal del desarrollo embrionario tiene su propio servicio de reparación y mantenimiento, según fueron evolucionando, cada microbio (hongos, bacterias, virus) se relaciona con la capa germinal que apareció al mismo tiempo, un poco antes y un poco después en la línea evolutiva.

La fibra vegetal es considerada un prebiótico, o sea un alimento que los microbios necesitan para desarrollarse; también están los probióticos, que introducen nuevos microbios al tracto digestivo.

Tenemos más bacterias que células propias en una relación de 10 a 1 o sea el 90% de las células de nuestro cuerpo son microbios.

Nuestros microbios ayudan de manera considerable en nuestra digestión, pero son diferentes en distintas partes del mundo; por eso alguna alimentación en otro país nos puede caer mal. De ahí el auge de los probióticos, prebióticos, etc.

Este microbioma ayuda a educar al sistema inmunitario y a prevenir las enfermedades aparte de facilitar la digestión.

El entorno marca la actividad celular, y a su propia manera, una célula también está contenta, triste, agitada, o en paz. El 70% de la célula es agua por lo tanto, emoción; y las emociones son mucho más complejas que cualquier enfermedad.

Una célula depende de su ambiente, y puede modificar su ADN en función de nuevos retos y oportunidades que el ambiente le presente.

Así como es el ambioma es el microbioma.

Ambioma

Las células del sistema nervioso crean una química diferente, según el medio exterior. Y la célula es el ser humano, son la misma cosa. Por ello, si pongo al ser humano en un entorno nocivo, igual que la célula, también enferma.

Si lo traslado a un entorno sano, entonces sana.

Por tanto, la medicina culpa a las células por la enfermedad y trata de cambiar la química de las células, pero ese no es el problema, el problema es el entorno. Y si cambias a la persona de entorno, sin medicamentos, el cerebro cambia la química. El cerebro de la célula y el de la persona leen y entienden el entorno.

Una célula depende de su ambiente, y puede modificar su ADN en función de nuevos retos y oportunidades que el ambiente le presente; claro que sí, el ser humano también.

En la BioRecodificación Ayurveda llamamos ambioma, a todos los factores no genéticos que nos influyen y pueden modificar nuestros genes: las compañías, las relaciones con gente del trabajo, la familia, las actividades y rutinas, el deporte, el clima, el alimento, los pensamientos, las emociones....

De ahí la importancia del medio ambiente, tanto de la célula como de la persona. El oxígeno, los nutrientes, las vibraciones, todo afecta; el ambioma puede recombinar los genes.

Satsanga (de sat: verdad, pureza, consciencia; anga: miembros) es como se denomina a las buenas compañías en el Yoga y Ayurveda.

Somos afectados por los gunas de las personas con las cuales estamos. Por eso, cuando nos apartamos de personas complicadas (por decirlo suavemente), hasta la salud mejora. Nuestro prana se ve atraído por personas con prana similar. Si vibramos en una frecuencia elevada, sattvica, vamos a sentirnos atraídos y a retroalimentarnos con personas que vibren en frecuencias similares, si vibramos en frecuencias bajas, tamásicas, también. Las personas con mucho prana son fuente de prana para los demas, las personas con poco prana son agujeros negros del prana de los demás.

Es posible que la mente sea la influencia más poderosa que hay sobre los genes, y esta misma mente, a su vez, es alimentada por todo lo que entra por el ambioma.

Todo ello, vemos, moldea desde nuestro ser hasta nuestros genes.

Cuando nos enfermamos (in firme) lo primero que debemos buscar es nuestro medio ambiente, lo que nos rodea, de qué nos estamos alimentando, en definitiva cuál es nuestro ambioma.

Todo ser vivo ha sufrido adaptaciones y evoluciones para sobrevivir dentro de este conjunto de circunstancias ambientales.

Antes había evolución física para adaptarse al medio, ahora los humanos adaptamos el medio a nosotros.

Cuando hablamos de evolución humana hablamos de evolución del cerebro, y, si hablamos de evolución cerebral, hablamos de evolución de la consciencia en el sentido de tener más amplitud y profundidad de enfoque. La evolución humana ahora depende no de cambios corporales o capacidades orgánicas sino del desarrollo de la consciencia, y esta no solo se alimenta de lo que comemos, sino también lo que oímos, vemos, tocamos y olemos. Todo moldea, forma, sostiene e influye en nuestra mente.

Todo pensamiento se hace neurotransmisores, biología, se hace cuerpo.

Si estamos todo el día pensando en problemas, quejas, alimentando miedos, culpas, rencores, estamos generando un ambiente interno tóxico para nuestro cuerpo poniéndolo en un estado alterado de riesgo.

Si por el contrario, ponemos energía en aspectos motivadores, alimentamos la gratitud, el amor, la alegría, generamos un ambiente propicio para nuestro crecimiento y expansión.

Pratipaksha bhavana es recodificar; se trata de emitir pensamientos de una naturaleza opuesta a la que percibimos; si estamos perturbados por ira pues cultivar la paz, y no alimentarse de violencia.

Pratipaksha significa opuesto y bhavana significa actitud, sentimiento, contemplación.

Cultivando un pensamiento opuesto o positivo cuando estamos descarrilando con las emociones, emprendemos el camino de la autosanación.

Pratipaksha bhavana también indica soltar nuestras dolorosas y destructivas emociones y apegos, y así llegar a un nivel superior de percepción; aunque claro, cualquiera de nosotros, quien haya experimentado el estado de profundo enfado o sufrimiento, sabe que cambiar nuestras emociones es algo más fácil de decir, que de hacer.

El poder sanador de toda práctica, de todas maneras, se desarrolla con práctica constante, o sea disciplina y atención, a la vez que del desapego del resultado.

El camino está en la práctica, en el mantenimiento (mío, de relaciones, auto, casa, baño, etc.).

Por ejemplo, elegimos no alterarnos por el tráfico y como alternativa elegimos escuchar una canción que nos inspira, o un audio-libro, o anotar ideas; o elegir ver una situación laboral difícil como una oportunidad y no como un riesgo; terminó: se puede ver como una pérdida o como que nos quitaron algo de encima, etc.

La ciencia demuestra que solamente el hecho de tener una percepción de elección en cualquier situación, nos ayuda a sentirnos menos dudosos, menos temerosos. Tener una manera de tomar una decisión, aunque pequeña, parece tener un impacto mesurable en el cerebro, moviéndote de una respuesta de rechazo a una respuesta de aceptación.

Tenemos una elección de cómo reaccionar; no se trata de suprimir o evitar, sino de cambiar el foco.

Volviendo al ambioma sin habernos ido, vemos que la herencia o predisposición genética inclina la aparición de una enfermedad, sin embargo es el ambioma el factor determinante, mis buenas (satsanga) o malas compañías, el tiempo, el espacio.

Como venimos diciendo, no estamos condicionados por nuestros genes, pero sí inclinados, como los dosha, los astros, el karma.

Los genes son también un manual de instrucciones de lo que hay que hacer en caso de peligro. Así, por ejemplo, si mi abuelo inmigrante pasó hambre y luego desarrolló como programa de supervivencia obesidad, estoy condicionado genéticamente a ser obeso, porto la información en los genes, de lo que tendría que hacer si paso hambre realmente, o si tengo un miedo constante (aunque irreal) de que eso suceda.

Recordemos que el cerebro no diferencia entre lo real y lo imaginario, padecer hambre o tener miedo a la carencia alimenticia, desencadena la misma respuesta fisiológica.

El cerebro arcaico reacciona como si ese pensamiento fuese real, como si nos encontráramos en la naturaleza, como el resto de los animales.

Los programas de adaptación se pueden activar en nuestra propia vida, ante un gran estrés emocional que nos desborda y vivimos en aislamiento, pero también se pueden activar en la siguiente generación, es decir, si vivimos un gran estrés emocional y no pudimos resolverlo intelectualmente, nuestra descendencia traerá en su propia biología, en su propio cuerpo, la respuesta a nuestro conflicto, o la pueden activar a través de un mecanismo epigenético.

La epigenética vimos, estudia las modificaciones que aparecen en la expresión de los genes y que no obedecen a una alteración de la secuencia del ADN, o sea, a una mutación genética. Estas modificaciones son heredables y responden a cambios en el ambiente.

Es decir que los cambios en el ambioma influyen y modifican la expresión de los genes, de esta forma nos adaptamos a las variaciones del medio y así aumentamos nuestra supervivencia y la de nuestros descendientes.

Se ha estudiado el crecimiento de las células en diferentes medios de cultivo. Se observó que cuando el ambiente era propicio, lleno de nutrientes, la célula se activaba en modo de crecimiento, es decir, desarrollaba todas sus funciones normalmente, generando energía para vivir. Mientras que cuando el ambiente era nocivo, tóxico, la célula se activaba en modo protección, generando un muro que la aislaba por completo del sistema, deteniendo su crecimiento y corriendo riesgo de muerte por estrés prolongado.

Esto significa, que la célula puede leer todas las señales del ambiente y responder con cambios en su propia función y estructura a ellos, estos cambios entonces no se relacionan con una alteración genética.

Si nuestro cuerpo está formado íntegramente de células, tiene sentido pensar que, como comunidad celular, nos comportaremos de la misma manera que las células individuales.

Esto quiere decir que, al igual que las células, si nos encontramos en un ambiente agradable, amoroso, nutritivo, emociones armoniosas, pensamientos de agradecimiento y aceptación, nuestro cuerpo va a funcionar correctamente, generando prana y creciendo en todos sus planos de existencia. Pero si nos encontramos en un ambiente de miedo, dolor, disputas, sufrimiento, emociones conflictivas enquistadas, pensamientos estresantes, quejas, críticas, resistencia, nuestro cuerpo se va a activar en modo protección, cerrándose y aislándose del medio, permaneciendo en un estado de estrés crónico, con sus funciones alteradas y deteniendo su regeneración celular, el crecimiento, la vida.

La membrana de la célula es la que regula las puertas de la percepción, lo que deja entrar y lo que no; la membrana está presente en todas las células. Una célula puede modificar su ADN en función de los nuevos retos y oportunidades que el ambiente le presente.

Emoto observó el comportamiento de las moléculas de agua ante diferentes estímulos, géneros musicales, palabras, intenciones, etc. Encontró que frente a estímulos amorosos y pacíficos, las moléculas desplegaban un disposicion bellísima, similar a un mandala, mientras que si los estímulos eran violentos e invasivos, se distorsionaba y alteraba esa estructura. Recordemos que somos 70% agua, y que el agua es emoción.

Cuando enfermamos, lo primero que debemos buscar es la toxina del ambioma, aquellos pensamientos, emociones y conductas crónicas, aquel alimento que estamos ingresando de nuestro medio ambiente.

Cuando hablamos de evolución humana, hablamos de evolución del cerebro, y si hablamos de evolución cerebral, hablamos de evolución de la consciencia, en el sentido de tener más amplitud y profundidad de enfoque.

Repetimos: todo moldea, forma, sostiene e influye en nuestra mente. Por eso debemos embellecer todos los espacios, pues de eso también nos alimentamos.

La familia no solo es importante para educar a los niños y fomentar su aprendizaje, sino que también genera una serie de hábitos y dinámicas que son de gran interés por su influencia en los trastornos mentales que pueden generar en alguno de sus miembros.

De hecho, la psicología observa y estudia con atención las formas de organizarse en sociedad. La familia, el trabajo, la pareja, claro está, son de los elementos más importantes.

Y ya que la mencionamos, la búsqueda de pareja permanente, no hace otra cosa más que alejarla. No necesitamos a nadie para ser feliz. Al final parece que usamos la relación como medio para escapar de nosotros mismos, de nuestra soledad, de nuestra inseguridad, o de nuestra pobreza interna. Por eso nos aferramos a los aspectos externos de la relación que se vuelven más importantes que nosotros, y entonces poseemos, tenemos celos, criticamos, envidiamos, comparamos....

No podemos vivir aislados es verdad, toda la existencia es en base a la relación, por eso posponer o evadir el problema de relación sólo genera más conflicto. Pero no seamos lerdos/as en corregir nuestros errores. Los egos en la pareja producen celos, posesión (mi mujer, mi marido), dominio, control, egos que viven haciendo las paces... una forma atenuada de odio.

Mi ego me mata.

En definitiva, el problema de base es la relación que existe entre los seres humanos, y la paz interna no se obtiene cerrando los ojos y tratando de olvidar al mundo o recluypéndose en un ashram en la India por un tiempo..

Siempre siguiendo al Ayurveda, la tranquilidad mental también es consecuencia de poca demanda y expectativa, no esperar nada, hacer lo que corresponda con desapego, que no es indiferencia, renunciar a la posesión de cosas y personas.

La tranquilidad es lo más parecido a la felicidad.

La amargura y la dulzura no están en los objetos, sino en la mente, en el sujeto, en el pensamiento. El pensamiento crea y es consecuencia de todas las sensaciones.

La mayor parte del sufrimiento es innecesario.

Este ambioma que nos moldea no sólo alude a los lugares, personas y actividades que frecuentamos, también hace referencia al medio interno, el que creamos con nuestros pensamientos y emociones hechos química y sangre.

Es la mente la que tiene la capacidad de alterar la estructura o función de los órganos del cuerpo en respuesta a la interpretación que hace de los estímulos del medio externo e interno.

De ahí viene la importancia de los pensamientos, el impacto que tienen en el cuerpo es aún más eficiente que las señales del medio que nos rodea. Habremos recordado alguna vez alguna situación dolorosa o alegre y descubrirnos con el gesto alterado en la cara, o la piel erizada, la respiración distinta, hasta lágrimas tal vez... Sin embargo, esa situación no es más que un pensamiento, aquello que evocamos no es real.

Los pensamientos y las emociones son energía y nuestro cuerpo, a un nivel subatómico, es principalmente energía. Si hacemos zoom en un átomo, encontraremos de materia lo que un maní es en una cancha de fútbol de energía. ¿Cómo no va a afectar a nuestras células el campo energético que creamos a diario con nuestros pensamientos?

No alcanza la herencia genética para desarrollar una enfermedad, tiene que haber un medio de pensamientos y emociones acordes para que se active.

La liberadora realidad de que no estamos condicionados por nuestros genes sino por nuestros pensamientos y es algo sobre lo que podemos poner atención y observar su naturaleza y cualidades para ir modificando con compromiso y determinación.

Vemos entonces que la alimentación (por todos los sentidos), los estilos de vida, rutinas, compañías, familia, pareja, sistemas sociales, pensamientos, emociones, son capaces de activar y silenciar genes y modificaciones en el cuerpo, como ser desequilibrios y enfermedades.

Veamos estos nueve aforismos o nava sutra.

Nava sutra del ambioma:

- El ambioma nos toca y avisa todo el tiempo.
- Si pasó, conviene.
- No hay nada más difícil que responder a las preguntas de los necios.
- Todo el mundo tiene razón... la suya.
- Con quien estemos nos puede llegar a alimentar o indigestar.
- No confundir confort con felicidad.
- Evitar a las personas negativas; siempre tienen un problema para cada solución.
- No hay frío, solo mala ropa.
- El mejor tratamiento es cambiar.

Somos la salud ambiental

Otro de los factores determinantes en nuestra salud, es la salud ambiental.

De nuevo, el ambioma.

Podemos pensarnos como un sistema aislado del resto, o comprender que somos parte de un todo, que convivimos y cooperamos con el resto de los seres vivos para cuidar nuestra gran casa, nuestra Madre Tierra, quien nos sostiene, nutre y alimenta.

Todas nuestras acciones dejan una huella ecológica en el ambiente, un impacto, en relación al consumo de recursos naturales y producción de desechos.

Cuanto mayor sea el consumo de materia y energía que tenemos para sostener nuestro estilo de vida, mayor también es la producción de desechos y efectos secundarios nocivos para el planeta.

Algunos efectos son más observables, por ejemplo si en lugar de sacar a la calle los residuos que producimos en nuestros hogares los acumuláramos en casa, ahí tendríamos una dimensión más certera de la cantidad de desechos que generamos. Y si ahora multiplicamos eso por los millones de habitantes que somos y sumamos los desechos industriales, nos empezaríamos a acercar al impacto que generamos en la madre Tierra; contaminación de suelos, aire y agua, aquello que es la base de nuestra existencia.

Esto es solo un ejemplo de los desechos que producimos por nuestro paso en esta experiencia terrenal, nuestra visita efímera por la Tierra, podemos sumarle gases de efecto invernadero con el transporte, radiación de ondas electromagnéticas con las comunicaciones, contaminación sonora (bocinas, petardos), residuos sólidos y líquidos (productos de limpieza), agroquímicos con la industria alimenticia...y así la lista se vuelve interminable.

Otras acciones desencadenan una secuencia de reacciones que dejan un impacto en el planeta menos visible.

Por ejemplo, el consumo de ciertos productos como la carne, genera que se desmonten bosques y selvas nativas, eliminando la biodiversidad del planeta, destruyendo ambientes naturales de miles de animales y plantas, árboles longevos productores de oxígeno para nuestra vida, para el reemplazo por el cultivo de alimento para esos animales, que unos pocos humanos comerán.

Lo mismo que se le da de comer a un solo animal, puede darle de comer a una familia humana por varios años. Otra razón para dejar de consumir animales.

Hay muchas formas de reducir nuestra huella ecológica y lo primero es que podamos aceptarnos como un todo con la Tierra y sus habitantes, que el impacto que generamos en el ambiente, también lo estamos generando en nuestra propia salud.

El aire que contaminamos es el que respiramos, el agua que ensuciamos es la que tomamos, la tierra que intoxicamos es la que produce nuestro alimento.

Esos son los elementos de nuestro cuerpo y mente, los ladrillos de nuestro ser.

Que nuestras acciones sean amorosas (seva) y respetuosas de la madre Tierra, que reduzcan la huella ecológica que deja nuestro paso. Respetemos el ambioma con las tres R de la ecología: reusar-reducir-reciclar.

Evitar usar las cosas descartables, reduzcamos el consumo de las cosas que no necesitamos, desechemos los residuos limpios para que se puedan reciclar.

Tomar solo lo que necesitamos de la madre Tierra, pidiendo permiso y agradeciendo, desde una actitud de amor y humildad.

Cuando el agua se acabe, el dinero no va a sacarnos la sed.

Llevar la mirada hacia nosotros mismos, la felicidad no está en las cosas de afuera, no necesitamos todo eso para ser feliz.

La espiritualidad nos enseña la actitud austera, desinteresada, desprendernos de las cosas materiales, reducir los estímulos externos que nos distraen, ir llevando la consciencia hacia la verdad interna.

Todo cambia si cambiamos. Es más, la mejor forma de que cambien las cosas, es que cambiemos nosotros.

El cambio es prana: conocimiento y voluntad, comprensión y acción.

5.

Evolución y adaptación

Tenemos herencia de dos padres y a la vez de cuatro abuelos, ocho bisabuelos, dieciséis tatarabuelos, treinta y dos choznos y así sucesivamente, de manera que al cabo de cuarenta generaciones se calcula el número de antecesores de cada uno de nosotros en varios cientos de miles.

Nuestra vida y la de todo ser vivo, están estrechamente vinculadas y ajustadas tanto a las condiciones físicas como a las condiciones biológicas de su medio ambiente; o sea a la vida de sus semejantes y de todas las otras clases de organismos integrados a la comunidad en la cual forman parte (biósfera local).

Todo ser vivo ha sufrido adaptaciones y evoluciones para sobrevivir dentro de este conjunto de circunstancias ambientales.

Antes había evolución física para adaptarse al medio, ahora los humanos adaptamos el medio a nosotros.

Cuando hablamos de evolución humana hablamos de evolución del cerebro, y si hablamos de evolución cerebral, hablamos de evolución de la consciencia en el sentido de tener más amplitud y profundidad de enfoque.

No hablamos de cambios anatómicos para producir cambios en la consciencia, no es necesario. La evolución humana ahora depende no de cambios corporales o capacidades orgánicas, sino en el desarrollo de la consciencia.

Todo tiene consciencia y esta vibrará acorde a la densidad del portante, así los árboles tienen más consciencia que una roca, los animales más que las plantas, el ser humano más que los animales (...a veces).

La naturaleza es una fuerza creativa que mueve la materia y causa su evolución. Nuestra vida depende de la naturaleza, no de nuestro complejo cuerpo-mente.

La materia pertenece a un grado denso de consciencia similar a la inconsciencia. El ser humano posee una consciencia tal que es el único animal que tiene libre albedrío, y por lo tanto puede evolucionar (o involucionar).

Siguiendo entonces con la evolución, vemos a nuestros padres y abuelos y notamos que hemos heredado bastante de ellos. Abuelos que a su vez heredaron de sus padres, de sus abuelos (ya hablamos de unos 200 años atrás); muchos tenemos bisabuelos de los que no sabemos ni sus nombres y luego tatarabuelos y choznos (hace ya varios cientos de años atrás) y luego hace 2000 años atrás veo que eran todos campesinos, sin dientes y ya viejos a los 35 años (Jesús en realidad a los 33 años murió siendo un viejo según la época, donde la expectativa de vida rondaba los 30 años).

Y, si seguimos para atrás (pues es inevitable porque seguimos viniendo de herencias) y nos vamos 400.000 años o más, continuamos viendo a nuestros antepasados, pero ya no se parecen a los abuelos, estos tienen el cerebro más chico y sus pensamientos y raciocinio más limitado, son los Neardenthales y, luego, los Cro Magnon.

En nuestro cuerpo están esos genes y átomos que se transmitieron de generación en generación, desde el Big Bang. La filogenia (filo: raza-estirpe, genia: generar, producir) es la evolución del individuo, de la vida misma y del Universo.

La evolución es un proceso muy lento, y lo que se maneja es una serie de hipótesis acerca de cómo ocurrió la diversificación de los organismos que desembocó en la aparición de las distintas especies, variadamente relacionadas entre sí.

La teleología por su lado, es una disciplina encargada del estudio de las finalidades, proviene del griego «teleo», que significa fin, y «logos», que significa estudio, tratado. También puede entenderse teleo como meta, o un fin intentado. Es este sentido el que, para nosotros, parece relevante.

O sea es el posible propósito y objetivo de las distintas funciones y estructuras orgánicas de los seres vivos, como producto de adaptación de la evolución de la especie. Así, por ejemplo, los agujeros de la nariz no están hacia adelante o hacia arriba, sino hacia abajo para que no caiga la transpiración sobre ellos, al igual que las cejas sobre los ojos.

La teleonomía son las normas e indican que la estructura del sistema denota que este se dirige a un fin. Todo esto es útil para la supervivencia y conservación de la especie.

La evolución se da cuando al cambiar las condiciones y los recursos del ambiente (clima, alimento, interacción con otras especies, etc.), cambian los seres vivos: la forma, la función y organización de sus partes, sus facultades, los hábitos y comportamientos. Es entonces una adaptación dinámica y constante al cambio del ambiente, y ese cambio responde a una necesidad: aumentar la supervivencia.

Los organismos tienen la capacidad de modificarse para adaptarse al medioambiente y sobrevivir. Es el cambio del medio, lo que nosotros llamamos el ambioma, el que induce a la evolución y a la diversidad de las especies.

Las especies descienden unas de otras, se van complejizando desde formas más simples (organismos unicelulares, como las bacterias), hasta formas más complejas (organismos pluricelulares como nosotros, una comunidad de billones de células) con mayor especificidad en las funciones y, por lo tanto, mayor adaptación.

Una única célula cumple las funciones de digestión, excreción, respiración, protección y reproducción, mientras que los organismos pluricelulares fueron desarrollando sistemas enteros de órganos y tejidos para esas mismas funciones básicas de supervivencia, y otras.

Mientras más complejo sea el ser viviente, más frágil será. Más claro está en el ser humano, la dependencia total durante los primeros años, un año para caminar, otro para hablar, etc.

Así incluso el amor puede verse como un mecanismo adaptativo de los mamíferos, y en especial del ser humano.

Al estar las dos personas enamoradas juntas (alimento y cuidado) pues las tareas y la supervivencia son más fáciles. También es el amor el que permite establecer un contacto íntimo entre la cría y su madre, quien además de portarlo en su propio cuerpo durante su desarrollo (a diferencia de los ovíparos por ejemplo, que ponen huevos), es su única fuente de alimento durante los primeros años de vida.

El amor es un mecanismo evolutivo que nos vincula con todos los demás mamíferos.

Los cambios adquiridos en vida, en el cuerpo y en el comportamiento, pueden transmitirse a la siguiente generación. Es decir que las modificaciones que hagamos en vida podemos transmitirlas a nuestra descendencia, y esa información se activa si es que continúan sometidos al mismo conjunto de circunstancias del medio, reales o imaginarias.

Como siempre el problema es el pensamiento, ya que podemos no estar sometidos realmente a las mismas circunstancias que nuestros ancestros (nuestra realidad puede ser completamente diferente) y sin embargo sentirnos como ellos, hacer las mismas construcciones mentales de las situaciones, actuar frente a la vida igual que ellos, recreando esa realidad y, por consiguiente, realizando las mismas modificaciones en nuestro cuerpo y conducta.

Lo que crea la mente se vuelve una realidad absoluta para nosotros.

Las circunstancias crean necesidades, las necesidades crean hábitos, los hábitos producen modificaciones (el uso o desuso de ciertos órganos o conductas, por ejemplo), la genética se encarga de transmitir la información de esas modificaciones y la epigenética se encarga de activarla o desactivarla.

Los genes son el manual de instrucciones, el vehículo, llevan la información de todo el organismo.

La genética clásica plantea que todos los caracteres de una persona están determinados por sus genes y esta información heredada no es modificable, excepto que suceda una mutación en su secuencia, por azar.

La epigenética (epi, por encima del gen) hace referencia a todos los factores del ambioma capaces de activar o desactivar genes, como por ejemplo la alimentación, el estilo de vida, la exposición a toxinas químicas, físicas, electromagnéticas, los lugares que frecuentamos, las compañías, y principalmente los pensamientos, emociones y hábitos.

El cuerpo es el componente material de la mente, expresa químicamente la energía del pensamiento y la emoción.

Se necesita una señal externa o interna para activar una modificación, incluso un síntoma o una enfermedad; atravesar la misma situación que nuestros ancestros, o hacer la misma construcción mental, aunque la realidad sea distinta.

El síntoma es la modificación del cuerpo buscando exacerbar o bloquear una función en respuesta a esa señal, para adaptarse así a ese cambio y aumentar la supervivencia. Es la alarma que expresa un conflicto emocional, intelectual.

Avisa que estamos cayendo en patrones obsoletos, heredados, que nos desvían de swastha (salud; establecido en sí mismo; coherencia pensar-sentir-hacer-paz).

El cuerpo es perfecto, pero también es un depósito de emociones y pensamientos no digeridos, por ello requiere comprensión, no intervención.

Nuestro cuerpo de hoy, son nuestros pensamientos de ayer.

No estamos condicionados por nuestros genes, podemos modificarlos si cambiamos, si eliminamos la toxina y nos reeducamos, constantemente. Todos los cambios que realicemos durante la vida pueden modificar la expresión de los genes (por ejemplo silenciar una enfermedad) y transmitir esos cambios a la siguiente generación.

Los seres humanos, como animales biológicos, realizamos modificaciones en nuestro cuerpo para defendernos y adaptarnos.

Venimos todos de África por ejemplo.

En África empezó el Homo Sapiens (para BioRecodificación Ayurveda, más que Homo Sapiens somos Homo Emocionaliens... que a veces sapiens). Ahí, la raza negra tiene más melanina en la piel para protegerse de los rayos del sol, pero también eso dificulta la obtención de vitamina D. Cuando fueron migrando hacia otras regiones y climas, donde hacía más frío y menor radiación solar, pues debieron cambiar su piel para poder aprovechar las pocas horas de luz y con los años de la filogenia, dejaron de ser negros.

Los que no somos africanos o descendientes directos, pues venimos de ese pequeño grupo que salió de África hacia el resto de los continentes, que en esa época estaban todos unidos en la llamada pangea (todo tierra).

Los mismos fósiles que están en la Patagonia Argentina, estaban en Sudáfrica y no es que cruzaban el océano sino que en esa época la Tierra estaba toda unida en un solo continente.

Luego de la separación de los continentes, unos 200 millones de años atrás,quedamos aislados unos de otros, hasta hace unos 500 años, con Colón (un montón de tiempo, ni idea lo que pasaba en el otro lado).

Volviendo a casos que ilustran la teoría de adaptación como mecanismo evolutivo, veamos por ejemplo, la modificación en el cuello de las jirafas. Originalmente su cuello era como el de los caballos, pero para poder acceder a los brotes más tiernos ubicados en la copa de los árboles (la necesidad), fueron estirando su cuello (el hábito) hasta conseguir la longitud que conocemos hoy (la modificación).

Y no es que tengan más vértebras cervicales las jirafas; es más, tienen la misma cantidad que nosotros, 7. Pero la necesidad hizo la modificación, vemos este sutra o aforismo: la función hace al órgano.

Y de paso, ya que nos adaptamos, vemos también otro sutra: todo lo que no se usa, se atrofia.

Otras modificaciones que encontramos en la naturaleza es el caso del pez globo, que ante la presencia de un depredador infla su cuerpo para parecer más grande (algo parecido a lo que hacemos cuando gritamos en una discusión). Otro ejemplo son los elefantes africanos, que fueron perdiendo sus colmillos para evitar la matanza de los cazadores.

Y acá podemos parar otro poco, hacer pis si amerita (nunca postergar las urgencias naturales), estirarnos, respirar hondo... ¡sentarse derecho!.

El mate también está lavado, posible recambio (comprensión en acción), de paso, mandale un mensajito de amor.

Seguimos.

Libertad y evolución

Cuando cambia el ambiente, por ejemplo, cuando nos mudamos o empezamos a estudiar en un lugar nuevo, o nos ponemos en pareja y tenemos hijos, cambian nuestras condiciones, recursos, posibilidades y grados de libertad.

El concepto de grados de libertad, hace referencia al número de variables aleatorias que no pueden ser fijadas ni controladas.

Los grados de libertad de una persona permiten que pueda evolucionar para estados nuevos, que escapan del control del karma, la información heredada y aprendida, la mente, el complejo dosha-guna, todo lo que incline o marque tendencia.

La persona con más grados de libertad es la que tiene mayor capacidad de movimiento, de cambio y de evolución. Es la variable más libre, la que puede tomar cualquier rumbo. Todos los sistemas que estandarizan (que ajustan un valor a un promedio) quitan grados de libertad, por ejemplo las instituciones educativas que no contemplan la prakriti o naturaleza de cada niño y niña, obligándolos a adaptarse a un modelo en el que no encajan... y seguimos educando lo mismo que décadas atrás, cuando ya la vida hace rato tomó otro rumbo.

Cada ajuste que vamos incorporando y arrastrando a lo largo de la vida para acomodarnos y amoldarnos a las creencias familiares y sociales, medidas, puntuaciones, etiquetas, moda, paradigmas, etc. (el estándar), nos va quitando grados de libertad, va construyendo la matriz de donde nacen los pensamientos (del latín matrix, mater, madre + triz, fem: útero, molde), la interpretación que hacemos de la realidad, y por lo tanto las acciones que continúan construyendo esa realidad.

El pensamiento crea la acción que construye el destino (karma), que refuerza el mismo pensamiento y la misma acción.

Si creemos que debemos esforzarnos para ser amados y aceptados en sociedad, nuestro comportamiento se limita a esa creencia, nuestras acciones están restringidas a aquello que creemos que debemos hacer para conseguir eso que nos permite sobrevivir, y cada conducta refuerza esa misma creencia, que continúa perpetuando esa misma realidad ilusoria y condicionada.

El cambio en el ambiente nos invita a cambiar a nosotros, también para adaptarnos al conjunto de circunstancias, a la situación, y cuanto mayor sea nuestro grado de libertad, de cambio aleatorio y sin control, mayores serán nuestra plasticidad, flexibilidad, adaptación y supervivencia, y mayor será nuestra resiliencia.

El observador modifica el resultado con el simple hecho de observar, como explica la física cuántica, así es que nos comportamos de diferentes formas según quién nos esté observando y, desde ya, seremos más libres cuando no haya observador o cuando logremos independizarnos de su presencia (desapego al resultado de la acción).

Nos acercamos al placard que guarda los trajes del ego y, como un camaleón, nos ponemos y sacamos los roles que necesitamos cumplir en cada lugar.

Así es que no nos comportamos de la misma manera en un almuerzo familiar que en un colectivo o en un trabajo. Cada lugar tiene su traje y cada traje, las adaptaciones necesarias (según nuestro sistema de creencias) para poder integrarnos mejor y sobrevivir. Cuando estamos solos o en una relación muy íntima, podemos desnudarnos de los trajes del ego y ser lo más cercano a algo real y genuino... y ahí las almas se tocan.

Claro que también tenemos preferencia por ciertos trajes, se sienten cómodos y conocidos, nos protegen y nos dan seguridad, y esos son los difíciles de cambiar porque son los que creemos que necesitamos para sobrevivir y los llevamos puestos a todos lados, el que no nos permite mutar y evolucionar, el que nos coarta la libertad. Es el rol que nos contiene en sensaciones familiares, en el mismo pool de pensamientos, nos limita a comportarnos siempre de la misma manera, por ejemplo depredador o presa, victimario o víctima.

Recordamos que persona significa máscara, per sonare: por donde sale el sonido, o sea máscara. Y a su vez en esta película, como vimos con los trajes, cumplimos distintos roles: tenemos máscaras como padre, madre, hermana, hijo, novia, amigo, alumna, docente.

Todas las modificaciones que realicemos, son una adaptación al medio circundante. Si perdimos el trabajo y no tenemos para comer, el cuerpo va a buscar la forma de aumentar el tamaño de los órganos y tejidos de reserva, como por ejemplo la grasa o el hígado. Si vivimos imaginando que vamos a perder el trabajo y morir de hambre, también.

La mente tiene la capacidad de reproducir imágenes tan reales que podemos revivir una situación del pasado (que no existe) o fantasear una situación del futuro (que no existe) y sentir en el cuerpo todas las sensaciones como si fueran reales, podemos experimentar angustia, enojo, miedo, alegría, solo con el pensamiento. La mente convierte todos los pensamientos en una realidad, por eso no hay diferencia si nos sucede una situación o si nos imaginamos que sucede, se desencadena la misma secuencia de reacciones químicas en el cuerpo, podemos cambiar la expresión de nuestro rostro o la postura con tan solo un pensamiento, inducir un ataque de tos o un retorcijón en el estómago con tan solo un pensamiento.

Lo que creamos real en nuestra mente, será real para nuestro cuerpo y para nuestra descendencia. La información se transmite como un mecanismo adaptativo para la supervivencia del individuo, del clan y de la especie.

Colaborar con la supervivencia del grupo aumenta nuestras propias chances de sobrevivir, identificarnos y asemejarnos nos deja menos expuestos y vulnerables, se reparten los esfuerzos de alimentación y protección, aumentan las posibilidades reproductivas. Vivir en grupo tiene mayores beneficios que vivir aislados. Si el clan sobrevive, hay más posibilidades de perpetuar la información genética; sería algo así como que sobreviva el apellido, aquello que nos da identidad.

Se puede sacrificar la vida de un individuo entonces, para aumentar la supervivencia del clan y así también en mayor escala, la continuidad de la especie.

Todo aquello que sea una solución adaptativa, ganadora, una mejora que aumente la supervivencia para un individuo o clan, será heredado a la siguiente generación con dicho fin.

Así sucede que podemos heredar un rasgo físico, un carácter emocional, un comportamiento, una profesión, una habilidad y hasta una enfermedad, comprendiendo a la enfermedad como la modificación que realiza el cuerpo en respuesta a una necesidad no satisfecha.

Como se mencionó antes, si tenemos miedo a perder el trabajo y morir de hambre, el cuerpo puede mandar más células al hígado para aumentar y mejorar su función de reserva y así desarrollar un hígado graso, desequilibrio Kapha sobre (dushya) Pitta. Además, la grasa flota, es una solución adaptativa que utiliza el tiburón peregrino para mantenerse a flote y alimentarse filtrando el agua de la superficie.

O sea que un hígado graso, además de ser una solución a la carencia alimenticia real o imaginaria (y recordemos que alimento es todo lo que entra por los sentidos), también es una solución al hundimiento real o simbólico, si sentimos por ejemplo que por perder el trabajo nos vamos a pique.

Si el hígado graso es una perfecta solución adaptativa a la carencia alimenticia y al hundimiento, las siguientes generaciones van a portar la información genética, la ruta, el manual de instrucciones para desarrollar esa modificación si es necesario, si es que la descendencia continúa sometida al mismo conjunto de circunstancias reales o imaginarias.

La vida de un individuo puede sacrificarse para salvar al clan, porque son más los beneficios de vivir en comunidad. Vemos en muchas especies el uso de centinelas, individuos cuya función es alertar a los demás del peligro, poniendo en peligro su propia vida.

Las mantis religiosas luego de aparearse devoran al macho, es decir que el macho sacrifica su propia vida para dejar descendencia, cientos de huevos.

Ciertas especies como las abejas tienen organizaciones jerárquicas de castas, todo un panal para proteger y alimentar a la única hembra capaz de poner huevos fértiles, la reina.

O como la especie humana, que los individuos ponen en peligro su propia vida para defender un pensamiento o un interés, que generalmente ni siquiera es propio.

Así, un hijo puede sacrificarse para preservar la vida de los progenitores (si los padres faltan, no sobrevive el hijo, ni el clan) haciéndose cargo de su conflicto y trayendo en su propio cuerpo la solución adaptativa, la modificación genética que resuelva el conflicto, o activandola en algún momento de su vida que se encuentre ante el mismo conjunto de circunstancias reales o imaginarias, a través de la epigenética.

Podemos observar esto en los niños que nacen con enfermedades o desequilibrios que resuelven las necesidades de los padres, por ejemplo un déficit de atención (desequilibrio Vata) en respuesta a la sensación que tuvo mamá durante el embarazo de ser aturdida, invadida, atosigada por los comentarios externos, era ella la que necesitaba desviar o anular la atención.

O una mujer que no forme familia y se dedique de lleno a su actividad profesional, en respuesta a la frustración de su madre por haber abandonado sus proyectos personales para criar a los hijos.

Vamos por la vida reproduciendo los mismos escenarios que nuestros ancestros, los mismos modelos que copiamos en la infancia, los mismos vínculos y situaciones, los mismos conjuntos de circunstancias conocidas que activan la información heredada, como una posibilidad evolutiva para reconocer el origen del conflicto, satisfacer aquella necesidad no satisfecha, integrar el polo reprimido, negado, sanar la herida kármica, aprender, cambiar y evolucionar la consciencia.

A partir de esto, podemos replantear la forma de ver a la enfermedad como una enemiga a la que hay que atacar con tratamientos y pastillas, integrándola como una aliada que, si aprendemos a leer, porta información muy valiosa de aquellos patrones mentales y conductuales kármicos que repetimos, de aquella información heredada que nos está generando conflicto y tenemos que observar, atender y reprogramar.

El síntoma tiene un sentido preciso, una razón de ser, y es ayudarnos a resolver algo, a conectarnos con algo más profundo e inconsciente, que sentimos habitualmente pero que no nos permitimos cuestionar porque es como creemos que debe ser. El desequilibrio físico es la expresión del desequilibrio emocional, es la manifestación de emociones estancadas, bloqueadas, reprimidas. Alerta sobre la tensión que genera vivir en contradicción interna "quiero hacer tal cosa, pero no puedo... o no me siento capaz... o no tengo los recursos... o no me animo... o no es correcto hacer".

En el fondo de esas contradicciones está la supervivencia: miedo a fallar, a no ser reconocido, a ser rechazado, a no pertenecer, a quedar expuesto y vulnerable, a no ser amado. A sufrir. Nos desconectamos de las emociones y las bloqueamos, acorazamos el corazón para no sufrir. Así dejamos de sentir todo, también el disfrute y el placer de la vida.La enfermedad no es un error de nuestro cuerpo, llega para que revisemos todo aquello naturalizado en nuestras vidas, para que cambiemos algo que repetimos cíclicamente y es conflictivo para nosotros, y seguramente lo fue para nuestros ancestros también. Es tan solo la punta del iceberg, la cara visible de algo profundo y arraigado, una emoción enquistada y solidificada, tamásica.

Así es que cada generación viene con más información adaptativa que la anterior, millones de años evolutivos son un tesoro en términos de supervivencia. Los individuos van cambiando y se van transformando, con adaptaciones más funcionales a su ambiente, a su realidad.

Lo mismo sucede con las especies, frente a un conjunto de circunstancias determinadas, una especie desarrolla una modificación para adaptarse al medio y a partir de allí cambia y se convierte en una especie nueva.

El caso más familiar para nosotros es el parentesco con los simios, compartimos el 99% de nuestra información genética. Es decir que por un 1% somos humanos y no chimpancés. Esta diferenciación surge a partir de una mutación en un gen que permitió, por ejemplo, darle al hombre y no al mono la capacidad del habla y la prehensión u oposición manual para uso de herramientas.

Esto quiere decir que si una especie sufre una pequeña modificación y se convierte en otra especie, la especie nueva también lleva la información de la especie anterior, por lo tanto nosotros tenemos almacenado en nuestro cerebro toda la base de datos de toda la historia evolutiva, toda la información de supervivencia y aprendizaje adaptativo de todas las especies que nos precedieron.

Aunque los conflictos sean intelectuales, el cuerpo responde a ellos como hubiera respondido a los conflictos reales de nuestros ancestros evolutivos ¡Ahora podemos comprender porque a veces nos sentimos como un pescado, o inclusive como un zapallo! Quién no.

En definitiva desarrollaremos las modificaciones que nos permitan superar los desafíos que se presenten en nuestro ambiente, podemos adaptar nuestro cuerpo, pensamientos, emociones y acciones al modelo conocido y seguro que nos permita sobrevivir.

Si a una mujer el marido la golpeó hasta postrarla en una cama, dejándola completamente desvalorizada como persona, la información de supervivencia que puede comenzar a transmitirse a partir de allí es "tener marido es peligroso, mejor no tenerlo" o "desafiar es peligroso, mejor someterse" o una depresión (fuerza Kapha-tamas), que justifique quedarse en la cama ya que "es imposible moverse".

Esto es solo un ejemplo de cómo la adaptación que utilizó o necesitó algún ancestro para sobrevivir, puede aparecer expresada de diversas formas en las generaciones siguientes, y el riel de información o la forma que tome será determinado por el karma.

Somos fieles herederos de los conflictos sin resolver de nuestros ancestros, repetir sus patrones nos da sentido de pertenencia, nos habilita a recibir su alimento y amor (arquetipo materno), protección y reconocimiento (arquetipo paterno). Si mamá no pudo ser feliz, sabotearemos todas las oportunidades de serlo por fidelidad a ella, o buscaremos todas las formas de serlo para satisfacer la necesidad no resuelta, sanar el conflicto.

Así es, al parecer la modificación de cada órgano de nuestro cuerpo responde a un conflicto. Y los conflictos se van complejizando a medida que avanzamos en la línea evolutiva, un pez solo vive en el presente, tiene que ocuparse de alimentarse, evadir depredadores y reproducirse para continuar la especie.

Un humano, además de tener las mismas preocupaciones que el pez, empieza a crear conflictos emocionales sobre cosas del pasado y del futuro, que no existen realmente pero que las vive y siente como si fueran reales.

Cuatro etapas de la biología

En biología (el estudio de la vida) los procesos comprenden el nacimiento, crecimiento, mantenimiento, reproducción y muerte. Todas las modificaciones que atraviesa el cuerpo responden a este ciclo, como toda materia.

Cada modificación exagerada (el síntoma, la alarma) que realiza el cuerpo es en respuesta al peligro real o imaginario que afecta a alguna de estas etapas en la vida de la persona. Según el tipo de conflicto, será el tejido u órgano que responda.

Cuando el cuerpo cambia la forma o función, está resolviendo simbólicamente una necesidad no satisfecha, querer hacer algo y no poder o creer que no se puede o debe. ¿Cuál es la función de esa zona del cuerpo? ¿Para qué sirve? ¿Cómo me ayuda esto? ¿Qué me habilita? ¿Qué me impide o qué me impone?

El síntoma siempre nos justifica a hacer aquello reprimido o a dejar de hacer aquello no deseado.

Nuestro cuerpo, entonces, fue desarrollando tejidos, órganos, sistemas, diferentes adaptaciones a lo largo de la evolución para llevar a cabo cuatro funciones principales asociadas al desarrollo del ciclo de vida: supervivencia, protección, valoración y movimiento, relaciones.

1.- Supervivencia

Nuestra supervivencia puede asociarse a lo más básico que necesitamos para vivir, y todo lo que representa eso para nosotros: espacio (prana), alimento (tierra) y digestión (fuego), circulación (aire) y amor (agua).

Podemos asociar esta etapa a la niñez, fuerza Kapha predominante, encargada del anabolismo (crear materia) y la reserva, aunque, como siempre, en todos los procesos intervienen todas las fuerzas.

Los órganos vitales que gestionan la supervivencia son el pulmón para el aire, el riñón para el agua, el aparato digestivo para los alimentos, el aparato reproductor para la supervivencia de la especie. Son los que van a responder con una modificación cuando la persona sufra un conflicto en relación a su supervivencia y al alimento.

Veamos algo del desarrollo embrionario para comprender el origen de los órganos y su función, que nos dará la pista del conflicto emocional que experimenta la persona.

Luego de la fecundación, comienza un proceso de división y multiplicación celular, para ir creando desde una pequeña célula un cuerpo entero y complejo. Imaginemos una bolita de plastilina, la dividimos en dos y ahora tenemos dos bolitas, que a su vez la dividimos en dos y ahora tenemos cuatro bolitas y así sucesivamente podemos continuar dividiendo y aumentando la cantidad de bolitas.

Todas tienen la misma composición y parten del mismo origen, pero ahora imaginemos que parte de esas bolitas de plastilina las usamos para crear una vasija, otras para crear un jarra, y otras para crear un plato. Lo mismo sucede con las células que se están dividiendo y reproduciendo, todas llevan la misma información genética, pero algunas se ocupan de formar el estómago, otras los huesos y otras la piel, por ejemplo.

Estas células se disponen en tres capas germinales (endodermo, mesodermo y ectodermo) y cada una de ellas dará origen a diferentes grupos de tejidos y órganos. Es importante destacar que la mayoría de los órganos presentan tejidos provenientes de diferentes capas.

La capa endodérmica será la encargada del origen de los órganos vitales, las funciones básicas de supervivencia que podemos observar en una célula: respiración, digestión, eliminación y reproducción.

Se trata de los órganos encargados de la supervivencia (propia y de la especie, por eso también se asocian los órganos reproductivos) por lo cual están asociados a conflictos de supervivencia y alimento.

Son los que van a responder a través de su modificación para adaptarse al medio, cuando la persona experimente un conflicto real o imaginario de vida o muerte (dentro de su sistema de creencias), algo que no puede morder o atrapar (ya sea comida o un puesto de trabajo), algo que no puede digerir (comprender, aceptar), soltar o expulsar (el control de las cosas o, por ejemplo, un recuerdo traumático), algo que la asfixie o ahogue (sometimiento, falta de libertad) o afecte a su reproducción (no poder tener hijos o no poder terminar una carrera, hijos reales o simbólicos).

A grandes rasgos, estos órganos responden a los conflictos vitales relacionados con el alimento, y como alimento es todo lo que entra por los sentidos, puede ser comida, oxígeno, amor, un ascenso en el trabajo, una casa que no puedo comprar, una pareja que no puedo dejar ir, la familia que no puedo tener, el jefe que no puedo tragar, espacio en casa, algo que creo necesitar para vivir.

Un ejemplo es la gastritis, fuerza Pitta.

Si se atora en el tubo digestivo una bola de comida o una discusión que seguimos masticando sin poder tragar, digerir, comprender, aceptar, asimilar y soltar, el cuerpo manda más jugos gástricos para aumentar la digestión de ese bodoque real o emocional y librarnos del peligro de muerte, ocasionando acidez.

Si el comportamiento se repite y cada vez que como o discuto me atoro, se crea como adaptación de supervivencia una gastritis para proteger de los ácidos a las mucosas del estómago.

El segundo cerebro (estómago) responde al primero y viceversa. La gastritis está en la cabeza, no en el estómago... pero tratamos a este último nomás.

También podríamos nombrar la constipación, fuerza Vata. Se trata de algo que estamos reteniendo del pasado, que no podemos dejar ir, puede ser un recuerdo, una creencia, mamá (agua). También puede ser la solución biológica para no dejar rastros en el territorio (si hay un representante alfa o dominante), o para no ensuciar, si crecimos bajo un sistema estricto de orden y limpieza, o para ocultar algo nuestro que creemos sucio. Expresa una incapacidad de relajar, abrir, confiar y soltar el control.

Conflicto (real o imaginario) en relación a la supervivencia y al alimento ¿Qué me falta, o temo que falte, de vital importancia para mi?

2.- Protección

Una vez que logramos sobrevivir debemos comenzar a protegernos para eventualmente independizarnos de mamá y papá, continúa la fuerza Kapha reforzando la protección del cuerpo (propio y descendencia real o simbólica).

Los senos son los órganos (Kapha) de la protección familiar, todo lo que coloquemos bajo las alas (mamá gallina). Se encuentran también con esta función de protección a las fascias que cubren cada órgano y cada músculo (meninges, peritoneo, pericardio, pleura) y la dermis (debajo de la piel).

En el desarrollo embrionario, la segunda capa germinal es la mesodérmica y dará origen a los tejidos relacionados con la protección.

Los conflictos vivenciados como un ataque a la integridad física o moral, desprotección, vulnerabilidad, inseguridad, deshonra, presentarán la solución a través de la modificación de alguno de estos tejidos.

Veamos un poco el caso del cáncer, es muy alto el índice de cáncer actual de mamas y útero..., sumados a los de piel, próstata, colon, neuronales, pulmonares... Como así también de las lesiones conocidas como pre-cancerosas (algunos tumores benignos, pólipos, quistes, etc.).

El cáncer o tumor maligno es una proliferación no regulada de células en el cuerpo físico, distinto del benigno; las células cancerosas se propagan por sí mismas, creciendo en el lugar y sembrándose por todo el cuerpo. La agresión patógena puede ser por química (intoxicación plomo, venenos, ácidos, arsénico), física (radiaciones), o biológica (radicales libres, envejecimiento... ¡mente!), aunque por lo general no es una enfermedad mono causal. Virtualmente, cualquier agresión al organismo puede producir cáncer, la propia mente es la peor.

Interpretamos al cáncer como un desequilibrio, no una sentencia.

Es un derrumbe interno (baja inmunidad) más que un ataque externo.

Pongamos el ejemplo de un desequilibrio Vata-Kapha, el tumor maligno de mama. Si una mujer siente que su hijo (real, simbólico, o imaginario; puede ser un emprendimiento, un marido, una mascota, la madre, etc.) está desprotegido, se verán afectadas las glándulas mamarias, cuya función principal es la de proteger y alimentar a la cría. La lógica del cuerpo es enviar más células al órgano, frente a la necesidad de aumentar la función de protección de la descendencia.

Si nos golpeamos la cabeza y tememos por ella, o si tememos "perder la cabeza", volvernos locos, el cuerpo aumenta la protección engrosando las meninges, a través de una meningitis con fuerza Pitta-Kapha.

Conflicto (real o imaginario) de falta de protección, ¿qué atenta (o temo que atente) contra mi integridad o la de mis seres queridos?

3.- Valoración y movimiento

Una vez que estamos protegidos, necesitamos un sistema osteo-muscular que nos permita salir a explorar el mundo. A partir de la adolescencia es momento de salir del nido, desplazarnos, conquistar nuevos territorios, relacionarnos con nuevos grupos. Se acentúan la fuerza Pitta, que nos muestra el camino, el objetivo, despierta la valoración de lo que observamos y la auto-valoración otorgándonos determinación y confianza.

El sistema osteo-muscular nos permite realizar actividades, hacer cosas. Y en este mundo material, lo que hacemos es lo que nos da valor, lo que logramos, alcanzamos, obtenemos, mostramos, nos da reconocimiento, nos permite pertenecer. Nos identificamos con las cosas que hacemos, definen nuestra identidad, le dan estructura a nuestro ego.

Pitta es la fuerza que analiza y valora los potenciales peligros, nos lleva a compararnos con lo demás, con nosotros mismos o con un ideal. El resultado de esa comparación va construyendo la propia valoración, lo que pensamos de nosotros y lo que creemos que piensan los demás. La desvalorización llega entonces cuando no se cumplen las expectativas (propias y/o ajenas).

También aparece la fuerza Vata aportando el movimiento, el desplazamiento.

La capa mesodérmica también dará origen a los tejidos (dhatu) relacionados con la estructura del cuerpo, el sistema osteomuscular y, a un nivel sutil, la estructura del ego. Asociados a conflictos de desvalorización y de desplazamientos.

Se asocian los conflictos relacionados a la devaluación que podemos experimentar cuando no recibimos la valoración que esperamos, propia o ajena, cuando "el otro es mejor que yo" o "antes podía hacer esto y ahora no" o "debería poder hacer esto", cuando no podemos hacer lo que queremos o nos vemos obligados a hacer algo que no queremos, sintiéndonos disminuidos en ambos casos por eso.

A partir de la estructura del cuerpo y el reconocimiento propio y de los demás, el ser comienza a tener consciencia de identidad, del Yo, del ego, del "yo soy este cuerpo que me permite la acción, y esa acción me identifica y da valor como persona, me da un lugar en el mundo".

Si sentimos que algo o alguien (nosotros mismos en primer lugar) no reconoce o quita valor a nuestra estructura o mapa mental (el sistema de creencias), la solución a nuestro conflicto la va a presentar algún tejido relacionado con la estructura del cuerpo.

Esta nueva estructura también nos permite dirigirnos hacia nuevos rumbos, el fuego nos permite ver hacia dónde ir y el viento aporta el movimiento, conquistar nuevos territorios (un territorio puede ser un trabajo, un proyecto, una familia, el cuerpo, los pensamientos, etc.), los conflictos relacionados con el desplazamiento, la dirección en la vida, presentarán la solución con estos sistemas: quiero ir a algún lugar y no puedo, tengo que ir a algún lugar y no quiero, no encuentro mi camino o mi misión en la vida, no puedo conquistar el reconocimiento de alguien, siento que no sigo mis propias ideas, etc.

Ejemplo de estos conflictos son las contracturas musculares, desequilibrio Vata. Cuando el músculo se contractura, duele y cuesta mover, por lo que el cuerpo nos está ayudando a que no hagamos eso que nos genera conflicto o nos está justificando eso que queremos hacer y creemos que no podemos o debemos.

Si, por ejemplo, se contractura el cuello, nos ayuda a alinear la cabeza al cuerpo (no podemos mover la cabeza para los costados), porque estamos pensando algo y haciendo otra cosa... O nos ayuda a no mirar para atrás, si hay algo doloroso en nuestro pasado, o para el costado si hay alguien que nos molesta ver.

Si queremos irnos de viaje y no podemos, un dolor en las piernas justifica ese desplazamiento impedido. Si no queremos viajar, también. Si duelen los pies, el conflicto es con los apoyos (y la madre), no sentirse enraizado y establecido, sostenido, nutrido y acompañado.

Si duelen las manos hay conflicto con algo que hacemos con las manos o que no estamos pudiendo hacer con las manos (y con el arquetipo del padre, que simboliza el labor), como el trabajo, o las actividades que realizamos. Si duelen los brazos, es algo o alguien que queremos retener... o rechazar.

Si duele la espalda, son las mochilas que cargamos, las cosas que no pudimos evitar o resolver, las responsabilidades.

Depende la zona del cuerpo será el conflicto, eso que dentro de nuestra estructura del mundo creemos no poder hacer o tener que hacer obligadamente.

También encontramos los conflictos asociados al sistema circulatorio, el desplazamiento interno (Fuerza Vata-Pitta), los lazos de sangre, el lugar o rol en el territorio de la familia.

Conflictos de desvalorización y de desplazamientos ¿Qué quiero hacer y creo que no puedo o debo?

4.- Relaciones

Ahora que ya podemos valernos por nosotros mismos, es momento de comenzar a relacionarnos, comunicarnos, contactarnos, intercambiar y evolucionar. Se incrementa la fuerza Vata: la escucha, el habla, el tacto, el sentir.

Las relaciones son vehículos evolutivos, perpetúan la especie al favorecer el intercambio genético y por lo tanto la cantidad de información que portamos en los genes. Cuanto mayor sea la diversidad genética, mayor nuestros recursos y capacidad adaptativa, para responder ante los cambios y eventualidades del medio ambiente.

Las relaciones son espejos que nos permiten evolucionar, son una herramienta para la evolución espiritual cuya meta última es la unidad en la consciencia.

Pensemos en la red de relaciones que tenemos: padres, hijos, amigos, compañeros de trabajo, relaciones amorosas, vecinos.

Tanto aquellos a quienes amamos como aquellos por quienes sentimos rechazo, son espejos nuestros.

Nos sentimos atraídos hacia las personas que tienen características similares a las nuestras, queremos estar en su compañía porque subconscientemente sentimos que, al hacerlo, nosotros podemos manifestar más de esas características.

Del mismo modo, sentimos rechazo hacia las personas que nos reflejan las características que negamos en nosotros. Si sentimos una fuerte reacción negativa hacia alguien es porque tenemos características en común, que no estamos dispuestos a ver o aceptar.

Cuando reconocemos que podemos vernos en los demás, cada relación se convierte en una herramienta para la evolución de nuestra consciencia.

Como leímos por ahí, será que no puedes ser valiente si no tienes a un cobarde en tu interior; no puedes ser generoso si no tienes un tacaño; no puedes ser virtuoso si no tienes la capacidad para actuar con maldad.

Cada vez que decimos no, es porque hay un sí.

Vivimos intentando negar este lado oscuro y terminamos proyectando esas características en quienes nos rodean.

Quien reconoce y aprueba sus rasgos negativos, no se juzga a sí mismo ni a los demás. Esto sólo ocurre cuando las personas ven el bien y el mal, la dualidad, lo correcto y lo incorrecto, como características externas.

Cuando estamos dispuestos a aceptar los lados luminoso y oscuro de nuestro ser (la sombra), podemos empezar a sanarnos y a sanar nuestras relaciones.

En la etapa de las relaciones aumenta la fuerza Vata, recordemos que dónde está Vata está Kapha y viceversa, como si fueran dos caras de la misma moneda, dos extremos del mismo gradiente, uno existe porque existe el otro, y Pitta es la fuerza metabólica que los transforma. Pitta transforma materia en energía y energía en materia.

Vata seca, por eso es necesario Kapha. Es más, por ejemplo, uno pensaría que el pulmón es fuerza Vata ya que es todo para el prana, oxígeno, pero no, es Kapha por el agua que hay en los alvéolos, si no hubiera, estos se secarian con cada respiración.

Similar con las articulaciones, son Kapha por el líquido sinovial, aunque el hueso es Vata.

La tercera capa germinal es la ectodérmica y dará origen a órganos y tejidos relacionados con la comunicación hacia el exterior y hacia el interior, como la piel, los sentidos, el sistema nervioso, por lo tanto los conflictos asociados son de relaciones, comunicación y contacto.

Por ejemplo si sufrimos una separación dramática de alguien que nos acariciaba, tocaba, entonces el cerebro buscará una respuesta que nos acerque a sentir eso que perdimos, un desequilibrio en la piel que nos aumente la sensibilidad y el contacto; o el engrosamiento, si a partir de esa separación nos sentimos desprotegidos, un ejemplo puede ser la psoriasis (desequilibrio tridóshico).

Si hay un olor que nos recuerda a una situación traumática, supongamos olor a velatorio, el cerebro puede bloquear ese sentido para que dejemos de percibir el estímulo que nos recuerda sufrimiento, entonces quizás tengamos todo el día la nariz tapada.

La fuerza Kapha es la que produce mayor mucosidad, también quien sufre más las separaciones por el apego y a quien le cuesta más la comunicación.

Si tenemos miedo de ser invadidos por algo tóxico o que está en nuestro ambiente (disputas, conflictos, personas, etc.) a través de un asma (fuerza Kapha-Vata) cerramos la entrada de aire para evitar que el tóxico ingrese al cuerpo, o si algo o alguien nos quita el aire, nos asfixia.

Aquí también encontramos los desequilibrios del sistema nervioso, fuerza Vata, como por ejemplo Alzheimer frente a aquellas cosas que tuvimos, fuimos o pasamos y preferimos olvidar.

Otro desequilibrio de la etapa de relaciones es la diabetes (Kapha). El azúcar representa el amor, el no poder ingresar la glucosa (azúcar) a la célula nos habla de no poder obtener el amor que necesitamos, de que el amor es un elemento peligroso para nosotros. También, dejar más glucosa (azúcar) en sangre nos sirve para tener la energía disponible si necesitamos actuar rápido frente a una posible situación de estrés, porque el peligro puede llegar en cualquier momento. Nos puede hablar de estado constante de resistencia (hay que luchar) frente a una autoridad (la insulina), y/o asco o repugnancia.

Los conflictos asociados son de comunicación y contacto. ¿Hay alguna comunicación/contacto deseado o rechazado? ¿Me estoy dando lo que espero del otro? ¿Vive en mí ese aspecto rechazado y está esperando ser integrado?

A medida que avanzamos en la evolución, los conflictos son más complejos, al principio veíamos conflictos arcaicos, terrenales, de supervivencia, ahora aparecen conflictos intelectuales y emocionales, sin embargo los programas de supervivencia que utiliza el cuerpo para resolverlos son los mismos.

Tenemos almacenada en nuestro cerebro toda la base de datos de toda la información de adaptación y supervivencia de toda la evolución y es adonde recurriremos en búsqueda de una solución, por más que el conflicto sea real como el alimento, o emocional como un fracaso laboral, las respuestas ante los diversos conflictos siempre serán biológicas, es decir, se harán cuerpo, dosha, porque es la forma que tiene el cerebro de resolver, real o simbólicamente, cualquier conflicto.

Todos los síntomas tienen un sentido biológico, nada es error, nada es casualidad, todo está operado por nuestro cerebro.

El desequilibrio es una modificación del cuerpo buscando exacerbar o bloquear una función, es la emoción reprimida manifestándose hacia afuera.

El cuerpo puede activar y desactivar el desequilibrio en respuesta a los cambios en el ambioma, tiene la capacidad de crear una enfermedad activando genéticamente una modificación en respuesta a un conflicto en el ambiente y tiene la capacidad de desactivarla, volviendo a swastha (estado de salud), cuando ya no exista el conflicto, cuando ya no sea necesaria esa modificación.

El conflicto desaparece cuando comprendemos su origen y cambiamos la forma de ver y de actuar frente a ese conjunto de circunstancias, Karma pariksha (estudio del karma) y BioRecodificar (recombinar genes, tratamiento, Karma chikitsa).

La evolución celular

Los átomos se unen para formar moléculas como por ejemplo el agua, que está formada por dos átomos de hidrógeno y uno de oxígeno (H_2O).

Así también las moléculas se unen para formar moléculas más grandes, como por ejemplo las proteínas, los lípidos, el ADN (el material genético).

De esta forma se van uniendo y aumentando la complejidad hasta llegar a conformar una célula, y las células se van agrupando y especializando para cooperar en tejidos, órganos, sistemas y así hasta completar la totalidad de nuestro cuerpo.

Los organismos pluricelulares son aquellos formados por más de una célula, como es el caso de los animales. Estas células se denominan eucariotas (del griego eu, "verdadero" y karyon, "núcleo"), ya que están formadas por un núcleo y un citoplasma, podría representarse como un huevo en donde la yema es el núcleo y la clara el citoplasma.

En el núcleo se encuentra el ADN, la información genética heredable, y está recubierto y protegido por una membrana nuclear.

En el citoplasma se encuentra el citoesqueleto, una red de proteínas que le dan forma y organización interna a la célula y permiten su movimiento. También encontramos diferentes orgánulos con funciones básicas como síntesis, almacén, transporte, digestión y eliminación de sustancias.

Una célula es una representación en miniatura de todo el organismo. Un ejemplo de estos orgánulos es la mitocondria, encargada de la respiración celular, la máquina metabólica (pitta) que utiliza el oxígeno (vata) que respiramos para convertir el alimento (kapha) que ingerimos en energía (prana) para nuestro cuerpo.

El citoplasma está recubierto por la membrana plasmática formada principalmente por lípidos y proteínas, cuyas funciones son comunicar a la célula con el medio externo, protegerla, seleccionar lo que entra de lo que no y eliminar los desechos celulares.

Hay un cierto paralelismo entre el funcionamiento de la célula y el de la mente, algo así como la mente celular.

Podríamos decir que la función de los sentidos se asemeja a la de la membrana, comunicarnos con el exterior, recibir las señales externas que generan una reacción interna.

La información que llega desde el exterior, desencadena en la célula una cascada de señales internas que se amplifican a modo de generar una respuesta.

Algo similar a lo que ocasiona la emoción en el cuerpo, una reacción exagerada que prepara a nuestro cuerpo para una acción, la emoción nos lleva a movernos (emovere) según atracción-rechazo, amor-odio, raga-dvesha.

La respuesta celular surge entonces del ADN: frente a la señal que llega del medio externo se activan o inhiben los productos que resultan de la decodificación de la información genética, por ejemplo llega una señal que dice "hay que producir más insulina" y toda la célula se pone en marcha para responder a esa señal.

El ADN lleva los samskara (riel, matriz, molde, programas) desde donde se desprenden nuestras reacciones internas (pensamientos, emociones, conductas, tendencias) frente a las situaciones externas.

Nuestras células llevan la información genética de sus antepasados las bacterias, organismos unicelulares procariotas, una única célula que no tiene núcleo para separar al ADN.

Hay varias teorías que plantean la evolución desde aquellas bacterias ancestrales hasta nuestras células hoy, entre ellas la teoría endosimbiótica que explicaremos a continuación.

La cooperación entre especies y dentro de la misma especie es un motor evolutivo, los organismos se relacionan y colaboran entre sí para obtener beneficios mayores de esa interacción que si se encontraran aislados.

En ecología se estudia que la naturaleza aprende a vivir en un equilibrio dinámico, en donde cada pieza ocupa un lugar funcional, que en su conjunto busca un sistema sostenible en el espacio-tiempo.

Así comienza a tejerse una red entre las diferentes especies que integran un ecosistema, si por ejemplo, por algún evento empieza a aumentar el número de individuos de una especie, también comenzarán a aumentar sus depredadores, para regular a esa población y no sobrecargar y empobrecer al ecosistema total.

A excepción del ser humano, que no tiene un depredador natural salvo el propio ser humano, el resto de las especies cooperan para que sobreviva el sistema y así también sus integrantes.

Podemos ver esta colaboración también dentro de la misma especie ya que las chances de sobrevivir son mayores en una red que en aislamiento. Así por ejemplo, es común observar en un grupo la distribución de tareas en función de los dotes y capacidades de cada integrante, algunos pueden estar más vinculados a la alimentación, otros a la protección y otros a la reproducción. O como veíamos antes, que nuestras células se van diferenciando en sus funciones y cooperan para el funcionamiento del cuerpo entero.

Se puede reconocer la cooperación en algunos sistemas humanos, organización de sociedades, laborales, familiares, en donde cada cual ocupa un rol para sostener esas redes basadas en la colaboración y no en la competencia.

La simbiosis (del griego syn, "juntos" y biosis, "vivir") es la interacción entre los organismos.

La endosimbiosis entonces es el proceso por el cual un organismo vivo (el simbionte) habita en el cuerpo de otro organismo vivo (el huésped), como en nuestro propio cuerpo que habitan comunidades de billones de bacterias, virus y hongos, que cooperan con nuestra supervivencia a través de la digestión de alimentos y el funcionamiento del sistema inmune. Así explica una de las teorías la evolución celular, por la simbiosis entre bacterias ancestrales con diferentes características que se asociaron para crear supercélulas más funcionales y adaptadas, nuestras células actuales.

Vimos con anterioridad que ante una presión del ambiente, las especies pueden mutar para adaptarse y sobrevivir. Tiene sentido pensar que si una especie cambia, el resto de las especies asociadas también cambien.

Así por ejemplo si el impala, presa del guepardo, comienza a correr más rápido y logra el escape, el guepardo se adapte al cambio del impala y comience a correr más rápido para cazar a su presa.

Este fenómeno se conoce como coevolución interespecífica (entre especies). Entonces, la coevolución entre especies supone que las modificaciones que sufre una especie como parte de su evolución, provoca una presión que genera la adaptación de otras especies y estas últimas, a su vez, influyen en la evolución de la primera.

Otro ejemplo es el mutualismo (asociación entre dos o más especies diferentes que supone beneficios para todas) que existe entre el tiburón y el pez piloto. El pez piloto limpia los dientes, boca y ojos del tiburón mientras que este le ofrece protección.

Célula madre, a célula hija: "¡Y no te olvides de ponerte otra membrana celular encima! Hay muchos gérmenes".

La genética

La genética estudia la herencia, y la herencia es el mecanismo por el cual pasamos ciertos genes a nuestra descendencia.

Un gen, por su lado, es una unidad de información en un lugar del ADN que codifica un producto funcional, o ARN y, finalmente, una proteína.

Veamos un poco más profundo esto, guarda que se viene un poco más de info científica; paciencia y concentración. Podés parar y hacerte unos mates, un té, jugo, pasar por el baño, responder el mensaje, etc. antes de seguir.

Ahora sí, seguimos.

Un gen, entonces, es un segmento corto de ADN. Los genes le dicen al cuerpo cómo producir proteínas específicas. Hay aproximadamente 20000 genes en cada célula del cuerpo humano. Juntos constituyen el material hereditario para el cuerpo y su función.

La composición genética de una persona se llama genotipo. Al conjunto de caracteres visibles que un individuo presenta como resultado de la interacción entre su genotipo y el medio se lo llama fenotipo. Los rasgos fenotípicos cuentan con rasgos tanto físicos como conductuales, diríamos son los dosha. Un fenotipo es cualquier característica o rasgo observable de un organismo, como su morfología, desarrollo, propiedades bioquímicas, fisiología y comportamiento. Entonces el genotipo se puede distinguir observando el ADN y el fenotipo puede conocerse por medio de la observación de la apariencia externa de un organismo, cosa que el Ayurveda sistematiza en el dosha.

En biología y citogenética, se denomina cromosoma (del griego χρώμα, -τος chroma, color y σώμα, -τος soma, cuerpo o elemento) a cada una de las estructuras altamente organizadas, formadas por ADN y proteínas, que contiene la mayor parte de la información genética de un individuo.

Los cromosomas se agrupan en pares. Tenemos así 46 cromosomas o 23 pares. Estos pares de cromosomas se clasifican siguiendo una nomenclatura internacional: del más grande al más pequeño y aparte se sitúan los cromosomas sexuales.

En las divisiones celulares (mitosis y meiosis), el cromosoma presenta su forma más conocida, cuerpos bien delineados en forma de X, debido al alto grado de compactación y duplicación.

Mitosis es la duplicación de esa célula, dando como resultado dos células hijas que tienen exactamente la misma información genética, los 46 cromosomas exactos.

La meiosis es la reproducción sexual, la creación, donde se fusiona la mitad de información proveniente de la célula materna con la mitad de información proveniente de la célula paterna, dando como resultado 46 cromosomas (23 de mamá y 23 de papá), con la información completa de los progenitores.

Estos genes pueden ser activados y/o alterados por estímulos externos tales como una infección o el estrés. Esto conduce al estudio de la epigenética, ya que los genes no determinan directamente la conducta.

Genes y ambiente constituyen una carretera de doble vía, particularmente en lo que se refiere a la conducta social. Algunos genes pueden influir inicialmente en la personalidad del individuo, pero al mismo tiempo, la información procedente del ambiente social modifica al propio cerebro, cambiando los niveles de neurotransmisores, conexiones sinápticas, etc., lo cual puede cambiar a su vez la expresión de ciertos genes. Esto determina cambios en la conducta del individuo, lo cual -de nuevo-puede evolucionar modificando su ambiente social. Y así sucesivamente.

La epigenética conductual

El prefijo derivado del griego epi significa "por encima, arriba". La epigenética hace referencia, en un sentido amplio, al estudio de todos aquellos factores no genéticos que intervienen en la determinación de la ontogenia o desarrollo de un organismo.

La epigenética conductual nos muestra los procesos moleculares que están implicados en la expresión de determinados genes en relación a las conductas que toman los seres vivos, en su día a día.

Es curioso pensar que las decisiones que tomamos en nuestra vida y como nos la tomamos pueden inducir una modificación en la expresión de ciertos genes por medio de metilaciones, acetilaciones, fosforilaciones dando lugar a respuestas distintas del genoma, aun cuando este es el mismo.

Los nuevos mecanismos revelados del control genético proveen una visión profundamente diferente de cómo se maneja la vida. Ahora se estudia los factores no genéticos que tienen influencia en nuestro desarrollo, apariencia física, salud, conducta, desequilibrios, etc.

La nueva ciencia de epigenética reconoce que las señales del medio ambiente son los reguladores primarios de la actividad de los genes.

No cabe duda que los genes tienen una poderosa influencia sobre nuestras vidas, nuestra personalidad, nuestras capacidades y nuestra predisposición a padecer ciertas enfermedades.

Multitud de estudios de gemelos idénticos y estudios de adopción, repetidos muchas veces, en muchos países, lo atestiguan. Sin embargo, en muy pocos casos la determinación genética pasa del 50% (al menos en los que se refiere a características relacionadas con la conducta social), lo que deja un amplio margen para la influencia del ambiente.

Actualmente, los genes ya no son deterministas sino más bien posibilidades, debido al conocimiento de la epigenética.

El gen pasa a ser un vehículo y no la causa.

La epigenética nos muestra un reloj de ADN que puede activar o desactivar un gen. Las histonas por su parte, son proteínas que se combinan con el ADN para producir cromosomas. Las histonas envuelven el ADN, organizan el ADN en la célula. Si las histonas se modifican por cualquier influencia externa, pueden influir en la forma en que el ADN será transcripto, leído, decodificado.

Esto nos dice que nuestro ADN puede expresarse o no, según la modificación que sufra la proteína. Estas alteraciones se transmiten de generación en generación.

Epigenética, emoción, alimentos, somos seres que podemos cambiar nuestra biología por lo que pensamos y nos alimentamos... recordando que para el Ayurveda, alimento es todo lo que entra por los sentidos.

Una proteína (cuya información viene incluida en un gen) no explica por sí misma una conducta. El ambiente actúa sobre los intermediarios fisiológicos, de modo que siempre hay un factor ambiental en la conducta.

La epigenética controla los genes. Los genes son el medio, la tendencia. Ciertos factores en la vida pueden hacer que estos genes se activen o desactiven.

Los genes pueden permanecer inactivos en el cuerpo o ser alterados por factores epigenéticos que harán que los genes se expresen de cierta manera.

La epigenética está en todas partes. Todo lo que se come, toca, huele, oye o siente puede causar una modificación química en el cuerpo que altera los genes.

Los factores epigenéticos pueden transmitirse de generación en generación... pero también, la epigenética es responsable de las pequeñas cosas que nos hacen únicos ¿Por qué a algunos de nosotros no les gusta el sabor de las aceitunas? ¿Por qué algunos de nosotros somos mejores oyentes?

La epigenética es reversible. Existe la posibilidad real de hacer un mapa de curas para ciertos tipos de cáncer, trastornos autoinmunes, trastornos neuro psiquiátricos, síndromes pediátricos y muchas otras enfermedades debilitantes. Como venimos diciendo, los genes no determinan si vamos a enfermar, solo son responsables de la predisposición.

Son muchos los factores ambientales que pueden influir epigenéticamente, entre ellos: agua, aire, alimentación, estilo de vida, materiales sintéticos con los que convivimos, tabaco, estrés, todo aquello no propio, como sería todo aquello ajeno a nuestra fisiología, llámese antígeno antagónico al nuestro, etc.

De todos los factores ambientales que inciden en la expresión de los genes, la alimentación es la más importante, aquella que nos viene marcando desde la infancia y anteriormente la alimentación de la madre durante la gestación y sucesivamente de generación en generación.

Somos lo que comemos, digerimos y absorbemos... y lo que comieron, digirieron y absorbieron también nuestros ancestros.

La importancia epigenética de la alimentación es tal, que si un individuo está predispuesto genéticamente a desarrollar cierta enfermedad y realiza cambios adecuados en la dieta, estos actuarían de manera epigenética positiva evitando o atenuando dicha enfermedad. De la misma manera, si la dieta es inapropiada, la influencia epigenética negativa actuaría desencadenando o agravando la enfermedad.

En recodificación recalcamos siempre que todo nos alimenta o indigesta (nutrientes, y también casa, pareja, amigos, familia, el ambioma) y que todo lo que nos indigesta se vuelve toxina, ama, en cuerpo y espíritu.

Nuestra actitud ante la comida también tiene efectos epigenéticos. Según la epigenética, pensar bien, ser optimista, ser agradecido, vivir sin contradicciones, ser feliz. Todo esto también contribuye a la digestión y la salud.

Los genes, entonces, pasan a ser un vehículo del karma, ya que si bien no determinan a enfermar, predisponen.

Claro que cosas buenas también se heredan, aceptamos y disfrutamos lo que tenemos.

Acá podés ir a cambiar la yerba o algo así para descansar y seguir leyendo lo que viene.

Recodificación del ADN

Veamos tres mecanismos de actuación de los marcadores epigenéticos: metilación del ADN, impronta genómica y modificación de histonas.

De los tres mecanismos, la metilación es el más estudiado, mejor entendido y el que ofrece un futuro esperanzador en la prevención y tratamiento de patologías. Veamos entonces algo sobre ella.

La metilación es la adición de un grupo metilo (-CH3) a una molécula. En biología del desarrollo, la metilación es el principal mecanismo epigenético. Aquí la metilación consiste en la transferencia de grupos metilos a algunas de las bases citosinas (C) del ADN situadas previa y contiguamente a una guanina (G). Puesto que la metilación es fundamental en la regulación del silenciamiento de los genes, puede provocar alteraciones en la transcripción genética sin necesidad de que se produzca una alteración en la secuencia del ADN, siendo uno de los mecanismos responsables de la plasticidad fenotípica.

Estudios demuestran, por ejemplo, cómo es posible que ratones cambien el color de su pelo (o sea, el fenotipo, la expresión visible del genotipo), metilando su alimentación.

También pueden ser metilados los productos de los genes, es decir, las proteínas, regulándose así también su función.

Si aún estás ahí y sobreviviste, sigamos. Ponele un poco de ganas al capítulo, no hagas la Gran Vata (saltearlo).

La metilación del ADN es un mecanismo epigenético usado por las células para controlar la expresión génica. Esos segmentos de ADN metilados ya no pueden leerse: los genes que los contienen dejan de funcionar.

En el caso de estudio de gemelos, gracias al ADN de ambos extraído de su saliva, se constata que tienen diferencias en la metilación del ADN por su diferente estilo de vida, así que las diferencias genéticas pueden explicar por qué gemelos idénticos empiezan a ser diferentes cuando uno de ellos cambia de estilo de vida, como también se ve en otro caso de unos gemelos idénticos en el que uno tenía diversas enfermedades y vivía en la ciudad, y el otro vivía en el campo y estaba perfectamente sano.

El proceso de recodificación consiste en ordenar con nuestra intención la instalación de un nuevo programa en un gen concreto, y así, podemos retomar el poder sobre nuestros genes y sobre nuestra vida. La reprogramación del ADN nos ayuda a tener una mejor calidad de vida, no sólo a nivel físico, emocional o intelectual, sino también a nivel espiritual, ayudándonos a evolucionar a nosotros mismos y a toda la raza humana. Hay muchos centros ocupados en esto, todo aún está en estudio.

Todo cambia, eso es lo único que no cambia
Pavada de sutra ese, ¿no?
"—Pasa que ya no sos la misma persona!".
Y... no; y vos tampoco.
Y si uno cambia, pues todo cambia.

El cambio (evolución) biológico o físico está determinado por el ambiente, en base a la selección natural (origen de las especies) o artificial (selección hecha por el ser humano, clones, transgénicos, origen de las razas de perros y ganado, por ejemplo) que ocasiona la proliferación, interacción o extinción de genes.

El cambio mental, la evolución de la cultura, la ideología, el arte, el pensamiento, en cierta forma todo está determinado por el ambiente. Aunque, en nuestro caso, le podemos dar el rumbo que queramos.

La evolución y cambio de los estados de la mente y de la consciencia, pues son algo que también se sujeta a las leyes de la evolución biológica pero multifactorial a la vez, ya que aparte de ser influenciados por el ambiente, la herencia, el biotipo, el karma, etc., incorporan aspectos nuevos, personales.

Dentro de las teorías biológicas existen dos corrientes diferentes acerca de la evolución mental del ser humano, una de ellas afirma que el descubrimiento de las «herramientas» y su relación con la supervivencia, permitieron el desarrollo mental de los individuos humanos y, desde allí, la evolución propiamente dicha: es decir los cambios genéticos correspondientes. Otra vez, la necesidad hace a la modificación.

Se argumentó que la liberación de las manos por parte de los primeros homínidos bípedos les permitió elaborar armas de piedra para cazar, lo cual habría sido el principal motor de nuestra evolución.

Sin embargo muchos autores dicen que la liberación de las manos, que se produjo hace más de 4 millones de años, no está ligada a la fabricación de herramientas, que aconteció unos 2 millones de años después, y que los primeros homínidos no eran cazadores y que a lo sumo comían carroña esporádicamente.

La otra explicación es más compleja y está en relación con el grado y variedad de las dificultades enfrentadas por una especie en el medio natural, y los cambios de nichos ecológicos cada vez menos protegidos, los que permiten el avance evolutivo general dentro del cual está incluido el desarrollo mental y el proceso cognitivo.

En los treinta o cincuenta mil años de historia del ser humano moderno, desde que llegó el homo sapiens, el cuerpo no ha cambiado significativamente; el grado de cefalización ha permanecido casi inalterado desde el nacimiento de nuestra especie. Sin embargo, la consciencia humana ha evolucionado desde su forma más arcaica en los comienzos y, si la humanidad sobreviviera el tiempo suficiente, evolucionará aún más.

En términos generales, se puede decir que la mente nace en el momento en que hay una parte asignada en el cerebro que tiene el potencial de razonar un proceso o por lo menos tener el potencial de hacerlo (evolución del lóbulo frontal).

Muchos animales y seres vivos (o todos, quién sabe) tienen «mente», pero es una mente distinta a la nuestra. Tienen algunas capacidades que también nosotros tenemos pero disminuidas o aumentadas según el caso; otros tienen capacidades mentales que nosotros no tenemos, o tienen muchos más sentidos. Los tiburones tienen la capacidad de «leer» campos eléctricos y algunas aves pueden leer las líneas de energía del campo magnético terrestre, algo que nosotros ni siquiera podemos sentir o imaginar.

La teoría darwinista dice que la evolución es el resultado de la supervivencia en el medio de los individuos más adaptados. Esto daría la razón a la opción de la evolución física.

No obstante el ser humano, gracias a su potencial intelectivo, ha sido capaz de transformar el medio al que adaptarse. Esto daría la razón a la opción de la evolución mental.

En cualquier caso el medio es algo que viene determinado por la posición planetaria, situación geográfica, geoquímica local, etc., y por supuesto también lo construyen las especies... y, más tarde, las familias y las sociedades...

La evolución mental es más rápida, mientras que la evolución física es más radical.

El cerebro creció tanto que no puede crecer dentro del vientre materno sino que debe terminar de crecer y mielinizarse afuera, por eso los huesos craneales no están completamente fusionados al nacer.

La mielina es la vaina de los nervios que le da mucha mayor velocidad de conducción nerviosa, tanto de aferencia como de eferencias. Terminamos de mielinizarnos a los 6 años, por eso se empieza la escuela en esa época.

En los humanos ha ocurrido una evolución mental mayor que la física. Aunque en la era actual al parecer nos estamos atrasando en las dos.

La mente animal, por su lado, también está condicionada entonces por el entorno; el león puede dormir mucho y plácidamente, al igual que el murciélago o el tiburón, ya que tienen pocos depredadores.

¿Tienen libre albedrío los animales? ¿Están influenciadas por la herencia, el karma y demás?

Para los hindúes, los animales no tienen karma, ni tendencias, ni impresiones, ellos hacen siempre la acción correcta. Las escrituras hindúes sostienen que tienen solo los dos primeros estados de consciencia (alimento y sexo: instintos de conservación del individuo y conservación de la especie), por eso no tienen libre albedrío, su elección es muy limitada.

La mente no fue una creación sino un crecimiento, una evolución de adentro hacia afuera.

Desde adentro se modifica afuera y viceversa.

Como no hay vida sin comunicación, los organismos desarrollaron una serie de mejoras que aumentaban la perspectiva de supervivencia del individuo; y la vida inventa sin cesar lo que tiene importancia para ella en el mundo, pero no para cada individuo sino para la especie.

Así como las aves se adaptaron a la aerodinámica y la suspensión en el aire, los animales migratorios solucionaron el problema de la localización del recorrido en la geografía terrestre, y los animales sociales enfrentaron con éxito el manejo de la comunicación y la coordinación en el seno del grupo.

Sin embargo, si bien uno habla de la evolución mental en general, la misma es muy distinta si se es hombre o mujer. La mente de la mujer está condicionada, al igual que la del hombre, por la herencia, religión, país, sociedad, karma, arquetipo, cultura, padres, factores ambientales, etc., pero sin lugar a dudas lo que más ha condicionado la mente de la mujer, es el hombre mismo: sometimiento, torturas, violencia, posesión, violación.

Hasta el siglo XIX, en muchos lugares quemaban vivas a las mujeres una vez que moría el marido (las quemaban vivas o maltrataban por cualquier cosa) y aún hoy en muchas partes del mundo, se les siguen haciendo sacrificios y mutilaciones. Hoy, en muchos lugares de la India, la mujer de trece años ya sabe con quién se va a casar (para el resto de su vida) sin siquiera conocerlo. El hombre (su papá, su futuro novio, su gurú) dirigirá su futuro.

Las especies han evolucionado a lo largo de su existencia, siempre con tendencia a mejorar en todos los aspectos. Esto es así en todos los aspectos físicos, pero por lo visto, nuestra evolución mental no está directamente relacionada a nuestra evolución física, pues al parecer nuestro físico obedece a los pequeños cambios de nuestro ADN que va variando ligeramente de generación en generación.

El material básico de la evolución filogenética, o sea de la especie, son las mutaciones del ADN de las células sexuales; ya sea por causa ambiental como radiaciones, o cósmica, azar o causalidad.

Las mutaciones que influyen en la filogenia son la de los testículos y ovarios.

En cambio, la evolución mental de la ontogenia, o sea en nuestra propia vida, es algo totalmente realizable (biorecodificación del ADN).

La clarividencia, la intuición, actos espontáneos, actos remotos de sanación, auto sanación, técnicas de afirmación, luz / auras alrededor de personas, la influencia de la mente en los patrones climáticos, rituales y servicios sentidos, restitutio ad integrum, sanaciones espontáneas, y mucho más, son evidencias para un nuevo tipo de estudio de la medicina en la cual el ADN puede ser influenciado y reprogramado por intenciones, palabras y conocimiento y así activar o no, los genes individuales. Según S.L. Martin, "los genes regulan el 25% de la longevidad, mientras que el 75% está determinado por factores de estilo de vida tales como hábitos de sueño, consumo de tóxicos, niveles de estrés, ejercicio y dieta".

Si cambia la mente, también cambia el cuerpo… y viceversa.

Tal vez sea hora de participar más en nuestra evolución mental, es una cosa puramente activa; procurar conocer los horizontes, planos y vibraciones de nuestra propia mente.

BioRecodificación: patear el tablero (del ADN), y poner las piezas para un nuevo juego.

6.
Karma de-mente

La palabra sánscrita karma, deriva de la raíz verbal kry ("acción", "hacer") y se corresponde con el principio o ley universal de acción y su reacción o consecuencia. Causa y efecto.

Karma comprende cualquier tipo de acción, así por ejemplo cada planta o cada alimento también tiene su karma o acción específica; acá nos referimos al karma como principio o ley universal de acción del dharma, que veremos luego abajo.

Karma es la acción y su reacción o efecto como consecuencia, ya que toda causa produce un efecto, que a su vez pasa a ser causa (karma) de otros efectos y así hasta el infinito.

Según la religión hindú, el karma está incluido en el dharma, la ley fundamental del Universo, como una generalización de la ley de la causa y efecto aplicado a todos los ámbitos o planos de la existencia.

Purusha, vimos, es llamada a la forma original plegada de la materia, la esencia no manifestada; prakriti, como materia, no tiene consciencia propia y necesita la facultad de consciencia de purusha para manifestarse. Prakriti es lo manifestado, lo desplegado, los dosha, y contiene todos los karmas, arquetipos e historias de vida. Luego, más abajo, veremos el karma del purusha y el karma de la prakriti.

La unión del cuerpo y el espíritu constituyen un ser viviente, el alma no es una entidad separada del cuerpo sino más bien somos almas que tienen un cuerpo. Así vemos que el cuerpo es la parte visible del alma y el alma es la parte invisible del cuerpo. Cuerpo-mente-alma no están divididos, cada uno es parte del otro.

De nuevo, todo depende del observador.

Cuando uno habla de la mente, la mente es todo; todo es mental. Cuando uno habla del cuerpo, el cuerpo es todo, ahí está la emoción. Cuando uno habla del Ser, el Ser es todo, ahí está la eterna vida.

¿Es el ser, el alma, la consciencia, dios, el espíritu, atma, purusha, lo inmanifesto, lo ilimitado, todo lo mismo?

¿Es un multiverso que forma un universo... o viceverso?

Vemos algunos nombres kármicos para quien quiera ampliar o simplemente conocer.

El resultado de nuestra acción es llamado karma phalam (de phala: fruto) y con la acción dhármica tendrá frutos positivos llamados punyam, mientras que con la mala acción (adharma) generará frutos negativos o papam.

La fuente del karma puede ser adiatmika (causada por nosotros), adibhautika (fenómenos externos, como ser tsunamis o terremotos) y adidaivika (influencias astrales).

A su vez los frutos de esas acciones pueden ser inmediatos o mediatos (en esta u otras vidas, de ahí el concepto de malformaciones congénitas).

Los tipos de karma son:

Karma sanchita (significa acumulado) sería el depósito de los frutos de la acción acumulados, ya sean buenos o malos.

Karma prarabda (de la raíz prakk, temprano, antes, y arabda comenzado) la que traemos de vidas pasadas que nos dará nuestra familia, el país que nacemos, nuestros vasana y samskara (dijimos tendencias e impresiones).

Karma agami (venidero) es la que estamos fabricando ahora, para esta y otra vida (que pasará a llamarse entonces prarabda).

Karma pasado y presente van juntos y luego se depositan en sanchita. Al reencarnar, traigo lo que dejé en ese depósito sanchita, que me inducirá a hacer el que estoy fabricando ahora.

Karma svartha es todo lo realizado por propio interés, lo contrario de dharma, la acción que beneficia a toda la naturaleza en conjunto.

A través del karma que generamos en esta vida, nos permite corregir nuestro karma pasado y generar un nuevo destino. Es aquí donde tenemos el libre albedrío de elegir en qué dirección orientamos nuestra vida y sembramos nuestro futuro.

Ni los sabios, videntes o gurús escapan al karma, ellos están sujetos al karma katancia, el karma superior; de todas maneras, las personas que empiezan a elevarse espiritualmente comienzan a escapar a los condicionamientos planetarios; la vida de los santos y grandes maestros espirituales está más allá de las influencias astrales.

Kriya mano karma es el karma instantáneo.

Karma samaja es el karma de la sociedad y karma griha (casa) es el karma del hogar; ambas son karma, para bien o para mal, ya lo veremos luego.

El karma es invisible (vyakta), pero sus consecuencias son manifiestas (avyakta). Tampoco es decir: "El karma es la causa de todo. Todo está predestinado. Si estoy predestinado por mi karma a ser de esta manera o de la otra ¿por qué debo esforzarme? Es mi destino". Eso produce inercia, estancamiento, cero evolución. Para el ser humano, no hay nada más maravilloso que la expansión de la consciencia.

Y el manejo de las emociones, todo un tema.

La repetición de pensamientos de queja y enfado, con el tiempo, toma el control de mente y cuerpo (se hace samskara), somatizando y haciéndonos enfermar.

Nadie escapa a la emoción, por lo que el manejo o capacidad de mutar esas emociones es la gran maestría y reto de la vida humana.

Existe un libre albedrío de acción, capaz incluso de revertir cualquier karma, y es ahí donde apunta la biorecodificación. Separarse, generar espacio es generar prana. Observarme a mí, triste, enojado, o lo que fuera. Si puedo hacer eso, entonces no soy yo.

Tenemos un programa de observación, una forma de percibir, y mi forma de percibir determina los acontecimientos percibidos.

La tercera ley de Newton o de acción y reacción, postula que si un cuerpo actúa sobre otro con una fuerza (acción), este reacciona contra aquel con otra fuerza de igual valor y dirección, pero de sentido contrario (reacción). Es decir que si empujamos una pared, la pared nos empuja a nosotros con la misma fuerza pero en sentido opuesto. Las fuerzas actúan de a pares, y son energía, como los pensamientos y las emociones.

Entonces, cuando pensamos (acción), estamos liberando energía con una determinada fuerza y dirección, y ese pensamiento tendrá su efecto (reacción) en sentido opuesto, hacia nosotros. Si odiamos a alguien, ese odio vuelve. Si amamos, pues vuelve amor, como un boomerang. Es la ley universal de compensación. Hermes lo mencionaba en sus principios de ritmo, polaridad, correspondencia y causa y efecto.

La realidad actual es la consecuencia de nuestros pensamientos pasados. Si hay algo de nuestra realidad que no nos gusta, deberíamos revisar los pensamientos que estuvimos emitiendo y le dieron origen, ya que lo que vemos hoy es el fruto de aquella acción.

El karma es un paquete de información que traemos al nacer con todas las tendencias que nos inclinan; están manifestadas en la realidad que tengamos que vivir para aprender a reconocerlas, y tener la posibilidad de trascenderlas: el cuerpo que nos toque, el dosha, la familia en la que nazcamos, el entorno socio-económico, el país, las relaciones que formemos, las situaciones que sucedan, etc. Determina todo el escenario donde se va a desarrollar la película de nuestra vida, si podemos dejar de identificarnos con el personaje y volvernos espectadores, somos libres de elegir la trama y el desenlace.

El karma (el dosha, los astros) inclinan pero no obligan.

Hay determinismo y libertad, o sea karma e intelecto.

Vinimos a este plano a aprender, a experimentar, es una escuela y venimos a trascender una lección. Según lo que tengamos que aprender será la forma que tome nuestra experiencia: puede ser una enfermedad, una relación, un patrón de situaciones. Podemos pelearnos y resistirnos a la forma que tomó el aprendizaje, o podemos observar, comprender, obtener lo nutritivo y transformarnos. Para eso está el fuego del intelecto.

Todas las cosas que nos suceden espejan algo nuestro, por eso nos suceden. Si no tuviéramos nada que aprender de esa situación, no sucedería. Viene a mostrarnos algo que sentimos, que pensamos, que hacemos. Y en el caso de situaciones conflictivas, aquello que tenemos que cambiar, sanar.

Si tenemos miedo de no ser aceptados por los demás, es porque somos nosotros los que no nos aceptamos, si nos sentimos no escuchados es porque no nos escuchamos, si nos sentimos invadidos es porque no ponemos límites, si nos sentimos frustrados es por nuestras propias expectativas.

Vemos en los demás eso que es nuestro, las personas y situaciones están allí para volverlo visible, no hay culpas ni culpables, no hay víctimas, somos responsables de nuestra evolución.

Aprender es cambiar de opinión.

Podemos controlar la acción, pero no el resultado de la misma.

Disculpá si te molesta que:

"Yo no festeje más los cumples (o fiesta religiosa, año nuevo, días de), no llamo, no me llamen".

"Ya no preparo más la cena".

"No quiero estar más ahí, hasta acá llego".

"No lo quiero, me hace mal".

"¡Pues sí! Voy a hacerlo".

"Esto es lo que pienso, siento, quiero y necesito para estar en paz".

Vemos que el karma también es colectivo, tenemos un karma como familia, ciudad, vecindad, como país, como religión, como grupo laboral y escolar, compartimos vivencias. Nos vamos a encontrar con las personas que tengan que aprender lo mismo que nosotros y generalmente que se sientan igual, aunque lo expresen distinto. Por eso habitualmente aparecen en nuestros sistemas personas con las que chocamos, son las que espejan ese aspecto doloroso y conflictivo, ese patrón inconsciente. Las relaciones duran lo que dura el aprendizaje.

Las relaciones cambian cuando cambiamos.

Y cambiamos. Oh, sí, sí.

Samskara y vasana

Una sola de estas experiencias es suficiente para condicionar la conducta de una persona para toda la vida: la muerte de un ser querido, alguna paliza en la infancia, quizás la separación de los padres a edad temprana o en forma violenta, tal vez el alejamiento de alguno de ellos, alguna experiencia traumática en la escuela, algún episodio de vergüenza en público, un amor frustrado o una traición amorosa, un quebranto político, y así se puede seguir hasta el infinito. En la vida hay decenas de experiencias que nos marcan y que pasan desapercibidas porque ensayamos mecanismos de defensa para adaptarnos a cada situación traumática.

Otras veces, la muerte fue natural y serena, pero al igual que en nuestra vida presente, ocurrieron miles de incidentes que grabaron a fuego nuestro espíritu, tales como la esclavitud a manos de otros pueblos más poderosos, la persecución religiosa, la tortura, la impotencia frente a una catástrofe, la traición, la mentira, la infidelidad, la culpa, el abuso de poder, el abandono, la castración, el rechazo y miles de situaciones que no necesariamente terminaron con la muerte, pero donde el dolor psíquico fue mucho más intenso que el físico.

Heridas propias, heridas ajenas, heridas repetidas como los surcos que deja el río con su paso. Huellas viejas, naturalizadas, historias que nos contamos mil veces, tantas veces que hasta cuesta distinguirlas de la realidad. Son tan poderosos esos relatos, tan vívidos, que se apoderan de nosotros, de nuestras emociones, de nuestras conductas.

Los samskara son impresiones, heridas profundas, tan profundas que inclinan, que succionan, que ejercen una fuerza gravitatoria tan grande que es difícil no caer en ellas con cualquier disparador.

Nos enojamos con nosotros mismos por encontrarnos de nuevo ahí, nos frustramos, avergonzamos, desvalorizamos, cuando no podemos cambiar. Algunas veces podemos hablar de eso, otras no.

A veces tenemos la suerte de hacer conscientes nuestras heridas, a veces incluso sabemos su origen, aquel ancestro que transitó el mismo camino, que marcó esa ruta con su propio dolor. Ocasionalmente podemos abrir esas heridas, mostrarlas, aceptar que existen... y quién sabe un día integrarlas. A veces es tanta la suerte que hasta podemos ver que estamos mirando el mundo desde ese lugar, reconocer esa historia en nuestro relato interno, sin embargo no podemos vencer su fuerza de gravedad y caemos allí, una vez más.

Poder reconocer esa huella conocida y segura en la que caemos siempre, nos permite identificar esos patrones aprendidos y heredados y contrastarlos con nuestra realidad. Muy de vez en cuando podemos reconocer nuestra humanidad, vulnerabilidad, fragilidad y abrazarnos en esos momentos en vez de castigarnos, aprovechar la oportunidad para reforzar que ese no es el lugar donde queremos estar, donde nos sentimos en paz. Abrazarnos y darnos una palmadita de aliento "estás aprendiendo, ya lo vas a lograr".

Cada situación es una oportunidad para cambiar.

Tal vez los modelos que utilizamos para interpretar la realidad y actuar ya son obsoletos, ya no se condicen con nuestras herramientas y recursos actuales.

Las creencias y el karma familiar también influyen en la resiliencia de cada persona, esa capacidad no sólo de resistir, sino de actuar y obrar en consecuencia a lo vivido; de cambiar y evolucionar acorde a lo experimentado.

Samskara (no confundir con samsara, que es reencarnación y veremos abajo) son las impresiones aferentes en la consciencia. Samskara viene de sam: balance y krî; literalmente acción; pero también como todo lo sánscrito significa muchas cosas: mejorar, refinar, perfeccionar, impresionar, preparar, ordenación; cultivo; educación; purificación; sacramento; consagración; cualquier rito o ceremonia; facultad anímica; concepto intelectual; los conceptos (en lenguaje búdico), etc.

Una experiencia traumática deja como saldo activadores subliminares, los Veda dicen que los samskara son como surcos mentales por donde uno vuelve a caer cada vez (tendencias o vasana) profundizándolos más y más.

Vasana son las tendencias eferentes del comportamiento acorde a esa impresión vivida. Es la semilla o bija kármica.

Cuando los samskara o impresiones se repiten, se fijan y se transforman de reacciones externas a condicionamientos internos o tendencias llamadas vasana.

El meme actual es la aceptación de las creencias o ideas que nos aferramos, como algo real. Estas creencias evolucionan a lo largo del tiempo y se convierten en características fijas en el mismo, similar a los samskara.

Si nuestra tendencia es quedarnos callados frente a las situaciones, por ejemplo, reconocer que si no somos mudos o hablamos en otro idioma, no hay nada real que nos impida hablar, más que alguna creencia operando a nivel inconsciente: "cuando hablo no me escuchan, o lo que digo no es importante, o la otra persona se va a enojar o a reír de lo que digo, o lo voy a lastimar" o tal vez un modelo naturalizado "en casa no se hablaba, no había comunicación, las cosas se tapaban".

Si lo contrastamos con nuestra realidad, podremos observar que nada de eso es real hoy, nada nos impide hablar, y no necesariamente va a suceder todo eso; salvo que seamos nosotros los que no le demos lugar a lo que queremos expresar, los que dudemos y minimicemos lo que queremos decir, entonces otra vez acción-reacción, se presentan los actores y escenarios que nos ayuden a reconocer y cambiar aquello que hacemos.

Las mentiras repetidas durante siglos se transforman en verdades pues la mente cree en ellas, las necesita, o le convienen. Son el residuo de nuestras operaciones mentales, memorias que luego moldearán nuestro comportamiento.

La mente nace del karma, y genera karma. Los vasana entonces son tendencias del comportamiento: reaccionamos no acorde a lo que está sucediendo sino a lo que nuestra consciencia está reviviendo.

El karma nace de la mente, y genera mente.

Por lo general, no accionamos sino que reaccionamos por las tendencias e impresiones samskara. Nuestras acciones pueden reducir o aumentar ese karma, dando así más o menos posibilidades a nuestros deseos de libertad.

Muchas veces no nos sentimos libres, nos encontramos atrapados en un trabajo o en una relación, tal vez en un rol o en un pensamiento. Somos nosotros mismos los que creamos (reproducimos) esos límites mentales, miedos, falta de confianza, apego, exigencia, fidelidades familiares que no nos permiten ser libres, genuinos. Dentro de esta forma de pensar, karma y libre albedrío conviven limitándose uno a otro.

El karma modela todas las formas del ser.

Pero también tenemos la libertad de hacer lo que nos plazca si tenemos consciencia y amor, las dos fuerzas más integradoras que existen (si van juntas), el saber y el amor.

Los samskara son huellas o surcos en la consciencia que ocurre cuando algo mental no es digerido. La inteligencia es la digestión de la experiencia, mientras que la consciencia es la absorción de esa experiencia.

El intelecto realiza la digestión de la experiencia vivida mientras que la consciencia luego es influenciada por esa digestión, ya sea por atracción o rechazo (raga-dvesha).

Todo lo que pensamos (decimos y hacemos) nos será devuelto, uno cosecha lo que siembra decía también Jesús. Karma no es una ley de venganza, sino de compensaciones, equilibrio.

Las impresiones y tendencias de la consciencia son, en realidad, memorias del inconsciente que empujan a repetitivas acciones o pensamientos que trazan huellas y surcos en los cuales los pensamientos (y de ahí la palabra y la acción) caen y es difícil salir, transformándose así en nuestro profundo nivel de programación.

Los pensamientos y las impresiones resultantes son lo propio de la naturaleza de la existencia vivida, en este sentido son neutras, se convierten en una configuración fija cuando el sujeto que piensa se apropia del hecho por apego o rechazo, de modo que para él significan algo, se identifica, y esto es lo que lo mueve a la conducta y el círculo se cierra.

Más allá de la experiencia en sí, es como uno la enfrenta y le influye luego, o sea la experiencia digerida no deja surco ni marcas, ellas son lo que son, aunque si falla su digestión uno las fija según gusto-rechazo, marcando impresiones.

Más samskara y vasana

Los samskara entonces son impresiones aferentes en la consciencia, transformándose en activadores subliminares llamados vasana, tendencias eferentes del comportamiento. Samskaras son semillas kármicas. Los pensamientos reiterados aumentan aún más esa tendencia.

El samskara es el orden implicado, plegado; vasana es la tendencia, lo desplegado y explicado. El pasado está activo en el presente en orden o información plegada, implícita. Accionamos acorde a lo que nuestra consciencia está reviviendo, más que a lo que está pasando.

El orden plegado (purusha) es atemporoespacial. Puede estar a la vez en el pasado y presente y en distintos lugares.

Y seguimos con los nombres, ya que estos vasana pueden ser de dos tipos: vasana que causan esclavitud: bandha hetu (traen papam phala o frutos negativos) o vasana que solo dan goce: boga hetu (punyam phala, frutos positivos).

O sea, no todas las impresiones son negativas o nefastas, también el verdadero genio, la verdadera creación y acción, nacen de improntas y experiencias pasadas mucho más profundas que nuestros pensamientos a los cuales, inclusive, moldean y empujan, por ejemplo en aquellos que tiene el don de, los niños prodigio, los niños índigo.

La mente está presente en los animales y en plantas. Todos con energía de diferenciación pero no de separación. Pero ellos no hacen karma, ya que no tienen nuestra mente, los animales hacen siempre lo que tienen que hacer, viven en dharma, en la acción correcta. Salvo que entren en contacto con el ser humano, entonces manifiestan su karma (podemos ver claramente que todos los perros se parecen física y temperamentalmente a sus personas... ¡o expresan lo que sus personas no pueden ladrar!).

Nuevos condicionamientos en la vida, crean nuevos condicionamientos en nuestra consciencia; emociones repetidas permutan de reacciones externas a condicionamientos internos. Terminan determinando nuestro nivel de vida, son el residuo de nuestras operaciones mentales que moldea nuestro comportamiento y luego se hace cuerpo, deteriorándolo.

La BioRecodificación Ayurveda propone que antes de pensar en cómo detoxificarnos, pensar en cómo no generar más esa toxina.

Las palabras y acciones repetidas a menudo forman hábitos, y al repetirse en muchas vidas sucesivas esos hábitos se refuerzan, traduciéndose en tendencias o inclinaciones en nuestra conducta, los cuales nuevamente influencian los procesos de pensamiento y reacciones de la mente, derivando una vez más en acciones.

Cuando uno muere, todos los samskara y vasana quedan como karma o registros akáshicos (recordar akasha es espacio) en el purusha y en la prakriti, y al encarnar, éstos se manifestarán influenciando sus pensamientos, palabras y acciones.

Así, desde la memoria inconsciente se originan nuestros temores, nuestras creencias, nuestras pautas de conducta, nuestra aversión o atracción hacia determinadas personas o lugares o simplemente una melodía o una comida.

Frente a cada situación de la vida cotidiana respondemos de acuerdo a estas fuerzas del subconsciente programadas para la respuesta rápida y automática de supervivencia.

Las filosofías védicas sostienen que el karma se reduce y hasta libera si se diagnostica la vida con el intelecto, pues como vimos la mente genera karma y el karma genera mente. El intelecto, a través del discernimiento, la aceptación y el desapego del resultado de la acción, propone un cambio consciente de diagnóstico y tratamiento en la vida diaria más allá de toda tendencia o impronta.

El intelecto nos permite cuestionar, preguntarnos "¿esto que siento es acorde a mi realidad, tiene sentido sentirme así?". "¿Es real que no puedo hacer eso que quiero o que tengo que hacer eso que no quiero?". "¿Hay otra forma de pensar y de actuar que sea más afín a lo que quiero para mí, más coherente con mis deseos y necesidades, que me deje en paz con la situación?".

Habilitar nuevas interpretaciones y recursos nos permite trazar huellas nuevas que sean fieles a nosotros mismos. Es una consciencia plena 24 hs, demanda mucha atención, mucho prana, reconocer que los caminos arraigados no son los únicos posibles, trazar y eventualmente recodificar caminos nuevos.

El prana está relacionado, primeramente, con el elemento espacio; el espacio o akasha permite al prana tomar forma.

Donde hay espacio, hay prana, ya sea en el macrocosmos o en el microcosmos. Si vivimos hacinados, no tenemos prana, si la mente está ocupada, tampoco.

Escuchar, ver, quién nos toca, con quién estamos, todo puede alimentar o indigestar, todo puede quitarnos o darnos prana.

Prana no solo es energía, es acción, alegría, placer, sexo, entusiasmo, optimismo, voluntad, da atención e intención (sankalpa).

Prana es buena onda.

Todo el libro vamos a estar definiendo y analizando el prana.

Cuando la mente es tranquila, la respiración (prana) es tranquila; cuando se disturba la mente, se disturba la respiración. Así, pues, para la medicina Ayurveda, la energética mental y pránica van juntas. Mejorando la respiración, aumenta el prana y la mente despierta (importante en geriatría y desequilibrios Vata).

La vida sería la información que tiene el prana dentro de nuestro cuerpo.

La mente es vasana maya, nuestra prisión. Determinismo o libertad, es karma o intelecto.

Purusha tiene registros akáshicos que modifican la prakriti, el dosha.

La visualización y comprensión de la naturaleza o prakriti de estos samskara (karma pariksha), pueden llegar a recombinar purusha. Claro que también puede empeorarla; muchas veces el conocimiento y no digestión de ese karma, puede generar más karma.

El hombre fue el karma de la mujer

La mujer, a través del embarazo, ha transmitido años de tortura, mutilaciones, violaciones, sufrimientos y muerte, causados por el hombre.

Desde el comienzo de la humanidad, el hombre ha tratado a la mujer como su propiedad, para servirlo como un objeto sexual o un artefacto doméstico, por eso siempre fue peor vista y mucho peor juzgada la infidelidad femenina (las quemaban vivas, las mataban a piedrazos... aún hoy en muchos lugares), pues en el inconsciente del hombre era una violación de su propiedad.

El exagerado sentido de tradición familiar, religión o de posesión, conlleva una merma en la capacidad de elección y discernimiento.

No se puede amar a quien se teme.

El hombre ha hecho a la mujer a su idea, obligándola a pensar como un hombre, hay mujeres mucho más machistas que el hombre y también hay mujeres con la energía solar, masculina, muy manifestada, dar hasta vaciarse, proteger, proveer, sostener.

La proyección de la sombra en la mujer se manifiesta por la gran carga que lleva, memorias de abusos y violaciones, dolor y sufrimiento. Todo ello sin poder expresarse y guardado en la memoria ancestral hasta hoy.

La mujer ha sido relegada como algo secundario y esto se ha anclado en la psique como "no ser merecedora". El hombre le inculcó un pasado puritano y ahora ve un presente artificial. Mujeres sometidas o guerreras, que sufrieron en silencio la desconexión con su cuerpo y alma para soportar abusos e indiferencia, la creencia de existir únicamente para complacer necesidades y deseos ajenos o de no poder contar con nadie. Sosteniendo situaciones por el miedo a la carencia afectiva y material, la permisividad y la falta de límites (programa de obesidad) o la creencia de que no son capaces solas, que son el "sexo débil", que necesitan de un hombre que las proteja y provea, que está mal visto una mujer sola, o que cambie de pareja cuando ya sea el tiempo evolutivo de mutar. O, todo lo contrario, que no necesitan de nada ni de nadie, que no están receptivas al encuentro, que tienen su polaridad masculina fuertemente desarrollada.

Mujeres que maternan desde niñas (conflictos de maternidad), "maduras e independientes" que pueden solas, sin ayuda. Se ocupan de todo, no pueden disfrutar, súper autoexigentes, no se permiten fallar, buscan un poco de amor y reconocimiento en sus logros. Mujeres autosuficientes que atienden madres, padres, maridos, hijos, casas, trabajos, estudios, su imagen. Tienen todo bajo control, se presionan para ser perfectas, no se permiten mostrar vulnerabilidad... o se sienten culpables en el caso de no poder ocuparse de los demás.

Saben callar, aun cuando es incómodo, saben sostener aun cuando es demasiado peso. No piden para no molestar. Explotan en llanto o en gritos de impotencia cuando en el fondo solo buscan comprensión, amor, empatía, espacio (programa de asma, cistitis), libertad.

La sensación de no merecer felicidad o disfrute, porque aquello que genera placer es incorrecto, se aleja del sistema de creencias que inculcó la familia, la religión, el colegio, el ambioma en el cual formamos los modelos de lo que está bien reproducir y lo que no, de lo que es premiado o castigado, de lo que recibe amor y lo que recibe sufrimiento.

La mujer como objeto está para la necesidad, demanda, placer del otro, dar sin límites, ser la última de su lista, solo así se consigue sobrevivir, se consigue amor y protección.

Hay dos mecanismos de sometimiento, el miedo y la culpa. Y claro que conocemos a ambos, como ya dijimos no se puede amar a quien se teme; por otro lado vemos que la culpa es una herramienta de control, aparece cuando lo que creemos que debe ser se contradice con lo que queremos hacer o con lo que hacemos. Busca castigar a un responsable por alejarse de la norma. Es una piedra gigante que pesa (dolores de espalda), somete, encorva y vuelve pequeños, inseguros, nos fragmenta y proyecta, desvía la mirada de nuestra propia responsabilidad y libertad de movimiento. Nos desconecta de nuestros deseos, de nuestra capacidad de disfrute, de nuestro camino de felicidad.

Ahora (¡era hora!) se está rompiendo ese yugo, hoy ya en muchos lugares del planeta la mujer está libre, y en muchos otros se está liberando, llegando tal vez a esa masa crítica de amor y unidad, que transforme el inconsciente colectivo.

Sanatana dharma

La noción de sanatana dharma (eterna religión) es una de aquellas leyes (filosofías, escuelas, doctrinas, religión) de las que no existe un equivalente exacto en Occidente, ya que parece imposible encontrar un término que la exprese claramente y bajo todos sus aspectos. Sanatana, en sánscrito, significa siempre, eterno, perpetuo y en efecto, el término implica una idea de duración, es el eterno orden moral. Dharma viene de la raíz dhr, como dhatu, que nutre, sostiene; dharma es el sustento de todas las creencias filosóficas. Es más, la ley del karma es una de las leyes del dharma. Dharma es la acción correcta, sin importar el resultado de la acción, la que no genera karma. Dharma sería el objetivo, el deber, o qué es lo que uno vino a hacer en esta vida para poder transitarla en armonía.

Dharma es descubrir nuestro propósito de vida y si no lo encontramos, pues, no la pasamos bien... y el primer requisito es ser honesto con nosotros mismos porque la mente miente, y esa mentira es su alimento.

Dharma son también las leyes universales de gravedad, biológicas, fisiológicas, mentales.

La ley del dharma es una escala de valores ética; por ejemplo al cultivar no violencia (ahimsa), mi respuesta siempre será pacífica, o sea mi sentido de lo apropiado e inapropiado posará sobre una matriz de norma de conducta pacífica.

Buda también promulgaba el dharmapada (o dhammapada): el camino del dharma, el sendero de la realización interior. Mencionaba con especial interés aquellos desequilibrios que ocurren por tener conocimientos falsos.

Lo llamamos distinto diagnóstico, cuya palabra significa ir más allá del conocimiento. Acorde a cómo diagnosticamos o comprendamos (gastritis, amor, dios, familia, religión, pareja) ese será nuestro tratamiento o acción. Y si el diagnóstico está errado, pues el tratamiento siempre estará mal. Decimos que la gastritis no está en la panza sino en la mente... pero uno toma antiácido, no cambia. Entonces, luego, con la pastilla ya no tiene más gastritis, pero ahora tiene hipertensión, problemas de piel, está con bruxismo... o se tornó violento, lo único que hace es re direccionar la causa a otra parte.

La acción dhármica entonces es la más cercana a la naturaleza, que no pasa por el pensamiento de la mente sino por el intelecto o la sabiduría de la consciencia.

Ahora parece que debemos cambiar lo que heredamos como diagnóstico mental-emocional de lo que es amor, familia, religión, rituales, enseñanza, etc., a un diagnóstico intelectual, más profundo y certero.

Hay leyes para poder vivir en libertad y no molestar a nadie, los hindúes señalan que debe hacerse a través del dharma, con valores apropiados y para ello es necesario un profundo intelecto. Son los yamas y niyamas del yoga.

Nuestra vida está condicionada por atracción/aversión (raga/dvesha) y no por el dharma, para los Veda si cultivamos el dharma, esa atracción o placer se transforma en vibraciones ennoblecidas. Según el dharma mis atracciones o aversiones no son más el factor decisivo de mi vida, mi elección nace de lo adecuado a través de mi entendimiento de las leyes universales.

Los valores del dharma son universales pero no absolutos. Dependen del contexto, la época, la situación, etc.

Así como el karma, existe el dharma universal, el dharma de una raza, de un pueblo y el personal. Mi dharma será acorde a la época en la que nací, dónde, mi familia, mi situación, etc.

Una de las causas de mayor alimento de la enfermedad, es la inflexibilidad en la creencia condicionada, esa rigidez kármica que impide cambiar.

Según nuestra propia teoría de biorecodificación, existen dos tipos de karma:

El karma del átomo, de la naturaleza. El karma de la prakriti, en la cual el karma pariksha (su estudio) actual nos lleva a su conocimiento. Es nuestro karma también, nuestro dosha, tendencias, el legado de nuestros ancestros.

El karma cuántico, el karma del purusha, dentro del samsara, en el cual el alma que está vagando toma un cuerpo físico y no se puede estudiar o predecir sus tendencias (como todo lo cuántico).

El karma cuántico del purusha lleva información indirecta sumergida en la pranósfera. Este karma, que no es atómico, o sea que no se puede comprobar por los genes ni por los focos de hamer ni por método científico alguno, es el que conforma el samsara o rueda de reencarnaciones que no siguen un patrón genético.

El karma atómico de la prakriti es la información directa transmitida por la metilación y otros mecanismos de los genes mencionados en la epigenética actual.

Karma purusha: samsara y sincronicidad

Bueno, ya mencionamos varias veces la palabra samsara, vamos a investigarla un poco más. Sam o sama es balance, equilibrio y sara, esencia sutil, la más elevada realidad, la quintaesencia.

Samsara es el ciclo de nacimiento, vida, muerte y reencarnación (renacimiento en el budismo) en las tradiciones filosóficas del hinduismo, budismo, jainismo, bön, sijismo y otras.

Según estas religiones en el transcurso de cada vida, vimos que la llamada religión eterna del hinduismo o sanatana dharma (que incluye la ley del karma) determina el destino futuro de cada ser, ya sea evolución o involución. Este proceso cíclico termina con el logro del moksha (liberación del ciclo del nacimiento y de la muerte), también llamado nirvana, satori, samadhi, buddha, liberación, iluminación, etc., de acuerdo a la filosofía.

Este proceso de reencarnación o transmigración del alma, también es conocido como metempsicosis, palabra del griego metempsychosis, que literalmente quiere decir "paso de las almas" (psique es alma).

En cada reencarnación estaríamos transportando el karma producido en esta y en anteriores vidas y, como vimos, esto nos condiciona, aunque no nos determine (samsara samskara).

Samsara karma explica la equidad o inequidad de los nacimientos; todos nacemos en familias y sociedades programadas para cada uno.

Nuestros actos darán origen a otros actos y de estos resultarán otros y así nuestros actos perdurarán para siempre, entonces no solo encarnamos el pasado sino también el futuro.

Para los Vedas (las sagradas escrituras hindúes) la muerte es dejar la vestimenta del cuerpo y la mente para volver a la fuente.

La ola vuelve al océano, el atman al purusha, para reciclarnos (no para reiniciarse) con cierta información o registro.

Al morir, dejamos el cuerpo físico y mental (sthula y sukshma sharira) y entramos en el cuerpo causal (karana sharira), lugar que acariciamos en sueños.

Nuestra consciencia vibra con el alma en el espacio akasha hasta tomar un nuevo cuerpo.

Este cambio de cuerpo trae paz, el alma regresa al espíritu con un dejo de inteligencia y organización cósmica preparándose para la vuelta, con otro cuerpo y alma, pero con esa semilla de información vibracional.

El karma comienza el samsara.

En cada niño que nace está el anciano, cada bebé trae bajo el brazo su muerte, cada moribundo trae la vida eterna.

Todo es circular y todo es una rueda. Todo vuelve (principio de causa y efecto-karma-reencarnación).

La muerte es dejar la vestimenta del cuerpo para volver a la fuente, para reciclarnos. Es otro profundo estado alterado de consciencia. La reencarnación es otro de esos distintos estados de consciencia. Lo único que uno siempre fue es el alma, que regresa al espíritu, al Purusha, pero con una energía cuántica de información. Esa energía cuántica organizada en túbulos, meridianos y chakras, volverá a tocar un cuerpo y a reencarnar con una alma nueva, pero informada.

De allí viene el abordaje de vidas pasadas. Para el budismo, el Yo Inferior muere con el cuerpo y sobrevive el Yo Superior.

Los Vedas afirman que al separarse el espíritu del cuerpo sin vida, se separa también el cuerpo de los principios animales, los deseos, las ilusiones. Si estas son muy fuertes, apegadas, no llegan a disolverse y se forma un núcleo astral de energía negativa que lucha por sobrevivir y puede introducirse en otro cuerpo, a fin de persistir en la materia. Ese núcleo puede o bien no entrar, si la persona es espiritual y fuerte, o bien entrar y ser expulsado por el propio individuo, o requerir diferentes técnicas para lograrlo. También, ese núcleo puede ser dirigido a otra persona (cuando, por ejemplo, se dice que está ojeada).

La hipnosis, yoga nidra, la inducción visual, visualización, son métodos milenarios de curación, a través de la regresión a vidas pasadas y generar espacio en la consciencia.

El karma de la purusha es cuántico, saltatorio, es el karma del samsara, que va y viene, sin tiempo, sin aparente conexión atómica.

En cada nacimiento de la prakriti, le agrego al indeterminado karma del purusha, el karma de mis ancestros, dosha (el cuerpo), momento histórico y lugar geográfico, género, astros, etc.

Y, como somos purusha y prakriti, pues tenemos ambos karmas.

En cada prakriti habrá crecimiento, vida y vuelta al purusha. En la prakriti vemos que heredamos un karma y nacemos (Brahma), vivimos (Vishnu) y morimos (Shiva) para volver al purusha.

La base del karma purusha (nuestro aporte) es el samsara y la sincronicidad.

La sincronicidad es una coincidencia relevante entre dos o más acontecimientos uniendo tiempo y espacio... es la forma que tiene karma purusha de mantener el anonimato.

Los sueños muchas veces pueden ser precursores o avisadores de futuras sincronicidades

La base del karma prakriti (neo ayur) es la herencia, los genes.

Y se agrega dosha, emociones, buddhi, experiencias, creencias, familia, trabajo, alimentación, actividad física, etc.

La sincronicidad une tiempo y espacio, sujeto-objeto, onda-materia, purusha y prakriti.

Cuando prakriti sintoniza frecuencias del purusha, el evento sucede. La sincronicidad está siempre presente para quienes tienen ojos para ver (Jung)

.- "Salía un segundo antes y no pasaba". .- "Justo que estaba haciendo esto, aparece"

Las coincidencias son atisbos de lo milagroso.

Cada una de ellas es un mensaje, una pista sobre cierto aspecto particular de nuestras vidas que requiere atención.

La sincronicidad está entrelazada con los campos morfogénicos de Sheldrake y la pranósfera

La sincronicidad es el purusha expresándose a través de la pranósfera: espacio-tiempo-prana (causalidad)-mente-karma

Las coincidencias son pistas que indican la intención del espíritu universal, y es muy rica en significados.

El significado depende de la persona que lo experimenta:

Todo depende del observador... Y al observarlo alteramos la realidad

Karma prakriti: marana, la muerte

La muerte en la prakriti es llamada marana, y para los Vedas se la entiende como un cambio de cuerpo. Como nuestro verdadero ser inmortal es purusha (so ham: yo soy eso), si uno se identifica con el cuerpo, sufre, pues este sí va a morir, por más que le queramos poner otro nombre.

Al terminar el prana se acaba el tiempo y espacio, pero el karma generará otro espacio: samsara chakra; el yo soy, no muere.

Muerte: deceso, fallecimiento, óbito, deceso, expiración, perecimiento, fenecimiento, cesación... es un efecto terminal que resulta de la extinción del proceso homeostático en un ser vivo; y, con ello, el fin de la vida.

El proceso de fallecimiento, si bien está totalmente definido en algunas de sus fases desde un punto de vista neurofisiológico, bioquímico y médico, aún no es del todo comprendido en su conjunto desde el punto de vista termodinámico y neurológico, y existen discrepancias científicas al respecto.

El morir puede convertirse en algo solitario, impersonal, porque a menudo el paciente es arrebatado de su ambiente familiar a una sala de urgencia.

Pronto habrá enfermedades distintas con gente mucho más vieja y máquinas que sustituyen a órganos. La ciencia y la tecnología nos permitirán reemplazar órganos vitales y alargar la muerte. Claro aparecen los clones y así se plantearán problemas legales, morales, éticos, sociales, psicológicos.

La muerte puede producirse por causas naturales (vejez), enfermedades, aborto, desastres naturales, suicidio, homicidio, eutanasia, accidente, y otras consecuencias kármicas.

Es muy diferente si es por accidente, enfermedad, si es aguda, crónica, la edad, la familia... todo conlleva distinta carga emocional.

Y claro existen emociones posibles ante pronóstico de muerte como ser

Negación, que funciona como un amortiguador permite darle tiempo a la persona para digerirlo.

Ira, injusticia ¿por qué a mí?

Pacto y depresión, al tratamiento y la hospitalización prolongada se añaden las cargas financieras y sociales, incapacidades, etc.

Ansiedad y aceptación, no significa que está feliz sino que acepta, se desprende... Se va desprendiendo de los sentimientos y de los apegos a las cosas.

Esperanza y lucha, la mayoría de los tumores malignos hoy son curables lo que pasa que uno mismo lo asocia a la muerte, el diagnóstico médico, por ejemplo, funciona como un efecto nocebo.

Más allá de la emoción, lo cierto es que la relación con la familia o pareja es fundamental en todas las etapas, las cuales no necesariamente siguen este orden, pueden estar mezcladas, algunas pueden no estar, o inclusive aparecer otras.

Existe un sentimiento de inmortalidad personal. Uno cree que no se va a morir nunca, o que "le falta mucho", cuando el Tantra (instrumento de expansión) dice que el verdadero momento inmortal es este, el presente, y ni siquiera se puede hablar de ello pues ya se fue, hay que vivirlo. Lo demás son cosas mentales, el pasado porque tenemos memoria y el futuro porque tenemos imaginación.

Y como pensamos, tenemos miedo de que la muerte sea dolorosa, larga, de que nos separaremos de los seres queridos; tenemos miedo a la obnubilación de la consciencia, a que nos vayamos al infierno, o simplemente a lo desconocido.

En realidad, uno no pierde nada, pues nunca tuvo nada, vuelve al polvo, como la ola al océano.

Siempre debemos recordar que la muerte es un proceso natural de la vida, dejemos ir con amor a los familiares y amigos que murieron.

Para los Vedas todo es cíclico, día y noche, verano e invierno, vida y muerte, samsara. El karma, vimos, va unido a la reencarnación, es decir, a la rueda del samsara.

Lo único que uno siempre fue es el alma, que regresa al espíritu, al purusha, pero con una energía cuántica de información.

Si deseamos morir bien, debemos aprender a vivir bien. Sabiendo que es inevitable, pues deberíamos aceptarlo, no tiene mucho sentido preocuparse o generar duelos eternos.

Bardo, para El libro tibetano de los muertos, es transición. Bar significa "entre" y do "suspendido, arrojado"; así tenemos el bardo o transición natural de la vida, el bardo de la muerte, el bardo dharmata (postmortem, también en sueños profundos) y el bardo kármico del devenir. En la muerte existe un cambio de cuerpo, se reemplaza el tiempo con la ausencia del tiempo, se emplean las fronteras del espacio hacia el infinito, se revela la fuente de la vida,proporciona otro nivel de inteligencia, información que va más allá del ego.

Y más allá del Libro tibetano de los muertos, ¿qué pasa con certeza después de la muerte?

Pues hay tantas respuestas como seres humanos, esa es la verdad.

El karma de la prakriti es atómico, directamente heredado de nuestros ancestros. El karma de la purusha es cuántico, no medible. O sea, ¡karma por todos lados!.

Pero bueno, recordemos que el karma también tiene sus frutos positivos (punyam phala), y si ya tenemos techo, comida y podemos leer esto, pues nuestro karma es genial.

La ciencia y la tecnología nos permitirán reemplazar órganos vitales y alargar la muerte muchos años, y en realidad ya estamos viviendo eso (marcapasos, válvulas cardíacas, prótesis, trasplantes, etc.). En breve se sumarán clones, alteraciones genéticas, biorobots, y nuevas ciencias que andá a saber dónde nos llevarán.

Los sutra (hilo, hebra) son frases, por lo general cortas, que representan esclarecimientos, verdades. Son también las llamadas máximas, sentencias, proverbios, adagios, refranes, dichos, axiomas, apotegmas y, actualmente, insights. Resuenan con nosotros y hacia otros a través nuestro; por eso a veces sentimos que un sutra nos encaja perfecto y otro sutra tal vez encuadra o cierra con algún conocido.Un Sutra, si es poderoso, nos invita a reflexionar largo tiempo sobre él. Los sutras nos piensan.

Para leer un sutra hay que detener la velocidad de lectura y llevarla al mínimo, como ser leer uno por día o aún más espaciado.

Veamos estos nueve aforismos mortales (nava sutra marana):

- Muchos mueren sin haber vivido.
- Hay enfermos sin enfermedad.
- Después de la muerte, el orden.
- Uno envejece cuando deja de crecer.
- Vivir joven hasta morir de viejo.
- Morir riendo es volver riendo.
- La muerte es mental.
- La mente es mortal.
- Hay que animarse a morir para poder renacer.

El complejo metal

La mente es una de las cosas más importantes de la vida y, como todo lo importante (el cuchillo, la palabra, el dinero), pues es muy peligroso.

Se la divide, clasifica o sistematiza, para poder estudiarla, ya que tiene y cumple funciones específicas que hacen a su esencia. Así, el complejo mental está constituido por un instrumento que es el soporte de las sensaciones llamado bahyakarana (bahya:

externo; karana: hacer, construir, instrumento, causa, energía potencial, principio lógico, discernimiento fundamentado, capacidad intelectual para argumentar), donde se alojan los sentidos. Bahyakarana es el componente mental externo, de (entrada y salida) que corresponde a los indriyas u órganos de percepción y de acción.

Todo lo que entra por los sentidos, las puertas de la percepción, termina siendo alimento y pensamiento. Pratyahara es el nombre yóguico para el manejo del alimento o ahara. Es la correcta aplicación de los sentidos y, sobre todo, dejarlos descansar. Abstenerse del alimento incorrecto y abrirse al correcto.

Son diez sentidos o indriyas (en realidad once, si consideramos a la mente como sexto sentido integrador), cinco llamados jñanendriyas ,"sentidos del conocimiento", que son los cinco sentidos aferentes de la percepción: oído, tacto, vista, gusto y olfato. Estos, luego, se corresponden con los sentidos de la acción o Karmendriyas (de Karma, acción), que son las facultades del sistema nervioso motor: expresión oral, aprehensión, deambulación, procreación y excreción (visto sutilmente como la capacidad de dar).

Los karmendriyas son consecuencia de los jñanendriyas.

JÑANENDIYAS SENTIDOS DEL CONOCIMIENTO	KARMENDRIYAS SENTIDOS DE LA ACCIÓN
Akasha. Oido sravana	La voz (hay que escuchar antes de hablar)
Aire. Tacho sparsha	Manos (percepción táctil de estrada y salida)
Fuego. Visión drik	Pies (ver dónde caminar)
Agua. Gusto rasa	Organos genitales (la ontogenia y la filogenia, el alimento y la reproducción sexual)
Tierra. Olfato gandha	Ano (el percibir sutil, el dar)

No hay nada en el intelecto que no haya pasado por los sentidos, salvo el propio intelecto; ya veremos los sentidos más adelante.

Luego posee otro componente interno, que integra esa percepción y el pensamiento, llamado antahkarana (antah: interno).

Antahkarana engloba cuatro aspectos:

- El ego o ahamkara: relacionado con el elemento tierra, el más denso, estático, y pesado de los componentes.
- La mente o manas, que con dirección hacia adentro está relacionada con el elemento agua, con sus emociones y apegos. Manas hacia fuera es el elemento aire (el pensamiento cotidiano).
- El intelecto o buddhi, que se relaciona con el elemento fuego, con la luz, la inteligencia, el discernimiento o viveka hindú. Para el Ayurveda, la mente y el intelecto son dos facultades separadas.
- La consciencia o chitta, relacionado con el elemento espacio, donde encontramos por una lado la consciencia y por otro las memorias y registros akáshicos (akasha significa "espacio"), los karma, los samskara o impresiones, las tendencias; secundariamente está relacionado con el elemento aire (viento hacia adentro, intelecto es el puente: intelecto, leer hacia adentro) moviendo, mejorando o empeorando la consciencia.

Más allá del ego y la mente, con sus posesiones y pensamientos cotidianos, está el intelecto, con el discernimiento y la aceptación.

Y más allá del intelecto está el espacio (y tiempo) de la consciencia, con el saber, por un lado, y con el karma, por el otro.

Antahkarana es también traducido como "ser interior", ya que es todo el complejo mental interno. Contiene entonces el ego, con sus demandas, celos e ilusiones; la mente, con sus pensamientos, emociones y pasiones; el intelecto, con su aceptación y discernimiento; y luego la sabiduría más elevada que es la consciencia, también con sus arquetipos, tendencias y karma.

Recordemos que así como los dosha vician el cuerpo, rajas y tamas vician la mente, y nos inclinan a recibir y enfrentar las cosas. Acorde a los dosha, los problemas podemos alejarnos, soltarlos (tendencia Vata), solucionarlos, enfrentarlos (tendencia Pitta), o soportarlos (tendencia Kapha); y, claro, se dan las diferentes combinaciones y proporciones.

Las funciones mentales la podemos observar en el instinto, emoción, intelecto, consciencia, intuición. El instinto y la emoción son las formas reactivas del cerebro, encargadas de la supervivencia.

Cada pensamiento se convierte automáticamente en una función fisiológica. Un pensamiento se transforma en una molécula del cuerpo (somos seres psicosomáticos); si estoy enojado libero adrenalina, en paz, serotonina. Mi cuerpo recibe químicamente todos los pensamientos. Ese pensamiento se transforma en una molécula del cuerpo (no hay enfermedades psicosomáticas, directamente somos seres psicosomáticos).

Y los pensamientos tienen vida propia y se apoderan de uno.

Los pensamientos tienen formas, dimensiones, color y peso, y tratan con las soluciones y no con los problemas. Es más, todo problema es un pensamiento... y viceversa.

La consciencia hace, no tiene que elegir ni pensar, pues elegimos cuando estamos dudosos; si no dudamos, hacemos. No pasa por los pensamientos o la razón, sino que es un proceso que ocurre desde el interior, desde el Ser. La consciencia comprende sin el pensamiento y por lo tanto colapsa el tiempo, vive el momento presente y solo viviendo el presente se puede liberar uno del pasado.

La consciencia es la mente profunda, relacionada con el elemento espacio y, secundariamente, también con el elemento aire, pero acá el movimiento es hacia el corazón del amor y del saber, las dos fuerzas más integradoras. La consciencia está más allá del intelecto, no necesita pensar ni saber, no sabe de religiones, morales, política o geografías. Es también la intuición, telepatía, sincronismo, todas funciones cuánticas que habitan en la consciencia (alojada en el tercer ojo y en el corazón).

La consciencia cósmica es chit, ilimitada. Nuestra consciencia es llamada chittam, limitada por el karma. Ya los Vedas decían que espacio y tiempo están juntos en la consciencia.

El intelecto corresponde a la instancia intermedia y se relaciona con la luz, con la inteligencia y el discernimiento: sujeto-objeto.

El intelecto nos permite cuestionar el pensamiento. Aporta creatividad, originalidad, nos ayuda a salir de los mismos mapas mentales de siempre, los mismos rieles emocionales, las mismas construcciones de la realidad.

Cuando podemos interpretar las cosas de formas nuevas, podemos también habilitar nuevos recursos de acción; tomar consciencia de que aquello que creemos no poder hacer, es en realidad una limitación mental y no hay nada real que lo impida. Todo lo que vemos, es una construcción de la mente.

Una fantasía producto de los pensamientos (maya, ilusión: engaño de los sentidos), cuyo molde son las creencias que incorporamos a lo largo de la vida, de cómo aprendimos a ver el mundo. Los pensamientos tienen el poder de dominar las acciones que construyen-sostienen-destruyen esa realidad ilusoria.

Vemos una realidad relativa a nuestro pequeñísimo campo visual, condicionado por los patrones kármicos, heredados, experiencias vividas, posición de los planetas, guna, dosha, edad, estación del año, hora del día, etapa del ciclo lunar y también el menstrual... y así, mil variables más.

Discernir es permitirnos desconfiar de los pensamientos, cuestionar su credibilidad, especialmente de aquellos enquistados que se repiten como un disco rayado. Es correr el velo de los ojos que filtra y distorsiona siempre la información.

Habilitar miradas nuevas, frescas, creativas, diferentes, afines a quienes somos hoy y a quienes queremos ser en esta experiencia terrenal. Recordando que tampoco somos esos pensamientos, sino quien los observa. Podemos ser testigos y observadores de nuestro yo, sin identificarnos...

Si vemos lo que creemos ver, entonces podemos preguntarnos qué realidad elegimos crear y actuar de forma coherente a eso.

Cuando logramos observar, reconocer y comprender el origen de la emoción, podemos salirnos de su control y pararnos en un lugar más neutro, menos reactivo, como espectadores. Podemos mirar la película sin emitir juicio de valor, contemplar sin caer en la dualidad, aceptar.

La aceptación nos llena de prana, no hay nada más desgastante que resistir a una situación.

Nos agota mental y físicamente, nos predispone mal emocionalmente y no nos deja captar el mensaje que trae consigo esa experiencia, exponiéndonos a repetirla mil veces y de mil formas hasta que lo comprendamos.

El intelecto es la capacidad que tenemos de metabolizar las situaciones que nos suceden y transformarlas en elementos que podamos asimilar, y nutrir nuestra consciencia.

Cuando despertamos el fuego del intelecto adecuado, podemos discernir entre lo que está sucediendo y la historia que nos contamos de eso, condicionada por todas las indigestiones emocionales previas.

También podemos aceptar que lo que sucede es perfecto para nosotros, la forma exacta para que lo podamos aprender, aún en el medio hostil, porque es en él cuando sucede la evolución.

Las crisis son oportunidades de cambio, esa es la base de la evolución.

Digerir lo que sucede es transformar la experiencia en un aprendizaje y cambio para evolucionar hacia un nuevo estado de consciencia.

Aceptación no es resignación, es la forma más inteligente de ver la vida, es elegir no sufrir. La aceptación finalmente es un sincero contentamiento. Si pasó, conviene.

El fuego nos permite ver la forma correcta de actuar frente a las situaciones, correcta para nosotros, es decir que esté alineada a nuestro eje cuerpo-mente-espíritu-paz, que nos mantenga en swastha, la acción que surja sola y sin esfuerzo, no aquella acción repleta de dudas y cuestionamientos, trabas y esfuerzos, aquella acción manipuladora que intente controlar el resultado de nuestros actos.

Cuando no podemos relajarnos, disfrutar, es porque estamos intentando controlar todo, estamos esperando algo. Nos cuesta dejar las cosas libradas al universo, confiar en su sabiduría y abundancia, en que absolutamente todo nos va llevando al lugar en el que tenemos que estar y en su preciso momento, si nos entregamos a fluir con su movimiento.

Controlamos situaciones, las manipulamos para que sucedan de tal manera que sean acordes a nuestra expectativa. Muchas veces, nuestra expectativa es complacer la expectativa ajena.

Cada vez que ejecutamos condicionados por las expectativas no somos libres, es una actuación para lograr eso que creemos que necesitamos. Esos papeles o roles que interpretamos son los que aprendimos de nuestro ambiente familiar y social. Interpretar esos roles, esos personajes aprendidos, nos va alejando de nuestra esencia, de nuestro ser.

El apego al resultado de la acción trae karma y el actuar alineados en nuestro sentir-pensar-hacer-paz nos acerca a nuestro dharma o camino correcto. Si somos fieles a nosotros mismos, coherentes con nuestros deseos, respetuosos de nuestras necesidades, escuchamos nuestra voz que se expresa a través de nuestro cuerpo, nuestras sensaciones, a través del silencio de la meditación, nos vamos acercando a nuestro camino, a nuestra alma.

Para que el fuego del intelecto sea óptimo, necesitamos prana, el prana lo mantiene vivo, sin aire el fuego se apaga.

La mente, cuando se dirige hacia adentro, está relacionada con los movimientos de los pensamientos, y la mente dirigida hacia afuera, con sus emociones y apegos, que en definitiva no son otra cosa más que pensamientos.

Finalmente encontramos al ego, el componente con más tendencia al desequilibrio, ya que es el más denso, concreto, estático, inmóvil, material y pesado, del complejo mental. El ego fuera de equilibro es la tendencia a identificarse con el cuerpo: soy lo que tengo, lo que hago y estoy separado de todo y todos. El tema de identificarse con el ego, creerse que uno es eso. Ídem significa igual, "ficación" viene de facere, "hacer". O sea, cuando nos identificamos con algo, somos eso. Tampoco el hecho de liberarse de cosas significa que se libera uno del ego, muchas veces es otro trofeo del ego (ahora soy vegetariano, soy yogui, soy espiritual, etc.); ni el hecho de no identificarse con el cuerpo significa dejar de hacer ejercicio, no tener sexo o comer cualquier cosa (ego espiritual).

En toda identificación aparece la misma estructura, proyección, negación, separación, ilusión. La identificación con el ego produce no aceptación de lo que es, inconformismo, quejas (que tampoco significa tolerar malos tratos), encontrar fallas y defectos en los demás. Compara, prejuzga, tergiversa y distorsiona. A menudo se siente ofendido, injuriado o mentido, produce celos y envidia pues el amor del ego es solo sexo y posesión.

El ego vive comparando, envidiando, con constantes prejuicios, siempre preocupado por el mañana y ocupado con el ayer, nunca está en el hoy. El ego es el que crea nuestra propia imagen, nuestro yo falso o externo, nos dice cómo somos. Introduce el principio de división, a través del cual la consciencia es fragmentada y dirigida hacia fuera. El ego es el más propenso a dar consejos y realizar críticas, pero es el que menos los acepta si vienen de parte de otros. La felicidad para el ego siempre es externa y la codicia es el hambre del ego; vive envuelto en tradiciones y costumbres milenarias impuestas por otros egos. El ego segrega una serie de venenos mentales que destruyen al cuerpo físico.

El cuerpo absorbe pensamientos y emociones

Como ya dijimos, la gastritis no está en el estómago, la psoriasis no está en la piel, el asma no está en los pulmones, todos están en los pensamientos, en la mente, en el rollo de la película que uno se haga. La mente junto al ego son los niveles más bajos del complejo mental; hablamos de esa mente cotidiana, automática, con sus pensamientos, deseos, emociones, comparaciones, remordimientos, anhelos, temores, reacciones. En desequilibrio, es la mente repetitiva sin consciencia, íntimamente emparentada con el ego y junto a él forman la raíz de casi todos nuestros problemas.

Otras cualidades del ego son la comparación, el remordimiento, el miedo, la mitomanía con sus delirios de grandeza, la egolatría, la paranoia, la sabihondez, la autosuficiencia, el engreimiento y el creerse infalibles.

Todo ello impacta en nuestro pobre cuerpo, y lo tratamos a él, como si fuera la causa. Estoy tratando un lugar donde no es el problema.

Su función es ser pesado, anclarnos a la tierra para que podamos experimentar y aprender. Sin el ego nos iríamos levitando. Por eso además de darnos un cuerpo, una forma, también nos da apego a las cosas materiales, a los títulos, a los roles, a las personas, a las tendencias, a todo lo que le da forma a la experiencia.

Tiene que hacer sobrevivir a este cuerpo, por eso nos pone en posición defensiva, todo lo demás puede ser peligroso para nuestra supervivencia.

Cuando vivimos identificados con el ego (rajas, tamas) entramos en el modelo de competencia, competimos por los recursos, territorios, parejas, puestos de trabajo, calificaciones, posesiones, reconocimiento, amor, etc.

Bajo esta identificación, no hay consciencia de unidad, estamos separados del resto, es el otro o yo, todos los demás son posibles adversarios que amenazan nuestra supervivencia.

El ego en desequilibrio, entonces, nos pone en posición de víctimas, se vale de mecanismos como la culpa y la justificación para defendernos, para que continuemos apegados a los mismos modelos, las mismas creencias, los mismos hábitos y conductas.

Cuando estamos distraídos culpando a los demás de nuestro sufrimiento no podemos llevar la atención hacia nosotros mismos para poder conocernos y evolucionar. Si no cambiamos, no evolucionamos.

Trascender esta experiencia terrenal es volver como energía a la unidad, a purusha, ir soltando las amarras y anclas a este mundo de nombres y formas, superar nuestras propias limitaciones mentales, reconocernos como consciencia infinita y al ego como una herramienta para experimentar y aprender, dejar de transitar los mismos caminos de siempre para salir del samsara o rueda de nacimientos y muertes físicas, cambiar el modelo de competencia por el de cooperación.

Cooperamos con nuestra familia para lograr un equilibrio en la casa, con nuestros compañeros de trabajo para desarrollar una tarea en común, cooperamos con otras especies como la flora bacteriana, las plantas y los animales, para coexistir y coevolucionar.

El modelo de cooperación reemplaza la competencia y nos acerca a la unidad, si podemos vernos como parte de un todo entonces destruir a las demás partes es también destruirnos a nosotros mismos, nutrirnos a nosotros mismos también es nutrir a los demás.

Aceptar e integrar que todos los habitantes de esta Tierra estamos cooperando como piezas para la supervivencia del planeta y por lo tanto, la supervivencia de cada uno de nosotros, nos lleva a relacionarnos de formas más amorosas y respetuosas.

Cada pieza es importante, todas las vidas valen por igual.

El universo es abundante y no hay razón para competir. Si cada cual se ocupa de su propio proceso en vez de estar controlando, comparando y entorpeciendo los procesos de los demás, estamos cooperando para lograr una masa crítica, un número de personas que en su conjunto eleven la frecuencia vibratoria, para que todo el resto de los integrantes también puedan sintonizar esa información y hacer lo mismo.

Esto incluye aun esos casos en los que por intentar ayudar a los demás, controlamos y entorpecemos su propio proceso y nos distraemos del propio, anulamos sus potencialidades evolutivas.

A veces invadimos ayudando a quien no quiere. Cada uno necesita su tiempo para cambiar y transformarse, a veces es en esta vida y otras no. Lo único que logramos con obstinarnos en ayudar cuando no es el tiempo de la otra persona, es generar rechazo, frustrarnos, perder tiempo, y prana.

Por otro lado, tratar con una persona necia o testaruda es perder el tiempo. Corrige al sabio y lo harás más sabio, corrige al necio y lo harás tu enemigo.

A la mente le gusta vivir con sus mentiras, se miente tantas veces que ya ni se lo cuestiona. Y es peligrosa la verdad, la mente no la acepta.

No utilizamos la mente, sino que la mente nos utiliza a nosotros. Pensamos todo el día en cosas que ya pasaron o en cosas que irán a suceder. Esto significa, por un lado, agregar tiempo y, por el otro, ver que es el ego el que piensa, no la consciencia o el intelecto profundo, por lo tanto todo estará formulado sobre un diagnóstico errado. El Ayurveda dice que cada vez que uno está enfadado es un error en su intelecto (prajna aparadha). Así nomás: si te enojás sos un tonto porque...

No podemos manejar el resultado de nuestra acción, pero sí nuestra acción, y es importante entonces para ello hacer un correcto diagnóstico de lo que nos pasa, no con la mente sino con el intelecto. Y, como leímos por ahí "si se encontrara en un paraíso no pasaría mucho tiempo sin que su mente dijera: 'Sí, muy lindo, pero...'".

Los problemas son pensamientos que se deben resolver (tendencia Pitta), soportar (tendencia Kapha) o evitar (tendencia Vata). Muchas veces es la combinación de estos. Nuestra mente es lo que no digerimos.

El apego resulta de enfocar la consciencia en un objeto particular y producir luego una serie de pensamientos y emociones que se mantengan el tiempo suficiente como para fijarse y así constituir las columnas de nuestro pensamiento.

El pensamiento racional nos permite diseñar estrategias para contrarrestar el peso de las emociones. El tiempo es el movimiento del espacio. La velocidad acorta el espacio y reduce el tiempo. La sustancia de la consciencia es creada a través del tiempo. Este la perpetúa y acentúa.

Si no hay atención no existen las cosas.

Si no existe el observador, no hay pasado.

Va cuadro repaso del antahkarana, sus cuatro aspectos, con los posibles gunas (cualidades, fuerzas):

	SATTVAS	RAJAS	TAMAS
Ego Ahamkara	Idea espiritual del ser Entrega Devoción Autoconocimiento Respeto por todas las criaturas de la naturaleza	Ambición Arrogancia Autopromoción Manipulación Identificaciones fanáticas sobre familia, religión y/o país	Idea negativa de uno mismo Temor Dependencia Deshonestidad Identificación con el propio cuerpo
Mente Manas	Autocontrol adecuado Control del deseo sexual Resistencia al dolor Coherencia palabra/acción Desapego del cuerpo	Fuerte naturaleza sexual Aumento deseos Competitividad Voluntarismo Calculador Agresividad	Dejadez Falta de control Influenciable Labilidad al dolor Hábitos perniciosos
Intelecto Buddhi	Discriminación de lo eterno/ pasajero Ética fuerte Honestidad Limpieza No violencia	Mente crítica estrecha Percepciones incorrectas Cree en el mundo externo	Falta inteligencia Prejuicios fuertes Falta de ética Cree en el mundo propio
Consciencia Chitta	Paz interior Amor con desapego y acción hacia todo y todos Compasión Relaciones adecuadas	Imaginación hiperreactiva Relaciones turbulentas Descontento	Bloqueos emocionales profundos Atrapados en viejos moldes Adicciones Depresión Fobias Relaciones incorrectas

Emoción y dualidad

Cuando llevamos un alimento a la boca, la lengua se encarga de distinguir el sabor de ese alimento y esa información será comparada con la base de datos que tenemos almacenada en la memoria para ejecutar una reacción de atracción o rechazo, rico o feo, nos gusta o no, eso que estamos saboreando.

Lo mismo sucede cuando estamos frente a cualquier situación: se presenta un alimento que puede entrar por cualquier sentido (algo que veo, escucho, toco, huelo, pienso, etc.) y la mente será la encargada de clasificar esa información en atracción o rechazo, al compararla con la base de datos almacenada en la memoria de todas las situaciones previas vividas, creencias heredadas, karma, etc.

La mente es dual, binaria, polar, separa todo en lindo-feo, bueno-malo, positivo-negativo, atracción-rechazo, raga-dvesha.

La polaridad existe para poder reconocer los extremos: no sabríamos de la luz, si no existiera la oscuridad. Sin embargo, nuestro camino evolutivo es regresar a la unidad, integrar los polos que separan a la realidad en un todo, donde los extremos son solo diferentes manifestaciones de la misma energía y se tocan.

Si contemplamos un atardecer, podremos observar que la luz se disipa gradualmente hasta llegar a la oscuridad, es un gradiente continuo desde un extremo hacia el otro. También podremos observar que la existencia de la oscuridad es relativa a la existencia de la luz, en decir que la oscuridad no tiene existencia propia, sino que se trata de la ausencia de la luz.

Por lo tanto, si le damos luz a la oscuridad deja de existir.

Esa es la noción de unidad, reconocer que en realidad uno polo existe porque existe el otro y que si uno deja de existir el otro también. No hay nada bueno o malo, solo es.

La polaridad mental nos lleva a la duda, al miedo, al conflicto, tenemos que elegir si nos paramos en un extremo o en el otro.

Cuando nos identificamos con un extremo sufrimos y peleamos con todo lo que no es ese extremo y negamos rotundamente al otro. Es decir, reprimimos una parte de nuestro todo, de nuestra unidad. Eso nos lleva a la fragmentación interna, hay una parte nuestra que defendemos y queremos mostrarle al mundo y otra que castigamos y queremos esconder.

Pero el hecho de que la escondamos no significa que deje de existir. Como dijimos antes, un extremo existe porque existe el otro.

Esa parte nuestra cuya existencia negamos necesita ser registrada, integrada, para liberarnos de esa batalla estéril al intentar suprimirla, para liberarnos de la dualidad y regresar a la unidad. Llevar luz a la oscuridad, observar su origen y reconocer ese aspecto nuestro que alguien nos enseñó a negar, es la manera de que deje de condicionar nuestros actos desde el lugar más inconsciente. Ese aspecto reprimido se vincula a memorias dolorosas, aspectos que a lo largo de la vida causaron dolor, sufrimiento, y fuimos bloqueando como mecanismos para sobrevivir.

Si llevamos los dosha a la polaridad, Vata con su movimiento y cambio, es el más bipolar, pero no se casa con ningún extremo o lo cambia rápidamente.

Pitta probablemente defienda su polo, pero con un buen argumento también pueda cambiarlo.

Kapha tendería más a acomodarse en un extremo y apegarse a él, requiriendo muchísima energía para poder cambiarlo.

Si llevamos los guna a la polaridad, tamas nos ancla en la dualidad, rajas nos permite entrar y salir de ella, y sattvas nos permite observar sin intervenir, contemplar sin clasificar.

El producto de la clasificación que ejecuta la mente será una emoción: alegría si nos genera atracción y queremos continuar alimentándonos de eso; angustia, miedo, enojo o asco si nos genera rechazo y queremos evitar ese alimento.

La emoción es una respuesta psicofisiológica al estímulo recibido, una reacción de supervivencia que nos ayuda a valorar la situación, nos gusta o no, la promovemos o la evitamos.

Es energía en movimiento, el motor de nuestras acciones, lo que le da sentido y guía a esta experiencia terrenal.

Emoción, vimos, proviene de e-movere, lleva a nuestro cuerpo a moverse, lo prepara para una acción. A partir de la emoción se libera una serie de hormonas y respuestas químicas en el cuerpo: si sentimos miedo se libera cortisol, aumentando en sangre la glucosa o energía para activar una reacción rápida de huida y suprimiendo los procesos innecesarios.

Si sentimos enojo, se dispara testosterona, hormona masculina para aumentar la agresividad y dominancia, aumenta la frecuencia cardíaca y tensión arterial, nos preparamos para pelear.

Si sentimos alegría, se libera serotonina, aumentando la sensación de bienestar, mejorando el sueño y la digestión, estimulando el deseo y el movimiento; por el contrario, la tristeza disminuye la serotonina llevándonos hacia estados de quietud y baja energía, nos prepara para aislarnos, para protegernos.

La emoción es una alerta que activa la respuesta inconsciente, reactiva, la base de datos donde están almacenadas todas las respuestas de supervivencia de la evolución, de todas las especies que nos precedieron.

La función del inconsciente es protegernos, por eso es reactivo, no cuestiona ni habilita nuevas interpretaciones o formas creativas de responder, solo sabe actuar y rápido para sacarnos del peligro real o imaginario, ya que no diferencia entre una situación y un pensamiento.

Imaginar que nos sucede algo, recordar una situación vivida o atravesar realmente esa situación, desencadena la misma respuesta en nuestro cuerpo, lo prepara para una acción.

A diferencia de lo que sucede en la naturaleza, donde las emociones nos ayudan a sobrevivir, en la sociedad tuvimos que aprender a atemperarlas para sobrevivir, controlarlas, disimularlas, negarlas, reprimirlas. Tener miedo es de cobarde, llorar es de víctima y enojarse es de histérica o cabrón.

Sentimos ira pero, a diferencia del león, no podemos rugir. Sentimos miedo pero, a diferencia del ratón, no podemos escapar. Sentimos angustia pero, a diferencia de las crías, no podemos llorar.

Esta orden contradictoria le cuesta mucho prana al cuerpo, ya que en la naturaleza aparece la emoción y el cuerpo entra en un estado de estrés o simpaticotonía, alterado, con gran demanda energética, para prepararse para una acción rápida que resuelva el peligro.

Cuando salimos de la situación de peligro se libera la emoción y comienza un proceso de vagotonía o recuperación, donde se inicia la reparación, si hubo tejidos dañados, y el funcionamiento del cuerpo vuelve a la normalidad.

En sociedad, aparece la emoción y el cuerpo se prepara para una acción que nunca es llevada a cabo, por lo que la emoción no se libera y el estado de estrés se prolonga, agotándose toda la energía vital o prana en intentar realizar esa acción no satisfecha.

Si este comportamiento se repite, o si perpetuamos la situación con el pensamiento, el recuerdo o la fantasía, el cuerpo tiene que activar sistemas de emergencia para resolver esa acción impedida, para que se libere la emoción y el sistema vuelva a la normalidad, recuperando el prana, la vida.

Allí aparece el desequilibrio, el síntoma, mostrándose como la exageración de un polo intentando compensar la sensación de carencia del otro polo, revelando nuestra historia emocional.

La emoción queda atrapada en el recuerdo, podemos recordar acontecimientos importantes de nuestras vidas y volver a sentir lo mismo.

Podemos saborear un limón tan solo pensando en él.

El recuerdo queda vinculado a una emoción, supongamos miedo, y a una creencia que en aquel momento nos salvó la vida, por ejemplo "mejor no enfrentarse" a una figura más fuerte y dominante como papá.

Cada vez que estemos frente a situaciones parecidas, con una pareja o con un jefe por ejemplo, según la interpretación que haga la mente en función de ese recuerdo, sentiremos esa emoción exagerada y en aumento y reforzaremos la creencia, repitiendo esa acción (vasana) y marcando una huella tan grande (samskara) que siempre caeremos en los mismos comportamientos contradictorios, por más que en la realidad sí podamos enfrentar a ese jefe o a esa pareja, resolver nuestra necesidad no satisfecha, liberar la emoción y regresar a swastha o equilibrio.

Cuando reaccionamos frente a una situación con una emoción exagerada, es porque no estamos respondiendo a eso que sucede en realidad sino a todas las veces anteriores que nos sentimos así.

Hay emociones que se consideran lógicas en determinadas situaciones, aquellas que podemos reconocer socialmente, expresar. Si estamos cruzando la calle debidamente y un auto se pasa el semáforo poniendo en riesgo nuestra vida, es aceptado, manifestar enojo frente a la situación. Esto se conoce como emoción manifiesta.

Esa emoción que podemos reconocer, volver consciente, aceptar, no es la causante de ningún desequilibrio.

Hay un nivel más profundo, inconsciente, que le da origen a aquella emoción reconocida y manifestada, la emoción inmanifiesta.

Dentro de nuestro sistema de creencias, es lógico y normal sentir determinadas cosas frente a las situaciones y otras no son correctas, o pueden traernos alguna consecuencia que nos ponga en peligro, por lo que las reprimimos.

La emoción inmanifiesta, profunda, aquella que es en realidad la que está generando aquello otro que podemos expresar, es la emoción y acción prohibida, la incorrecta.

Por ejemplo frente a la situación del auto, manifestar enojo por habernos sentido en el fondo atropellados, no respetados, no vistos, como aquella vez en el trabajo por aquel compañero abusivo... y aquella otra vez en el colegio por aquel profesor autoritario... y esa vez que mamá nos castigó y obligó a hacer eso que no queríamos.

Esa ira desmedida con el conductor, es la emoción exagerada reaccionando frente a todas las veces que nos sentimos así antes.

Creer es crear

Las creencias encausan nuestros pensamientos, las construcciones mentales que hacemos de las situaciones.

Son pensamientos a los que les damos el poder de ley absoluta aunque sean completamente subjetivos. Se vuelven verdades para nosotros.

Las vamos integrando a lo largo de nuestra vida a partir de nuestras experiencias y son relativas a nuestro ambiente, cambian con la familia, el colegio, la religión, el partido político, el país, el continente. Es aquella información contenida en un determinado tiempo y espacio, con la que sintonizamos al nacer. Cambian con la geografía y momento histórico.

Las traemos al nacer, antes de saber que pensábamos ya pensábamos como nuestros padres, hacemos propias las creencias ajenas, aun cuanto más nos queramos diferenciar y nos paremos en el extremo opuesto, por ley de polaridad más nos parecemos.

Es importante prestar atención a las cosas que les decimos a los niños, muchas veces nos encontramos repitiendo frases armadas (que seguramente nos decían a nosotros mismos) y tal vez sin considerar el efecto que pueden tener sobre ellos, son esponjitas absorbiendo información de su ambiente para armar su modelo de vida.

Si a un niño le decimos que existe Papá Noel, nos cree, si le decimos que al final del arcoiris viven duendes, también, si le decimos que no puede, que no sabe, que no tiene, o que es tonto, malo, cobarde, tambien nos cree.

La mayoría de las veces hay un gran afán del adulto por anular las emociones de los niños, que según su sistema de creencias y clasificación de la realidad, son negativas, incomodan.

Si se cae le enseña a ignorar el dolor "no llores, ya paso", si se enoja lo castiga "los nenes malos no tienen premio", si tiene miedo lo ridiculiza "dale, no seas cobarde", si siente rechazo, igual lo obliga a saludar a esa persona, por ejemplo.

Los niños capturan toda la información de su ambiente, crean su modelo de vida y lo reproducen en piloto automático el resto de su vida adulta.

La mayor parte de la base de datos con la que la mente compara para valorar la situación, se creó en la infancia.

Estas creencias determinan la manera en la que vamos a vivenciar las situaciones: por ejemplo frente a la pérdida de trabajo, podríamos sentir miedo a morir de hambre, falta de valoración por parte del empleador, culpa por nuestro desempeño, y en la mejor de las suertes, alegría por la oportunidad del cambio.

Todo lo que nos sucede es el fruto de nuestras acciones presentes y pasadas, y es exactamente lo que necesitamos para evolucionar, no podría ser de otra manera; es perfecto como es, pues es lo que es.

Si intoxicamos el cuerpo con pensamientos y emociones conflictivas, obtenemos enfermedad.

Todos nuestros pensamientos y actos tienen una consecuencia en algún nivel más o menos perceptible, causa-efecto.

Si aceptamos que todo lo creamos, que tenemos ese poder sobre el destino de nuestras vidas, entonces empezamos a prestar atención a las intenciones o sankalpa que estamos sembrando con la plena confianza de que si queremos obtener otro resultado solo basta con cambiar las semillas que plantamos en la tierra fértil y abundante del universo.

Toda nuestra realidad es nuestra creación, es la manifestación externa de nuestro mundo interno, como es arriba es abajo, como es adentro es afuera, somos tan solo un microcosmos representativo del macrocosmos.

Toda nuestra realidad es ilusoria, está condicionada por la forma en la que la percibimos, son los lentes que heredamos de mamá y papá, con los que miramos el mundo.

Somos seres poderosos y tenemos la capacidad de crear todo aquello en lo que creamos. Sin embargo, esa capacidad está condicionada por lo que aprendimos en la niñez.

Imaginemos que somos energía expansiva e ilimitada, sin forma ni nombre, sin definiciones ni etiquetas, con la potencialidad de ser absolutamente todo. Ahora imaginemos que podemos meter esa energía dentro de una caja, quedando limitada a sus paredes, forma, uso, espacio y tamaño.

Esa caja son las creencias que nos moldean, todo eso que incorporamos como propio de nuestros padres, aquello que los oímos decir, que los vimos hacer, sus propias creencias heredadas y aprendidas, su forma de relacionarse, de pensar y sentir, de actuar y reaccionar.

"Tanto si crees que puedes como si crees que no, estás en lo cierto". Así de poderosa es nuestra creencia. Tiene la capacidad de condicionar toda nuestra vida. Si en la niñez nos desvalorizaron, si vimos a nuestros padres desvalorizarse a sí mismos, en la adultez seremos seres inseguros que no confían en sus capacidades, que buscarán la aprobación y el amor que no se dan a sí mismos en los demás. Y así, esa creencia instaurada, que no tenemos valor, determinará el curso de todas nuestras relaciones.

Comenzar a reconocer esas creencias nos permite seleccionarlas, no todo lo que aprendimos es "malo" (bueno y malo también es relativo, según la creencia), únicamente conociendo podemos elegir y únicamente eligiendo podemos ser libres.

Hasta que no reconozcamos que venimos reproduciendo más por inercia que por elección, no podremos conectarnos con nuestro ser genuino, nuestra misión en este plano, nuestro camino, nuestro dharma.

Castaneda escribió "Ningún camino lleva a ninguna parte, pero uno tiene corazón y el otro no. Uno hace gozoso el viaje;

mientras lo sigas, eres uno con él. El otro te hará maldecir la vida. Uno te hace fuerte, el otro te debilita"

El camino con corazón es el del ser, el que comienza a manifestarse cuando vamos limpiando todo lo que no somos nosotros.

Cuando nos vamos depurando de todo aquello que adquirimos pero no es nuestro, cuando abrimos esa caja que nos pone un techo y limita la expansión espiritual, allí podemos conectarnos con nuestra energía creativa auténtica, con el camino que tiene corazón, el que hace el viaje sumamente gozoso, fluido y sencillo de transitar.

Toda esa información que incorporamos en la niñez en formato de creencia, se almacena en nuestra mente subconsciente, el centro de comando de nuestras acciones inconscientes que realizamos la mayor parte de nuestro día.

Es decir, que la mayor parte de nuestro tiempo estamos operando desde el piloto automático, desde la información de supervivencia que registramos en la niñez y continuamos registrando con nuestra propia experiencia, el programa grabado en el disco rígido que se ejecuta diariamente en nuestra computadora personal.

Así entonces vamos generando creencias para aumentar la supervivencia del ego.

La mente almacena las memorias que condicionan nuestra percepción de la realidad y comportamiento. Si ingerimos un arroz en mal estado y nos sentimos mal luego de eso, se grabarán todas las variables asociadas a esa situación de ingesta para ponernos en alerta a través de un síntoma físico la próxima vez que nos crucemos con alguna de ellas, por ejemplo náuseas cada vez que olamos o pensemos en arroz.

La creencia ya está instalada, el arroz hace mal y condiciona nuestro comportamiento de forma reactiva cuando nos encontremos con él, por más que no esté en mal estado realmente, automáticamente nos genera rechazo. A partir de esta creencia "el arroz hace mal" se genera una huella o samskara, cada vez que veamos arroz reaccionaremos con rechazo, ese comportamiento se irá repitiendo y repitiendo hasta marcar un surco tan profundo en el que caeremos de forma inconsciente y por inercia, siempre responderemos de forma reactiva y repetitiva ante el arroz y nunca nos detendremos a pensar si tal vez existe la posibilidad de que aquel arroz que comimos estuviera en mal estado pero que eso no significa que todos los demás también lo estén. Podemos reproducir de forma automática este comportamiento durante toda nuestra vida, o podemos tomar distancia de la situación, ser espectadores y darle un nuevo análisis, evaluar otras opciones diferentes, permitir la posibilidad de que tal vez no todo el arroz haga mal, sino que fue solo aquel arroz.

Esa capacidad de darle una nueva mirada y comprensión a la situación nos la da el intelecto, nos permite discernir, diferenciar y así salir de la rueda de reacciones y comportamientos repetidos para poder actuar desde un lugar más acorde a la realidad objetiva y menos condicionado por nuestra percepción subjetiva.

El intelecto nos permite aceptar y fluir con las situaciones que se presentan en la vida, como quien se deja llevar por una danza, se entrega y confía en la perfección de lo que sucede y en la forma que tomó para manifestarse, se alinea con el sentido de la situación, comprende el para qué y aprovecha la experiencia para sanar y trascender este plano de existencia. Si nos bloqueamos en la negación, resistiendo a lo que nos sucede, sufrimos y perdemos esa oportunidad de aprendizaje.

Es solo eso, una forma, como un contenido que puede tener diferentes envases, podemos poner la atención en el contenido y nutrirnos de él, o pelearnos con la forma. Si podemos ver que no hay nada "malo" o "bueno", que solo es la calificación que ejecuta la mente binaria de las situaciones a través del lente de nuestras creencias.

Todo simplemente es lo que necesitamos, lo más apropiado para que desarrollemos esa comprensión que vinimos a experimentar. Desde esta perspectiva, la enfermedad es el resultado de nuestra acción, es nuestra creación, y si podemos crear la enfermedad, cambiando las semillas también podemos crear la sanación.

Podemos resistirnos a la forma que tomó el aprendizaje, la enfermedad en este caso, o podemos intentar comprender qué nos viene a mostrar sobre nuestro ser, sobre nuestra historia, sobre el camino por el que venimos transitando.

La aceptación es un boleto de ida hacia la sanación.

Para comprender esto mejor, pensemos en el comportamiento de un río. El agua siempre busca la pendiente para avanzar, la misma gravedad va marcando su recorrido, así tenderá a circular por los lugares que le requieran menos energía, es decir, que le resulten más cómodos y familiares. Su mismo recorrido comienza a erosionar la tierra, profundizando el trayecto cada vez más, formando cañones o cauces bien marcados, imposibilitando que pueda tomar recorridos alternativos, siempre caerá en el mismo surco y a medida que repita el recorrido esta tendencia será mayor: cada vez es más cómodo y recurrente el mismo trayecto conocido. Lo mismo sucede con nuestra forma de percibir la realidad, nuestras emociones, nuestros comportamientos y reacciones.

Cuanto más lo repetimos y experimentamos, más hábito generamos y más difícil resulta tomar un nuevo recorrido porque lo naturalizamos, circulamos por ese camino de manera tan inconsciente que ni siquiera nos detenemos a pensar si eso que sentimos o hacemos se condice con la realidad que estamos atravesando.

Vimos que el agua es la emoción, el cauce por el que circula el río el samskara y la tendencia del agua a repetir ese recorrido es la vasana del río kármico. El cauce o samskara por el que circula el río kármico son los mandatos familiares y sociales, los programas y creencias.

Las creencias están completamente determinadas por lo que absorbimos de nuestro ambioma, por lo tanto, cambian con las personas, son absolutamente relativas, lo que es una creencia para uno no necesariamente lo es para otro. Defendemos y justificamos nuestras creencias de forma compulsiva y reactiva porque cualquier cosa que amenace nuestras creencias también está amenazando todo nuestro sistema, nuestro mundo, aquello en lo que creímos desde siempre y sobre lo que construimos nuestra vida.

Podemos ir al cine con un grupo de personas y al comentar la película al final descubrir que, estuvimos en salas distintas o cada una tuvo su propia interpretación. Nuestras vidas, experiencias pasadas, creencias sociales, mandatos familiares, programas, karma, guna, dosha, moldean nuestra mirada, y si percibimos distinto la realidad también sentimos distinto, entonces las creencias determinan nuestra reacción emocional frente a las situaciones.

Es tan poderoso el poder de la creencia que existe el efecto placebo. Este efecto es la respuesta del cuerpo a la creencia de que una pastilla inocua es un potente antidepresivo, o un gran analgésico.

Se han hecho muchísimos estudios que demuestran que las personas responden igual de positivamente en la evolución de una enfermedad frente a una falsa medicación (sin saber que es falsa) como a la droga real, ¡inclusive llegan a presentar los mismos efectos secundarios!

Es tan potente la creencia en que el medicamento es la salvación que, efectivamente, se vuelve la salvación. ¿Es entonces la medicación la que cura al cuerpo o la creencia de que con eso curará?

De la misma manera existe el efecto nocebo, como por ejemplo cuando le anuncian a un enfermo "terminal" (colectivamente está instaurada la creencia de que determinadas enfermedades son letales) que le quedan tantos meses de vida.

En este caso el médico, ante nuestra creencia, es la autoridad y frente a ese diagnóstico todo el cuerpo del enfermo se prepara para responder al mandato. Hay muchos casos de enfermos que fallecieron según el pronóstico del médico.

A partir de nuestra creencia creamos nuestra realidad. ¿Podemos entonces cambiar a la vecina, a la familia, a la jefa? No, pero podemos cambiar nuestra percepción sobre ellas, nuestra forma de actuar con ellas, nuestro poder de creación es sobre nuestro ser y cuando cambiamos, todo a nuestro alrededor cambia. Si siempre pensamos que el problema es la otra o el otro, nos atrapamos en un callejón sin salida porque no tenemos ningún tipo de control sobre el exterior. Si identificamos que el problema está en nuestra propia forma de percibir y de actuar frente a eso, entonces ya tenemos la mitad del camino adentro, el resto es voluntad para cambiarlo.

Vemos que podemos descubrir el interruptor generando espacio, observando a la mente cómo funciona, creando espacio con ella misma.

La mente crea los problemas...

¿Y si, luego, en vez de tratar de resolverlos, tratamos de no iniciarlos?

Masa crítica, campos morfogénicos, más memoria

El término masa crítica se refiere a un fenómeno por el cual, una vez que una cierta parte de una población ha oído hablar de una nueva idea o aprendido una nueva habilidad, la difusión de dicha idea o habilidad entre el resto de la población se produce en forma instantánea, a través de lo que Rupert Sheldrake llama un campo morfogenético, es decir, en este campo están almacenados en una memoria colectiva los acontecimientos anteriores y los sentimientos relacionados de un grupo. Siguiendo estos campos, la información nunca se pierde e inclusive hay una memoria colectiva, así como una mente colectiva donde las ondas se hacen pensamiento (objeto).

Científicos japoneses estaban llevando a cabo un estudio sobre los macacos japoneses en la isla de Koshima. Supuestamente estos científicos habían observado que algunos de estos monos aprendieron a lavar batatas, y poco a poco este nuevo comportamiento se extendió a través de la generación más joven de monos de la manera habitual: a través de la observación y la repetición. Los investigadores vieron que una vez que se alcanzó un cierto número crítico de monos el llamado "mono 100" la conducta aprendida se extendió instantáneamente por las islas cercanas, cruzando el mar.

En las constelaciones familiares aparecen los campos morfogénicos, y vemos cómo esa emoción viaja por todos los concursantes a través de la pranósfera. Así como una emoción daña, otra emoción comprende y sana: epigenética.

Vemos una bandada de pájaros gigantes y de golpe cambian todos de dirección, todos para el mismo lado. Ocurre con las hormigas, peces y todo ser vivo que esté sumergido en este campo morfogénico donde lainformación circula.

Este campo estaría constituido por las formas y actitudes de todos los individuos pasados de dicha especie, y su influencia moldearía a todos sus individuos futuros: "Cada especie animal, vegetal o mineral posee una memoria colectiva a la que contribuyen todos los miembros de la especie y a la cual conforman. Si un animal aprende un nuevo truco en un lugar (por ejemplo, una rata en Londres), les es más fácil aprender a las ratas en Madrid el mismo truco. A cuantas más ratas londinenses se les enseñe ese truco, tanto más fácil y rápido les resultará a las ratas de Madrid aprenderlo".

Ello permitiría explicar cómo adquieren los animales sus instintos, incluidas las complejísimas habilidades que muestran algunos animales desde pequeños. A través de la resonancia afectiva del campo morfogénico, otros comenzarán a resonar con lo que estamos experimentando. Esto se utilizó desde la Antigüedad en el teatro y la danza para llevar al público a un viaje a través de sus emociones. Si el actor o bailarín puede imitar la emoción, arrastran al público hacia la experiencia de sus emociones a través de las neuronas espejo que copian en el cuerpo la emoción o el comportamiento observado.

El código genético, es decir el ADN, sólo describe los aspectos menos sutiles de la herencia, nosotros incorporamos nuestra forma a la memoria colectiva de la especie, engrosando e incrementando así su influencia.

Todos nosotros hemos crecido con la idea de que los recuerdos están almacenados en el cerebro. Usamos la palabra "cerebro" de manera intercambiable con "mente" o "memoria". Aunque, como se está comprobando, el cerebro es más un sistema de sintonización que un dispositivo de almacenamiento de memoria. Uno de los argumentos principales para la localización de la memoria en el cerebro es el hecho de que ciertos tipos de daño cerebral pueden conducir a una pérdida de memoria. Si el cerebro es dañado en un accidente de coche y alguien pierde la memoria, entonces la suposición obvia es que el tejido de la memoria ha debido ser destruido. Pero esto no es necesariamente así.

Como leímos por ahí, si se dañara la TV y no se pudiera sintonizar ciertos canales, esto no probaría que las imágenes estaban almacenadas dentro del aparato de TV. Demostraría que lo que se vio afectado es el sistema de sintonización que recibe la señal correcta. La pérdida de memoria por daño cerebral no prueba ya que la memoria está almacenada dentro del cerebro.

De hecho, la mayor parte de la memoria perdida es temporal: la amnesia que sigue a una conmoción, por ejemplo, es a menudo temporal. Esta recuperación de memoria es muy difícil de explicar en términos de teorías convencionales: si los recuerdos han sido destruidos porque el tejido de memoria ha sido destruido, no deberían poder recuperarse.

¿Será purusha el asiento de toda memoria?

Al considerar la teoría de la resonancia mórfica de la memoria, podríamos preguntar: si sintonizamos con nuestros propios recuerdos, entonces ¿por qué no sintonizamos también con los de otras personas? Pues lo hacemos, debido a que hay una memoria colectiva con la que todos nosotros estamos sintonizados, la cual conforma un trasfondo contra el cual se desarrolla nuestra experiencia y contra el cual se desarrollan nuestros recuerdos individuales. Este concepto es muy similar a la noción de memoria colectiva y las neuronas espejo, aquellas células que se activan sensorial y motrizmente frente a otro acto. Esto se evidencia más en los animales y los bebés, terreno de la neurociencia cognitiva social, el aprendizaje por imitación.

Jung pensaba en la memoria inconsciente como una memoria colectiva: la memoria colectiva de la humanidad. El conocimiento existe, el ser humano solo lo descubre. Pensaba que la gente estaría más sintonizada con miembros de su propia familia y raza y grupo social y cultural, pero que no obstante habría una resonancia de fondo de toda la humanidad: una experiencia común o promediada de cosas básicas que toda la gente experimenta (por ejemplo: la conducta materna y varios patrones sociales y estructuras de experiencia y pensamiento).

No sería tanto una memoria de personas particulares del pasado como un promedio de las formas básicas de las estructuras de memoria; estos son los arquetipos. La teoría de la resonancia mórfica conduce a una reafirmación radical del concepto junguiano de inconsciente colectivo.

Esto indica que también podríamos sintonizar con el inconsciente de otras personas, y ello nos acerca al inconsciente colectivo postulado. La sintonización por resonancia con la memoria reciente de otras personas puede igualmente dar explicación de fenómenos como la telepatía.

Cada vez que sanamos un aspecto conflictivo para nosotros, cambiamos una tendencia, nos acercamos a nuestro camino afín, el amor propio se expande y eleva nuestra frecuencia vibratoria, atrayendo personas que vibren en esa misma frecuencia, facilitando y promoviendo el cambio de los demás a través de ese inconsciente colectivo.

Acercarnos a nuestro camino, es lo correcto para nosotros y para los demás. El camino que sale naturalmente, se hace solo y sin esfuerzo, se disfruta, nos nutre y alegra el alma. Nos da prana.

Cuando soltamos la toxina física y mental y empezamos a elegir alimento con prana, pensamientos constructivos, conductas saludables, actividades que nos gustan y disfrutamos, compañías placenteras, lugares armoniosos, comida viva, espacio, comenzamos a sanar el vínculo con nosotros mismos y con los demás.

Si nos damos aquello que esperamos de los demás (amor, apoyo, aceptación, respeto, escucha), nos llenamos de amor y tenemos amor para repartir. De adentro hacia afuera, cambio yo y cambia lo demás. No podemos dar lo que no tenemos.

Si elevamos nuestra frecuencia, sintonizamos con frecuencias más elevadas y retroalimentamos ese campo para que los demás también puedan hacerlo.

Nuestros pensamientos no están contenidos dentro de nuestra cabeza. Cuando tenemos un pensamiento negativo, no es solo un pensamiento negativo que rebota en nuestra cabeza. Es una transmisión. En el mundo de la física cuántica, es un impulso que devolverá una respuesta similar.

El primer idioma de comunicación es energía. Vibración. Prana. Hay toda una gama de energía que los humanos sentimos, pero esencialmente hay dos tipos de vibraciones. Hay buenas vibraciones y malas vibraciones (recordamos raga-dvesha, atracción y rechazo).

Las malas vibraciones quitan energía, las buenas vibraciones mejoran nuestra energía. Estas vibraciones no nos dicen las palabras o el pensamiento racional. Simplemente el corazón resuena si esta energía es buena o mala para nosotros.

7

Karma de ambioma

Vimos que el karma prakriti (de nuestra naturaleza) es información genética de acción, de movimiento, de transformación, ya sea para evolución o involución. La palabra karma no indica algo negativo necesariamente.

Y recordamos a ambioma como todos los factores no genéticos que nos influyen y pueden modificar nuestros genes: las compañías, relaciones con gente del trabajo, la familia, las actividades, rutinas, el deporte, el clima, el medioambiente donde estamos, el alimento, nuestro cuarto, nuestra casa y, claro está, nuestra propia mente kármica, haciéndose rollos por todos lados.

Sigamos repasando y comprendiendo algunos nombres de este nuevo idioma sánscrito, que sin quererlo ya hemos incorporado mucho.

Karma pariksha es el estudio y análisis del karma, en este caso del karma de nuestra prakriti, es decir el conocimiento de la información que determina las tendencias mentales, físicas y conductuales, dosha, guna, creencias y programas ancestrales, mandatos sociales y fidelidades familiares, información de supervivencia heredada a través de la genética y activada a través de la epigenética, el ambioma, ambiente geográfico, social, todo aquello que moldea nuestra forma de ver el mundo, de sentirnos y de actuar. El karma del purusha no es el karma heredado por ancestros (karma de la prakriti) sino saltatorio, cuántico, de otra prakriti, que tal vez nada que ver con nuestra prakriti (o tal vez sí), el karma que no se puede estudiar ni predecir.

Vimos que hay karma con frutos positivos (punyam phala) y con frutos negativos (papam phala). El positivo es aquel relacionado con nuestros dones, talentos, facilidades, el que nos inclina hacia una mayor adaptación, una mejor supervivencia, hacia estados más evolucionados de consciencia.

Y recordemos que ya el hecho de que tengamos un techo, agua, y algo para comer, pues tenemos un karma muy positivo.

Vamos todavía.

El karma negativo se relaciona con las dificultades, malformaciones, tendencias conflictivas y emocionales, todo aquello que resulta un obstáculo a trascender en el camino de la evolución.

Así es que dosha, como tendencia al desequilibrio, también es karma.

Karma también es la información que determina en qué ambioma naceremos, qué lugar del mundo, bajo qué momento histórico, en qué núcleo familiar, social, en qué cuerpo y en qué mente, también el escenario completo para que reproduzcamos la obra de teatro de nuestra vida y experimentemos nuestro aprendizaje. Veamos algo sobre cómo el ambiente y la familia puede moldear al dosha.

El karma ambiental

Ecología significa "estudio de la casa", el lugar donde vivimos y las relaciones que mantenemos con el resto de los seres vivos con los que cohabitamos.

Los seres vivos evolucionamos con todo lo que nos rodea, cuando algo de nuestro entorno cambia, nos invita a cambiar para generar un nuevo equilibrio, una nueva relación, lo mismo cuando cambiamos nosotros, generamos el espacio para que todo lo que nos rodea cambie también. Las adaptaciones y modificaciones que hagamos a lo largo de la vida son para aumentar la supervivencia, para evolucionar.

Todo es relación, interacción, acción-reacción, causa-efecto, karma.

Somos una colección de adaptaciones que nos permiten funcionar efectivamente en nuestro ambiente, estas adaptaciones caracterizan a la especie, y también pueden caracterizar al dosha y guna.

Las especies afectan y son afectadas por el ambiente físico, como el clima, el agua, el suelo, los recursos alimenticios, etc. Lo mismo sucede con el ambiente biológico, tanto con los individuos de la misma especie como con los de otras especies se puede cooperar (todos se benefician) o competir (unos se benefician más que otros).

En el caso del ser humano, para poder colonizar a lo largo y ancho del planeta, aprendió a construir y a abastecerse en diferentes climas y regiones geográficas, cambiando por completo sus costumbres, actividades, creencias, relaciones, aprendizajes, e incluso tal vez su composición elemental (dosha) puede haber ido cambiando para adaptarse a los diferentes ambientes.

Nuestro cuerpo y mente desarrollan adaptaciones para poder sobrevivir en el ambioma que nos toque, para recibir nuestro aprendizaje evolutivo y regresar a la fuente. Podemos desarrollar asma o pérdida de audición por ejemplo, si en casa nos sentimos asfixiados por las disputas o invadidos por los gritos, según el samskara o riel heredado que condicione nuestros pensamientos y acciones.

Así vimos que todo nuestro ambioma, empezando por el cuerpo como el primer lugar que habitamos, luego familia, casa, barrio, colegio, trabajo, pareja, hijos, etc., es el escenario perfecto para que hagamos nuestros cambios evolutivos, nos modifiquemos para evolucionar y trascender la experiencia. Este ambioma nos espeja aquellas cosas que tenemos que cambiar para evolucionar.

Podríamos pensar que dosha y guna también son adaptaciones que desarrollamos para sobrevivir.

Si estamos en un ambiente tamásico (imaginemos una familia violenta, abusos, adicciones, abandono), lo más probable es que desarrollemos una personalidad violenta, abusiva, adicta, abandonada para adaptarnos y sobrevivir.

Si nuestro ambioma es rajásico, por ejemplo si nacimos en la ciudad, trabajamos en el centro 8 horas por día, hablando, pensando en mil cosas a la vez, escuchando bocinas, presionados y exigidos, en una masa crítica de gente que está en las mismas condiciones, vamos a tener una tendencia mental más rajásica para adaptarnos a nuestra realidad que una persona que nació en el campo por ejemplo, a la cual le costaría muchísimo más la adaptación a ese medio.

En la ciudad, nuestro cuerpo tiene que aprender a ser rápido y eficiente, insensibilizar las emociones y necesidades para sostener el sistema operativo y social, para lograr alcanzar las diez millones de tareas y objetivos que nos exigimos cumplir durante el día, adaptarnos y cambiar rápidamente si nuestro colectivo se avería o la niñera no llega a tiempo. La ciudad se edifica sobre un tiempo lineal, el tiempo de la mente humana, productivo, unidireccional, sostenido, la energía masculina del hacer. La ciudad nos desconecta de los ritmos cíclicos de la naturaleza, el tiempo circular, fisiológico, la energía femenina del sentir, donde el pasado y el futuro se tocan, no hay perdidas, todo se recicla, se transforma, donde la evolución se da en forma de espiral ascendente.

Es fácil imaginar a los que vivimos en la ciudad corriendo erráticamente para todos lados, chocando entre nosotros, sufriendo la falta de tiempo y de espacio. Por supuesto que no todas las ciudades son caóticas y desordenadas, algunas son más rajásicas que otras.

Viviendas pequeñas, cerradas, apiladas, amontonamientos, congestiones, deudas, invasión sensorial.

Falta de espacio.

Rutinas cronometradas, largos horarios laborales, distancias cortas que requieren mucho tiempo para ser sorteadas, mil compromisos sociales, consumo indiscriminado de cosas que no necesitamos.

De nuevo, falta de espacio. Que se hizo evidente y lo hemos sufrido todos, por ejemplo durante la pandemia.

Por eso las prácticas de yoga o meditación son adecuadas para conectar con el silencio y la quietud interna, para generar prana, para abrir zonas de nuestro cuerpo cerradas, carentes de espacio, para que circule la energía trabada, para hacer lugar en la mente.

En la mente, ocupa mucho espacio una lista de tareas inconclusas: todas las cosas que tengo que terminar de hacer, todas las que tengo que hacer hoy... y mañana... y el fin de semana... Más todas las que me olvide y estoy tratando de recordar.

Me preocupo, no solo me ocupo. El pre-ocuparme hace que le agregue tiempo, mente, pensamiento, emoción, estrés, toxinas, falta de espacio.

Aparece un aumento de Vata frente a la necesidad de hacer más de lo que hacemos, movernos rápido, adaptarnos al cambio imprevisto, sostener un estado de alerta, anticipar todos los escenarios posibles futuros para que el peligro no nos agarre desprevenidos. Un desequilibrio como el insomnio, por ejemplo, nos permite mantener la vigilia para repasar una y mil veces aquella lista de inconclusos, por miedo o inseguridad de equivocarnos. O hipertiroidismo, para acelerar la velocidad del metabolismo... y luego atendemos a la pobre tiroides cuando el problema está en la azotea, en el viento de la terraza de nuestra cabeza (como pasa también con la gastritis, colon irritable, úlceras, problemas de piel, asma, etc.).

Para sobrevivir, y a consecuencia de nuestro ambioma, un aumento de Vata nos ayuda a sincronizarnos al ritmo de la ciudad; el desequilibrio deviene cuando se excede, cuando hay una sobrecompensación en respuesta a nuestra sensación de carencia, por ejemplo de seguridad y confianza en el caso del insomnio.

El desequilibrio siempre es una exageración del cuerpo, buscando exacerbar o bloquear una función, en respuesta a un peligro real o imaginario, a una necesidad no satisfecha.

Ambientalmente, un exceso de Vata en el cuerpo (viento, seco y frío), también podría ser una adaptación biológica a climas húmedos y cálidos.

Podemos observar en los días de mucha humedad ambiental nuestra piel pegajosa, por la condensación del vapor de agua que se encuentra en la atmósfera. Cuando hay mucha humedad en el ambiente, el vapor de agua se mueve desde la atmósfera hacia el cuerpo y no desde el cuerpo hacia la atmósfera (transpiración). Al no sudar, el cuerpo no se refrigera correctamente, por lo que el calor interno aumenta.

En este caso, una adaptación podría ser un exceso de sequedad para equilibrar la humedad y un exceso de frío para regular la temperatura del cuerpo, es decir, un aumento de Vata.

Usualmente este tipo de climas viene acompañado de baja presión atmosférica y está comprobado que la baja presión en el ambiente genera desequilibrios en el cuerpo al intentar compensarse a su medio, como dolores de cabeza, oídos, desgano, fatiga, dolores en las articulaciones, alteración en el sistema circulatorio, afecciones respiratorias, malhumor, desequilibrios Vata.

Por su parte, quien nació en el campo, habrá desarrollado quizás una tendencia mental más Kapha, pesada, estable, lenta, territorial, para poder adaptarse a un ambioma más tranquilo, silencioso, de menor excitabilidad e invasión sensorial, menor sociabilización, donde hasta incluso se requiere un cuerpo más pesado y resistente para realizar tareas de gran exigencia física y sobrecarga, así como también mayor inmunidad.

La grasa es una adaptación a climas fríos y con periodos de inanición, la mayor parte de los mamíferos poseen grasa parda, encargada de generar calor durante la hibernación. En los humanos esta grasa aparece para proteger los órganos vitales de los bebés, luego se va perdiendo, aunque estudios recientes detectaron que en adultos mayores vuelve a cobrar importancia en la regulación de la temperatura corporal.

La temperatura promedio del cuerpo humano es 37 °C y esto varía dependiendo del género, la actividad, el consumo de alimentos y líquidos, la hora del día y, en las mujeres, la fase del ciclo menstrual en la que se encuentren.

El encargado de regular la temperatura es el hipotálamo. Actúa como termostato, aumentando o disminuyendo la temperatura corporal en relación a las condiciones ambientales, según sea necesario, para mantener la temperatura corporal constante.

Si el cuerpo está más caliente que el ambiente irradia calor y se enfría, pero si el ambiente está más caliente que el cuerpo, necesita otro tipo de mecanismo para refrigerarse, como la transpiración; por eso Pitta transpira más.

La grasa es una adaptación de supervivencia, ya que aumenta en el periodo de vida más indefenso y dependiente que existe, de todas formas si no contamos con alguien que se encargue de nuestra alimentación y cuidado, la grasa parda no podrá salvarnos la vida durante mucho tiempo.

La grasa como generadora de calor y reserva nutritiva también es una adaptación frente a la sensación real o imaginaria de frío, soledad y desprotección. Justamente aparece en mayor proporción en la edad Kapha (niñez), en las mujeres y en desequilibrios Kapha como la obesidad, como una sobrecompensación a la necesidad real o sensación de carencia de amor, calor, alimento y protección.

En los mamíferos, la lactancia resume el alimento y el contacto entre la madre y la cría, el amor. A partir de allí se vincula el elemento agua (la leche), el amor, la dulzura (azúcar) y el alimento. Quien requiera más amor, aumentará su grasa.

También podemos encontrar el elemento agua, la grasa, como adaptación a climas secos, como por ejemplo en el norte argentino o Bolivia, donde los cuerpos tienden a ser más bajos y robustos, resistentes, las personalidades más Kapha, serenas, lentas e introvertidas.

El beneficio de la grasa en los cuerpos grandes, robustos y resistentes, es que permite cargar más peso, responsabilidades, es más tolerante a la sobreexigencia. Responde a la creencia de tener que poder con todo, tener que maternar, alimentar, proveer, proteger, sostener, a la sensación de no poder «darme un gusto», no poder disfrutar nada, por eso se busca placer en la comida.

La grasa es una barrera que aísla del entorno frente a la creencia de no poder poner límites, decir que no, marcar el territorio. Frente a la falta de espacio (prana) sobreviene la sobrealimentación, se busca prana, bienestar en la comida. Genera un cuerpo más grande en respuesta a la sensación de sentir que no existimos, que no nos ven, que tenemos que ocupar más espacio del que tenemos. Nos esconde si sentimos vergüenza, nos protege frente a situaciones de violencia, abandono físico o emocional.

Por otro lado, podríamos decir que el aumento de Pitta en el cuerpo también es una adaptación a climas fríos, o simbólicamente hogares fríos.

Repasemos un par de definiciones: genotipo se refiere a la información genética que posee un organismo en su ADN. Fenotipo (del griego phainein, "aparecer", y typhos, "huella") indica la expresión del genotipo en función de un determinado ambioma. El fenotipo cuenta con rasgos tanto físicos como conductuales y puede cambiar si cambia el ambioma (plasticidad fenotípica).

Pensemos en las características de los pueblos nórdicos, sus habitantes suelen tener la piel muy clara, sonrosada o rosada, pelo rubio o pelirrojo y predominantemente ojos claros (azules, verdes o grises). Estas características del fenotipo se deben a que en sus países las radiaciones solares son muy bajas, por lo que la producción de melanina (lo que da coloración y protege a la piel) es muy poca, para poder absorber vitamina D de forma más eficiente. Otra adaptación a la falta de luz ambiental es un mayor tamaño de los ojos y de la zona del cerebro destinada al procesamiento visual, algo similar a lo que ocurre en los animales nocturnos como los búhos.

Todos los cuerpos de los seres vivos irradian calor al medio. Por lo que la irradiación de calor es una de las principales formas de bajar la temperatura corporal.

Pitta, si no transpirás, pensás.

Para cualquiera, pero para Pitta sobre todo, hoy la actividad física aeróbica (yoga dinámico, bailar, correr, bici, deportes) es más para la mente que para el cuerpo, ahí uno transpira los pensamientos, las emociones… Cuando hacíamos ejercicio no teníamos tantos problemas, o al menos los sacábamos.

La temperatura pasa desde los cuerpos más calientes hacia los más fríos, un ambiente frío genera gran pérdida de calor, es necesario un fuego interno que compense. El agua conduce mucho mejor el calor que el aire, por eso es más efectivo regular la temperatura corporal a través de la transpiración.

Por el otro lado, el cuerpo tiene mecanismos para contrarrestar la temperatura ambiente elevada, como una menor producción de calor, la sudoración y la dilatación de los vasos sanguíneos de la piel. Cuando la temperatura corporal aumenta, los vasos periféricos se dilatan y la sangre fluye hacia la piel favoreciendo la transferencia de calor al ambiente, por eso después del ejercicio físico la piel se enrojece, está más irrigada.

Cuando desciende la temperatura ambiental, el cuerpo produce calor adicional y disminuye la pérdida de calor a través de la constricción de los vasos sanguíneos cutáneos. La disminución del tamaño de los vasos provoca que la sangre se desplace menos hacia la periferia y se conserve el calor interno en los órganos vitales, centrales, esta es la razón por la cual la gente palidece con el frío. La exposición a largo plazo al frío aumenta la liberación de tiroxina, que aumenta el calor corporal al estimular el metabolismo de los tejidos. También activa la expresión de varios genes importantes en el proceso termoregulatorio.

En la historia del ser humano como especie, podemos ver la evolución del color de la piel que, como se fue despigmentando, se fue volviendo menos oscura y menos resistente a los rayos solares. Vimos que en los climas fríos, son menores las horas de luz y por lo tanto se requiere un sistema más eficiente para absorber la vitamina D (esta vitamina se sintetiza con la radiación solar y es necesaria para la absorción del calcio en los huesos). Las pieles oscuras tienen más melanina, pigmento que da el color y funciona como un protector solar natural (el bronceado es el aumento de la protección natural de la piel). Es por esto que requieren mayor exposición solar para absorber la vitamina D necesaria. En las pieles blancas aumenta la eficiencia en la captación de vitamina

D. La melanina además de absorber la energía solar, encapsula microbios, da color al iris y al cabello, protege al ADN de mutaciones por rayos ultravioleta y absorbe el sonido (está presente en el oído). Los ojos oscuros también están más protegidos de la radiación ultravioleta que los ojos claros.

La piel es quien nos protege y nos comunica con el entorno, los melanomas, pecas y lunares, se dan por una alta concentración de melanina, en un intento por protegernos frente a un peligro real o imaginario, es decir que puede responder de la misma manera frente a una exposición prolongada al sol o a una persona violenta o abusiva.

Pieles más blancas y claras, predominio de Pitta, también podría ser una adaptación de supervivencia, un mimetismo con la nieve como el que realizan los osos polares para no alertar a las presas. Otros mamíferos como el zorro, durante la época de nieve despigmentan su piel para escapar de sus predadores.

El caso extremo de esta adaptación para volvernos transparentes y pasar desapercibidos es el vitiligo o el albinismo, en donde la piel está parcialmente o totalmente despigmentada, frente al peligro real o imaginario que atenta contra nuestra integridad física o nuestra imagen, en relación a una separación (piel: contacto).

Pitta también aumenta la competitividad, por ejemplo frente a las condiciones climáticas frías, hostiles, donde el alimento escasea y la supervivencia peligra. Podemos ver esta tendencia en la edad Pitta, adolescencia y adultez, donde es necesario el aumento de este elemento para salir a competir al mundo por los recursos y la conservación del linaje a través de la descendencia.

Tal vez muchos de nosotros podríamos identificar el aumento del fuego a través de la ira, cuando vemos peligrar o invadir nuestro territorio, nuestro espacio, actividades, relaciones, ideas, nuestra sensación de seguridad, posesiones y deseos. Un representante Pitta en la naturaleza es el felino, altamente dominante y territorial.

Por otro lado, los lugares más fríos son menos propicios para salir a socializar, lo que lleva a sistemas de relaciones personales más distantes y frías. La gente que vive en lugares cálidos suele ser más alegre y afectiva (macrocosmos-microcosmos).

El aumento de Pitta para compensar esta sensación simbólica de frío y distancia personal, podría desencadenar desequilibrios de sangre por ejemplo, de lazos sanguíneos, de familia.

La anemia es la modificación que hace el cuerpo cuando tenemos la sensación de no recibir suficiente valoración de nuestro sistema social (cariño, calor), o de no merecer amor de nuestro entorno (vida) por lo que disminuyen los glóbulos rojos que son los encargados de transportar el oxígeno indispensable para vivir. O tal vez ante la sensación de que alguien de nuestro sistema nos "chupa la sangre", se aprovecha de nosotros. Uno de los síntomas de la anemia es el frío.

La climatoterapia es una disciplina que trata de establecer la relación que existe entre el clima de una zona y el tratamiento de enfermedades. Propone, para el tratamiento de la anemia vivir en la montaña, ya que a mayor altitud, menor presión de oxígeno en la atmósfera, por lo que el cuerpo debe poner en marcha adaptaciones para continuar recibiendo la cantidad de oxígeno necesaria para la respiración celular, como por ejemplo el aumento de hemoglobina en sangre (para aumentar la capacidad de carga de oxígeno) o el aumento de mitocondrias (orgánulos encargados de la respiración celular), predominio Pitta.

Esto refuerza la idea de que el aumento de Pitta puede ser una adaptación a climas fríos de montaña y se desequilibra al aumentar la temperatura ambiente. También para otros trastornos circulatorios sugieren climas fríos y templados.

Tanto para los pacientes con asma como con psoriasis (desequilibrio Vata-kapha), la climatoterapia recomienda además de ambientes libres de polución (todo otro capítulo aparte el efecto en la salud de los contaminantes del agua, el aire y la tierra), ambientes cálidos y de baja altitud, es decir, con mayor presión de oxígeno en el aire.

Para los pacientes con dolores articulares (también desequilibrios Vata) sugieren los mismos ambientes cálidos y húmedos, pues Vata es frío y seco. Es más, reuma significa fluir, es el flujo de un humor precisamente frío y seco (cuando no está en actividad). En el Ayurveda reuma es conocido directamente como amavata.

Nuestro microcosmos evoluciona con el macrocosmos.

Todas las adaptaciones que hayamos hecho como especie para sobrevivir, quedan grabadas en nuestra memoria genética como mapas, rutas exitosas entre ellas de sobreadaptación a conflictos, así sea por el riel Vata a través del insomnio, por el riel Kapha a través de obesidad o por el riel Pitta a través de anemia, y su infinidad de variables.

Si el predominio de un dosha en el cuerpo puede ser una adaptación para compensar la falta (real o simbólica) de ese elemento en el ambioma, cuando estemos en un ambiente en el que ese mismo elemento abunda, en el cuerpo se encontrará en exceso, habrá más de lo necesario, como se puede observar en los desequilibrios estacionales.

Un cambio de estado en la emoción

Transformar una emoción estática y pesada en dinámica y liviana, gracias a la comprensión en acción.

Repasemos y recordemos al elemento agua.

La superficie del planeta tierra está compuesta en un 70% de agua, al igual que el cuerpo humano y que una célula.

Su presencia determina la vida en el planeta, donde hay agua hay vida. Tanto en el planeta, en el cuerpo y en la célula, cuando está en movimiento se encarga de transportar materia y energía, corroer y disolver, limpiar. Trasladar información.

Otras acciones (karma) del agua son lubricar y proteger, en la célula participa también activamente en la formación y organización de su estructura interna. Una de sus actividades más importantes es la regulación de la temperatura.

El agua se encuentra en todas sus formas y en todos lados, muere, se transforma y renace con cada cambio de estado durante su ciclo hídrico y cada estado le otorga diferentes propiedades.

Es interesante estudiar el cambio en las cualidades del agua, según el estado en el que se encuentre y las variables ambientales que la afectan.

Independientemente del dosha, todos tenemos alrededor de un 70% de agua, por lo tanto estamos influenciados en un 70% por ella y, como vimos, el agua es amor, pero también apego, avaricia, codicia, emoción, memoria, posesión.

Es tal la influencia del agua que podemos identificarla a través de los cambios emocionales que vivenciamos con cada ciclo lunar, la cual regula el movimiento del agua en el planeta, especialmente las mujeres, quienes tienen más agua (menstruación, lactancia, líquido amniótico, etc.).

Así como las variables ambientales afectan al agua del macrocosmos, también afectan al agua (emoción) del microcosmos. La temperatura (energía calórica) y la presión atmosférica, influyen en el comportamiento del agua y, por analogía, en la emoción. Podemos pensar cómo nos sentimos de energía (física o anímicamente), cuando hay baja presión atmosférica, cuando hace frío, o cuando hace calor extremo en el ambiente.

O cuando llueve.

El agua es tan flexible y adaptable que su comportamiento cambia drásticamente con su estado, temperaturas más altas la llevan al estado de vapor (es un estado de mayor energía) mientras que presiones atmosféricas más altas la sacan del estado de vapor (la presión que ejerce la atmósfera hace que se acerquen las moléculas de agua, aumentando la atracción entre ellas y disminuyendo el espacio interno).

Paremos un segundo a pensar cómo nos sentimos cuando estamos presionados, cuando no tenemos espacio para movernos libremente, cuando tenemos menos energía o prana.

Esta particularidad del agua indica que si está en movimiento y fluyendo libremente, tiene prana, vida, es flexible, se adapta, se renueva, a diferencia de lo que sucede cuando se estanca por confinamiento o se congela.

La baja presión y la alta temperatura (energía), llevan al agua al estado de vapor, donde su movimiento es libre, expansivo, ascendente. El agua pasa al estado de vapor gracias a la radiación solar que entrega prana para su movimiento, para su cambio de estado, algo similar a lo que realiza nuestro intelecto o buddhi que transforma la emoción.

Las nubes se forman a partir de partículas muy pequeñas de agua, que se evaporan (pasan al estado gaseoso) desde la superficie terrestre y condensan (pasan al estado líquido) nuevamente a grandes alturas donde la temperatura es menor. Si la temperatura es muy baja, pueden directamente precipitar en forma de lluvia y si es aún más baja congelar en forma de nieve o granizo.

Las nubes permiten pasar la radiación solar, pero impiden escapar los rayos reflejados por el suelo, lo que provoca un aumento de la temperatura terrestre. Sin este mecanismo, la amplitud térmica se vuelve enorme como en el desierto, durante el día hace mucho calor por la radiación solar directa y durante la noche mucho frío porque la energía solar no se conservó.

El sol entrega prana a las moléculas de agua de las superficies líquidas, el aumento de la energía en las moléculas ocasiona que incrementen su movimiento, hasta el punto de que pueden comenzar a desprenderse del líquido, evaporan. Esa energía en forma de calor, se la lleva la molécula que pasa al estado gaseoso, dejando al líquido con menor temperatura, por lo que necesita continuar recibiendo radiación solar para que el proceso de evaporación no se detenga.

Volviendo a la función del intelecto, son necesarias atención e intención constantes para alquimizar la emoción, para cambiar de estado, ya que esa emoción produce liberación de neurotransmisores en sangre que la perpetúan.

Si no ponemos energía, la tendencia es hacia la emoción pesada, pegajosa, aquella que es más permanente, estable, la que nos arrastra como un río, la que nos llevamos puesta durante todo el día, aun cuando la situación que la originó ya finalizó.

En el vapor de agua, estas moléculas llenas de energía que están ahora disueltas en el aire, comienzan su movimiento ascendente, arrastradas por los vientos atmosféricos, por lo que el movimiento del agua en la atmósfera está determinado por las características del viento que predomina, es quien conduce al agua en su estado sutil. En ese vapor, el agua adquiere las cualidades del viento, las moléculas están prácticamente libres, no hay uniones entre ellas, su movimiento es enérgico, rápido y expansivo, desordenado, es más liviano, sutil, su densidad es menor (hay menos moléculas de agua y más espacio en un determinado volumen de vapor que en uno de agua líquida). El tiempo que permanecen las moléculas de agua en este estado es muy corto, hay una gran velocidad de movimiento e intercambio con los otros estados.

Nadie escapa a la emoción, por lo que el manejo o la capacidad de mutar esas emociones es la gran maestría.

Poder reconocer y expresar cuando nos sentimos enojados, angustiados o con miedo, para luego permitirnos cambiar de estado y soltar la emoción pesada, mutar hacia el vapor o la emoción liviana y pasajera.

Este es el estado del agua con más energía, más prana. El agua en estado de vapor puede asociarse a emociones sutiles, móviles, ascendentes, sin apego, emociones más sattvicas, mutan, son pasajeras, no marcan tendencias ni dejan huellas (vasana, samskara), no nos inclinan a hacer nada ni condicionan nuestro comportamiento.

Podemos entonces alcanzar estas emociones cuando aumentamos el prana del que nos alimentamos, cuando estamos atentos a alquimizar las emociones, cuando bajamos las presiones que nos ponemos y nos permitimos disfrutar más, cuando nos permitimos cambiar, mutar, generar espacio en el cuerpo y en la mente, movernos con libertad y coherencia respecto de nosotros mismos, cuando nos amamos.

Cuando el vapor empieza a perder energía calórica (prana), es decir que se enfría y cuando aumenta la presión que le ejerce el ambiente, se va volviendo más pegajosa, las moléculas se acercan entre sí, incrementando la atracción y apego entre ellas, por lo que disminuye el espacio y aumenta la densidad, volviéndose agua líquida.

En el líquido, las moléculas experimentan mayor atracción entre ellas, sin embargo las uniones llamadas puentes de hidrógeno son transitorias, es decir que se forman y se rompen constantemente, viven mucho menos que un segundo.

En este estado el movimiento de las moléculas es menos libre, sin embargo en su conjunto como líquido, por su cualidad cohesiva, adquiere propiedades como el movimiento en masa que le otorga fuerza, unidad, dirección, la capacidad de ejercer un movimiento ordenado, eficiente, persistente y a la vez adaptable, es en este estado que desarrolla la mayoría de sus funciones, como por ejemplo el transporte de materia y energía, lo que permite la vida en el planeta, la transformación y disolución, claro que puede ser tan eficiente en trasladar como en destruir.

Siempre se mueve a favor la gravedad y cuanto mayor sea su masa (su peso), más atraída se verá por la Tierra. Lo caliente y liviano asciende, lo frío y pesado se va para abajo.

Si derramamos un vaso con agua en el piso, buscará moverse, expandirse. El agua siempre buscará su estado más libre, su ciclo natural de movimiento, en nuestro cuerpo se libera al exhalar, al sudar, al llorar, al orinar, al menstruar.

El agua en estado líquido es como la emoción rajásica, aquella que nos lleva a actuar, a movernos, a buscar, a salir, la que inclina a nuestras tendencias o vasana, es la emoción para la acción.

Etimológicamente, emoción significa mover, es el impulso que induce a la acción. La emoción prepara a nuestro cuerpo para una acción: si siento miedo, huyo; si siento ira, peleo; si siento tristeza, me contraigo; si siento alegría, me expando. Cuando nos sentimos apáticos e indiferentes, la tendencia es hacia la inactividad.

La emoción nos incentiva a ir tras eso (o a escaparnos de eso) que nos causa emoción, atracción-rechazo. Nos permite valorar la situación, sobrevivir.

El tiempo de permanencia de las moléculas de agua en este estado es mayor que en el vapor y menor que en el hielo, por lo que la emoción rajásica es más duradera que la sáttvica y menos que la tamásica, nos da el tiempo para ejecutar la acción para la que fue programada.

Si la acción no es puesta en marcha, la emoción se estanca, y si este mecanismo de incoherencia entre nuestro sentir y hacer se mantiene, la emoción se cristaliza y condiciona todas nuestras acciones llevándonos al desequilibrio.

El problema, en este caso, es la capacidad calorífica del agua; el agua tiene la capacidad de almacenar una gran cantidad de energía y no aumentar su temperatura, es un gran almacén y conductor de energía, es decir que para que cambie de estado (de hielo a líquida y de líquida a vapor) hay que entregarle mucho prana y de forma permanente, además de bajar las presiones externas.

Si continúa perdiendo prana y aumentando la presión del ambiente, las moléculas de agua se disponen en una nueva conformación donde su movimiento es casi nulo, sus enlaces son muy fuertes y estables y el tiempo de permanencia en este estado es larguísimo, el agua se congela, se estanca, como sucede con una emoción tamásica.

El agua congelada se convierte en reservorio o depósito de mnemociones (memorias emocionales), que condicionan todas nuestras interpretaciones a futuro, una huella bien impresa y marcada, un agujero negro que nos chupa a sentir y hacer todo siempre del mismo modo, un samskara.

El hielo es un estado de baja energía, de nulo movimiento, sin libertad. Cuando el agua pierde energía calórica (prana) y está sometida a una alta presión ambiental (un gran peso sobre nosotros), las moléculas casi inmóviles se unen entre sí de manera fuerte y estable, ya que no hay energía para romper los enlaces. Por lo que cristalizan en una estructura voluminosa, parecida a la de un panal de abejas, se expande y solidifica. A muchos se nos habrá explotado una botella de líquido en el freezer alguna vez.

Esta es una rara característica del agua (la mayoría de los líquidos se contraen al solidificar) y es lo que le permite al hielo ocupar más espacio, ser menos denso y flotar sobre el agua líquida, es decir que el único movimiento que puede tener en este estado es a través del agua líquida que lo transporte.

El agua en estado sólido puede permanecer más de cien años, los casquetes polares son un reservorio de agua a nivel planetario. El hielo es entonces un reservorio de emoción, tiene contenido todas las emociones que congelamos, reprimimos, negamos. Es cuando la emoción se vuelve tamásica, está instalada, permea todo lo que pensamos, sentimos y hacemos, no nos permite movernos libremente, tiñe el filtro con el que vemos la realidad, nos condiciona siempre a los mismos patrones mentales y conductuales.

Si llevamos esto al cuerpo, contener la emoción y no liberarla, nos predispone a la enfermedad. Transpirar, llorar, expresar, son mecanismos para mantener nuestra agua interna en movimiento, para que la emoción no se estanque y nos enferme.

Cuando confinamos o congelamos agua en forma de quistes o grasa por ejemplo, estamos encerrando una emoción que se estancó, que quedó sedimentada y solidificada en el recuerdo de una situación traumática y no pudo ser liberada, manifestada, removida.

Es necesario llevar atención e intención, luz, conocimiento, calor, prana, a esas emociones solidificadas en los recuerdos, estancadas en alguna zona del cuerpo, para moverlas a un estado líquido, de acción, que se manifiesten, se expresen, se muevan, salgan para afuera.

Si estamos atrapados en una situación, no podemos movernos ni expresarnos con libertad, estamos perdiendo prana (estrés, angustia, miedo, enojo), el agua se estanca, la emoción se solidifica.

El llanto, la exhalación (todo lo que salga desde la boca), el bostezo, el moco, el vómito, la transpiración, la orina, la menstruación, la leche materna, la eyaculación, la materia fecal, todo mueve el agua, saca emoción, está en armonía con el ciclo de transformación del agua y su cambio natural de estado. Si se bloquea su flujo, la emoción también.

No hay nada que nos ate realmente, cambiar de estado es nuestra elección.

Karma samaja, el karma de la sociedad.

No es lo mismo nacer en lugares y épocas de pobreza, violencia, guerras, o falta de agua, que en paz, amor, con alimentos y cuidados. Así hubo pueblos y millones de personas diezmados por religión o por raza.

De acuerdo a la sociedad y tiempo en que nací, pues se moldearán mis experiencias, emociones y recuerdos. Hay muchas creencias que operan a nivel social, que comparten todas las familias de un determinado lugar y en un momento específico. Así encontramos, por ejemplo, la creencia en relación al trabajo que heredamos de nuestros ancestros inmigrantes, que debe ser con esfuerzo, sacrificio y sufrimiento, para pertenecer y estar en fidelidad.

Entendemos el disfrute como algo prohibido, hasta avergonzante, apto solo para aquellos que han hecho suficiente mérito para conseguirlo, la vida tiene que ser una "lucha", un "tirando", un "ahí andamos", un "sobreviviendo", el disfrute solo es válido para vacaciones y feriados.

Reproducir este modelo pasivo, de no hacernos responsables de nuestra felicidad es costoso. Implica acomodarnos en situaciones incómodas para sostener la creencia de que debemos sufrir para ser merecedores de algo mejor, de que si sufrimos lo suficiente entonces en un futuro mágico algo externo va a cambiar y nos va a salvar de nuestra pesada realidad. Y mientras esa creencia sobreviva, también va a sobrevivir esa realidad que estamos creando.

Podremos observar la vitalidad, entusiasmo y salud que sentimos cuando nos movemos libremente, sin barreras físicas ni mentales, sin presiones (por ejemplo en las vacaciones) y la falta de energía, pesadez y estancamiento cuando nos encontramos amoldados a situaciones que nos asfixian y limitan (por ejemplo si no nos gusta nuestra rutina).

Generar espacio: "armarte una vida de la que no necesites vacaciones".

Espacio interno, para el movimiento de los vientos y líquidos que transportan esas emociones estancadas. Espacio externo, en nuestro ambioma, para movernos, quitarnos los compromisos, rutinas, relaciones, pensamientos, actitudes, tendencias que nos pesen, nos sometan, nos quiten prana, no nos dejen ser libres, no nos permitan disfrutar sin culpas. Para poder pasar de un estado menos pegajoso a uno más libre, expansivo, liviano, sutil, como cuando nos sentimos en paz.

Vivimos en sociedad, somos seres de relación. Es necesario llenarnos de prana, de energía, a través de los alimentos, del sol, la respiración, el descanso, las relaciones, los lugares que habitamos, los pensamientos que recurrimos, de todos lados que podamos obtener prana y evitar todo aquello que nos consuma energía, que nos desgasta, nos desanima, para poder llegar a estados más elevados. Profundizaremos este tema en el capítulo de pranósfera.

Necesitamos la emoción líquida, rajásica, para movernos y actuar en nuestra vida diaria y será funcional siempre y cuando esté en movimiento y expresándose con libertad.

Pero también podemos pasar a la emoción volátil, la sutil, la liviana, la que alquimiza el intelecto, la transforma, la vuelve pasajera, lo que nos permite regresar al presente, establecernos en nosotros mismos (swastha).

Existe ese estado y es reproducible en todos los campos de nuestra vida, no es necesario sufrir un trabajo, ni una pareja, ni una familia, ni siquiera una sociedad.

Karma griha, el karma del hogar

Hay muchos tipos de familias. Familias numerosas, familias de solo dos integrantes, familias estructuradas, desestructuradas, familias felices, apáticas, violentas, distantes, empáticas, que se ayudan entre sí... Depende mucho de la personalidad de sus miembros y, cómo no, de las circunstancias. Además, cada familia (en el caso de que haya hijos) tiene sus propios estilos educativos: las hay más democráticas y más autoritarias, las hay más abiertas y liberales y también más cerradas e impermeables. El vínculo familiar que se establece influirá sobremanera en la personalidad, las creencias, las tendencias y la salud mental y física del niño o la niña.

No todas las familias son nidos de amor, confianza, y afecto.

La convivencia dentro de una familia tóxica es absolutamente devastadora para cada uno de sus miembros, y esto tiene consecuencias directas con la aparición de ciertas psicopatologías asociadas a tener que lidiar con altas dosis de presión, estrés y hasta malos tratos.

Existen relaciones familiares disfuncionales basadas en la sobreprotección, el abandono, la violencia física y psicológica, la culpa y manipulación, la inversión de los roles y supresión de las etapas, la falta de comunicación y demostración de afecto, con la consecuente aparición de desequilibrios corporales, mentales y espirituales en sus integrantes.

Hay familias en las que se generan situaciones de estrés permanente. Algunas veces puede ser un daño que se hace sin querer, sin mala intención, y en otras pueden existir factores que realmente llevan al odio y a la violencia, física o verbal. En otros casos, el problema no es tan evidente y está más relacionado con el estilo educativo que emplean los padres o el "contagio" de inseguridades o problemas de unos miembros a otros.

En definitiva, cada familia es la que "elegimos" para evolucionar, es la que necesitamos para nuestro aprendizaje. A veces se trata de aprender a ser tolerantes, otras de aprender a enfrentar y otras de aprender a alejarse, cualidades que aportan Kapha, Pitta y Vata, en equilibrio.

Nuestras tendencias mentales y conductuales surgen de la información que incorporamos a lo largo de la vida, aquellas cosas que nos enseñaron y transmitieron nuestras familias (karma griha o karma del hogar) y aquellas otras que fuimos experimentando.

Para el Ayurveda, al decidir tener un hijo, los padres deben hacer un proceso de desintoxicación física y mental, pues el estado anímico en que se encuentren tanto él como ella antes, durante y después del embarazo, afecta directamente la felicidad y salud del hijo.

Las impresiones, experiencias, sensaciones, que hayan tenido los padres, especialmente la madre, se convertirán en un mapa para los hijos, una matriz (samskara) que dará origen a la forma de construir la realidad.

La mujer es la elegida como portal a la Tierra para este ser que encarna, su influencia es mayor ya que nos desarrollamos en su propia matriz o molde. El agua (predomina en Kapha, mujeres y embarazo) es memoria, quien tenga más agua podrá conducir mejor las memorias colectivas, ancestrales, kármicas.

Todo lo que la mujer sienta en la preconcepción, durante su embarazo, en el parto y en la primera infancia, se convertirá en un riel emocional para el niño o la niña.

El feto siente hasta los cambios de temperatura, responden al sentido del tacto, pueden sentir dolor e inclusive hacia el quinto mes ya tiene sentido espacial dentro del útero. Los sentimientos que la mamá libere en sangre, pues los recibirá su futuro hijo, ya sea dolor, enojo, ira o alegría y tranquilidad.

Durante el embarazo, las células del feto reciben y graban toda la información sobre las experiencias de la madre. Sonidos, imágenes, aromas, sensaciones y hasta lo que ingiere, se transforma en información valiosa para la persona.

Para el Ayurveda, el alma del bebe es quien elige a sus progenitores antes del momento de la concepción (según la experiencia de aprendizaje que necesite integrar).

La consciencia del nuevo ser estará determinada principalmente por tres factores:

1. El karma que traiga de vidas anteriores (karma purusha y prakriti).
2. La consciencia de los padres en el momento de la concepción (karma prakriti).
3. Las vibraciones que percibe durante los nueve meses de embarazo (karma prakriti).

Es por esto que la madre (y su ambioma) debe promover las experiencias benéficas, y evitar las que generan desequilibrios del cuerpo y la mente.

Para que una pareja tenga descendencia sana, ambos progenitores deberán cuidar su dieta, sus actividades, su conducta y su estado emocional tanto antes como después de la concepción. Se debería tener esto en mente durante todo el embarazo.

Definitivamente vemos que el ser humano puede influir con su pensamiento y emoción sobre su medio, incluyendo su propio cuerpo físico.

Cuando hablamos de emociones estamos hablando del lenguaje del universo, ya que una emoción no es otra cosa que una vibración.

Cuando sostenemos una emoción por algunos minutos, eso desencadena fuerzas que van más allá de nuestra percepción, y el universo se pone a trabajar para manifestar la esencia de esa vibración.

Cuando deseamos mucho algo, en algún momento se materializa. Si prestamos atención, podremos observar que esa intención es una energía que emitimos al universo y que siempre vuelve materializada en alguna forma, quizás no la que esperábamos, pero sí la que necesitamos. Cuanto mayor sea nuestra alineación con el universo, nuestra convicción en la capacidad que tenemos de crear nuestra realidad, más rápido se materializa y más conscientes del hecho seremos.

Los pensamientos son cosas y toman vida en algún lugar.

Cuando nos involucramos demasiado en las cosas nos comemos la película, lo hacemos personal, estamos tan absorbidos por la situación que no podemos ver el panorama completo, tenemos una mirada chiquita, como la anteojera que les ponen a los caballos para que solo puedan ver en una dirección.

Cuando nos alejamos un poco (espacio-prana), dejamos de sentir tan intensa la situación porque podemos ver la película completa, cambia nuestra perspectiva y comprensión de la realidad, nos volvemos observadores y esa distancia, ese espacio, nos permite tener una mirada amplia, objetiva, y así poder reconocer a la vida como un juego.

Todos los proyectos tienen un sentido de creación, el termo fue creado para conservar agua caliente, los cajones para guardar cosas, conocer que nuestra propia vida también tiene un sentido por la que fue creada, un proyecto, un mandato, una expectativa, nos invita a tener una mirada más amplia, entender que muchas de las cosas que nos suceden hoy, son la materialización de aquella intención que emitieron mamá y papá antes de traernos al mundo.

Antes de ser quienes somos, fuimos un proyecto (una intención) y como proyecto tuvimos un sentido (un fin) por el cual fuimos creados, que responde a un deseo o a una necesidad.

Creamos la lamparita porque necesitamos luz, creamos el oído porque necesitamos escuchar, creamos la enfermedad porque necesitamos cambiar y creamos la sanación porque tenemos que cumplir un proyecto de vida. Creamos una hija o hijo porque tenemos un deseo o necesidad, en general completamente inconsciente.

Entonces, por ejemplo, papá desea tener un varón que se haga cargo de la familia y continúe su profesión, si es un hijo tenderá a ejecutar esa responsabilidad toda su vida y si es una mujer tenderá a ser masculina, manifestando quizás dolores fuertes en la menstruación (es doloroso ser mujer), hombros y espalda grande para soportar la carga con dolor muscular, etc.

Mamá desea un hijo o hija que le haga compañía y no la deje sola, esa persona tenderá a no formar su propia familia, porque siempre estará al lado de su mamá.

Papá es violento con mamá, el hijo o hija tenderá a no formar pareja o a separarse constantemente, haciendo lo que mamá necesitaba hacer y no pudo, o tal vez repetirá el mismo modelo heredado (relaciones violentas) como una posibilidad evolutiva de reconocer el patrón y cambiar el final.

El 99% de las veces, estos proyectos son inconscientes y cuando tomamos consciencia de nuestro sentido existencial, la razón por la que fuimos creados, podemos elegir continuar llevando el programa o liberarnos.

El conocimiento trae transformación, comprensión en acción.

Lo que sientan, experimenten y vivencien mamá y papá, el bebé lo sentirá como propio durante toda su vida. Nuestras creencias hoy, fueron grabadas en ese momento, la forma de ver el mundo, los condicionamientos, la interpretación emocional de los hechos, la manera de reaccionar.

Sentimos sus emociones como propias, sus conflictos como propios, sus comportamientos como propios y hasta sus enfermedades como propias.

En esa etapa grabamos en el inconsciente toda esta información que será nuestra base, lo que se reproducirá de manera automática e inconsciente cada vez que enfrentemos una situación, nuestro yo reactivo, el de la mirada chiquita que se come la película y se deja arrastrar por la situación como por la marea. La única forma de poder salir de ese ciclo de emociones y comportamientos ajenos, reactivos e inconscientes es a través de la mirada amplia, la del buddhi o intelecto.

Es ponerle pausa a la película y observarla: "¿Que estoy sintiendo con esto que sucede? ¿Lo que siento es coherente con esto que sucede o es injustificado? ¿Estoy respondiendo de la manera que me gustaría? ¿Puedo hacer algo distinto?".

Es necesario reconocer nuestras emociones cíclicas, el disco rayado, esas heredadas que están de fondo siempre que nos enojamos o ponemos tristes. Solo observando esas emociones, dándoles un lugar, podemos gestionarlas, elegir dejar de alimentarlas.

Podemos sentirnos desorientados, culpables, frustrados, inseguros o con miedo cada vez que queramos alejarnos del mandato y tomar un camino propio.

Tomar consciencia de que el sentido de nuestra existencia es la propia experiencia, aprendizaje y evolución y para eso tenemos que conectar con nuestro propio camino, misión, lo que nos es afín, solo nosotros conocemos esa información.

Escucharnos y actuar de forma alineada a lo que sentimos, sin apego al resultado de nuestra acción, es recuperar nuestra libertad de ser, dejar de depender del entorno para estar bien, entender que eso que sentimos ¡es nuestro!...Por lo tanto no depende de nadie más que de nosotros alimentarlo o ignorarlo.

No solamente repetimos las emociones de nuestros padres tal como las aprendimos en la niñez, también, desde la biología, podemos entender cómo sucede que llevamos enfermedades y síntomas por nuestros padres, cómo es que el conflicto psicológico de mamá y papá se traduce en un conflicto biológico, un síntoma físico, en la descendencia.

Como vimos, un hijo puede traer la modificación genética que resuelva el conflicto de su madre o padre, o puede activarla a través de la epigenética si se encuentra ante las mismas circunstancias reales o imaginarias.

Imaginemos un hombre que le grita a la mujer embarazada, ese niño podría nacer sordo como una respuesta adaptativa al conflicto sin resolver de su madre, a su necesidad no satisfecha. Pero también podría suceder que active la modificación en algún momento de su vida en el cual se sienta igual que la madre, que tenga una vivencia similar, por ejemplo con un jefe que le grita.

Por otro lado, la vida de un individuo puede sacrificarse por la supervivencia del grupo. Si los padres enferman y mueren, los hijos sin alimento ni protección también, es decir que muere todo el clan y peligra la especie. Si los hijos absorben el conflicto y mueren, los padres pueden volver a procrear y así asegurar la continuidad del clan y de la especie.

Somos fieles herederos de los conflictos sin resolver de nuestros ancestros, repetir sus patrones nos da sentido de pertenencia, nos permite recibir su alimento y amor (arquetipo materno), su protección y reconocimiento (arquetipo paterno).

Hacemos lo mismo o lo contrario, buscando inconscientemente resolver sus conflictos, frustraciones, deseos reprimidos, creencias limitantes, dolores profundos.

Repetimos las situaciones y relaciones que nos permitan reconocer el modelo heredado y aprendido en la infancia, lo que vimos, escuchamos y percibimos de nuestro ambiente, lo que construyó nuestro mapa de cómo debe ser el mundo. Las mismas historias para cambiar el final, habilitar lo reprimido o incorrecto; saldar la herida kármica del clan se vuelve un mandato, una misión para nosotros. Ohh, sí, sí...

Repetimos o reparamos. Sanamos un conflicto familiar cuando habilitamos aquello que no se pudo antes, integrando al polo negado, manifestando el polo reprimido, hasta un asesino puede operar desde una fidelidad familiar (de un ancestro acusado de asesinato, o con ira reprimida, o asesinado, etc.).

Esa experiencia nos coloca en un nuevo escalón evolutivo, en un nuevo nivel de consciencia, y esa información se incorpora en el clan, sanamos por nosotros y por nuestra familia. La información es energía, se transmite en todas las direcciones.

Son tantas las variables que pueden influir en el sentido de la vida de una persona, si se buscó o no, si se deseaba un nene o una nena, si era el momento y la situación adecuada, si fue un error de cálculos, "un paracaidista".

Todas las variables asociadas al momento de la concepción: miedos, expectativas, infertilidad, si hubo consenso, el momento del año, si se atravesaba por alguna situación particular.

Si el bebé se deseó para unir a la pareja, para acompañar al primer hijo, para reemplazar a un bebé fallecido, si llega luego de una disputa o separación, para acompañar a alguno de los progenitores, para continuar la herencia familiar o la profesión, si llega en una relación extra conyugal, si se deseó abortar, o para retener a uno de los progenitores en el hogar, para darle sentido a la vida de mamá o papá, por presión del entorno.

Todo lo que sintió mamá durante el embarazo, si estaba a gusto con su imagen, como era la relación con papá, si se sentía aceptada, si hubo algún evento traumático, si se sintió sola o contenida, sus miedos y preocupaciones, la relación con los abuelos, la información de las experiencias de embarazos previos o familiares.

Un embarazo fallido puede manifestar memorias de ancestros masacrados, exiliados, o que se sienten culpables por ser sobrevivientes. También puede ser la solución adaptativa a memorias de bebés muertos al nacer (mejor perderlo temprano, se sufre menos).

Un embarazo extrauterino por ejemplo, es la forma de representar un problema en el útero, el nido, el hogar real o simbólico. Habla de querer tener un hijo pero sentir que la casa es muy pequeña, o no querer que crezca en ese lugar, país, en esa familia, con esa pareja.

Las náuseas durante el embarazo pueden expresar un rechazo de lo que el embarazo representa (lo que impide o impone), no digerir algo del embarazo, puede ser el cambio en el cuerpo, o en la rutina, o el miedo al futuro, etc.

Lo que suceda al momento del parto es aquello que el/la bebé grabará como lo que le permite vivir. Lo que tenderá a repetir porque dentro del sistema de creencias (lo que creyó mamá) es lo que le da la vida.

Con cada parto se revive la información de los partos anteriores, y en el caso de ser el primer hijo se revive el parto de la madre.

El parto para la mujer es el gran examen de su vida y todo lo que haya sentido es también lo que sentirá el niño o la niña cuando se considere evaluado, pudiendo repetir los mismos síntomas de mama y variables del parto.

Se graban todas las variables: el lugar del trabajo (sala de parto), las autoridades (los médicos), si hubo enema, por ejemplo, el niño o la niña podrá presentar diarrea ante los exámenes, si por el contrario mamá tenía miedo de defecar podrá presentar constipación frente a situaciones de gran exigencia.

Si la madre entra en pánico o pierde el control, el niño o la niña va a bloquearse en momentos críticos, cuando se encuentre en situaciones de vida o muerte buscará las soluciones en el momento del nacimiento, los medios que le permitieron sobrevivir.

Si el trabajo fue inducido por ejemplo, el niño o la niña podrá tener un comportamiento de no elección, todo le dará igual, hará lo que los demás propongan. Le costará tener iniciativa, siempre habrá que estarle detrás, tal vez no se sienta libre de tomarse su tiempo para hacer las cosas.

Si el trabajo de parto fue complicado, la creencia puede ser "el trabajo mata" o "el trabajo es muy difícil" (fracasos, inestabilidad escolar y/o laboral).

Si nació de urgencia (tiene que salir de allí lo más rápido posible) el/la niño/a hará siempre todo a gran velocidad en su vida. También si el padre expresó un deseo de que no nazca, la madre se apurará a parir, porque mientras esté en el vientre corre peligro su vida.

Si nació por cesárea, el/la niño/a podrá tener dificultades para tomar decisiones, o todo lo contrario, frente a una decisión difícil realizar un "corte inmediato y seguro" que resuelva la urgencia. Podrá también sentir que nunca puede disfrutar del fruto de su trabajo.

Si se utilizó peridural y la madre no participó del trabajo por estar desconectada de sus sensaciones, el/la niño/a podrá ser distraído, indiferente, no involucrarse en los trabajos. También puede ser hipersensible al dolor, no saber tolerarlo bien. Incluso podrá tener la sensación de que el trabajo es algo estresante y querrá terminar siempre todo rápido.

Si estuvo en incubadora, lo que graba el bebé y buscará reproducir a lo largo de su vida son las condiciones que le permitieron sobrevivir: soledad, falta de contacto, abandono. También la creencia puede ser "para que no me abandonen debo alcanzar el peso correcto" y progamar una obesidad.

Si nace con el cordón alrededor del cuello, la madre no quiere dejar ir al bebé, soltarlo, puede haber memorias de embarazo fallido o bebés nacidos muertos. También es una solución para mantener el bebé dentro, si se cree que el mundo exterior es peligroso. Puede haber memorias de ahorcamientos, asfixias, el/la niño/a podrá sentirse ahogado, sin libertad de acción y de expresión.

Si fue parto natural o cesárea, cuánto duró, si fue doloroso, si se anticipó o retrasó, si hubo inconvenientes, si mamá estaba cómoda en el ambiente, si se sintió apoyada o maltratada, si la crianza se recibió con alegría o no, es información base para los modelos mentales y conductuales.

Se agrega todo lo que sucedió en sus primeros años de vida, si era reconocido como persona, lo que se generó en la pareja, como vivió mamá el puerperio, si tuvo que volver rápido al trabajo y en ese caso quién cuidó al bebé, si compartían tiempo y cariño, cómo se integró a la familia, si hubo acontecimientos dramáticos, preocupaciones económicas o de salud, etc.

Son tantas las variables que, por supuesto, es imposible controlarlas a todas, por lo que desde ya, no cabe sentimiento de culpa. Todo es como tiene que ser y cada cual lleva su sentido existencial para sanarse y sanar al clan. Comprender que todo esto puede seguir repercutiendo en nuestra vida hoy, nos invita a prestar más atención como madres y padres, y a observarnos como reproducciones automáticas de nuestros progenitores, para poder elegir desde un lugar consciente si queremos continuar o no llevando el programa. No cabe sentimiento de culpa porque además, esto ni siquiera nace con nuestros padres sino que viene de mucho más atrás, mamá y papá también son reproducciones automáticas de los abuelos y a su vez, ellos de los bisabuelos y así podríamos continuar hasta el origen de las especies.

Así es que somos los creadores de nuestra propia realidad, ya que todos formamos parte de un campo, de una misma energía.

Ese campo colectivo que conformamos, es el medio por el cual la información circula entre los inconscientes de las personas, compartiendo experiencias, conocimientos, emociones, pensamientos, vibraciones energéticas. Nos vincula con nuestro medio, transfiriendo memorias horizontales como con nuestro entorno social, y verticales como las ancestrales.

La información se transmite a lo largo de la evolución, desde las especies más arcaicas hasta las más jóvenes, como la nuestra.

De la misma manera, dentro de nuestra especie, la información viene bajando ancestralmente hasta llegar al presente.

¿De qué servirían millones de años de experiencias, aprendizajes y adaptaciones si no pudiéramos transmitir todo ese tesoro en términos de supervivencia a nuestra descendencia?

Las relaciones emocionan

Cuando logramos tener las necesidades básicas resueltas (techo, alimento, agua, luz), nuestros conflictos son de relación. Relación con la familia, con la pareja, con los compañeros de trabajo, con el vecino, con todo el entorno.

Las relaciones son un motor evolutivo, podemos ver reflejado en ellas todas nuestras heridas, nuestros deseos frustrados, nuestras necesidades no resueltas de la infancia. Aquello que no hayamos recibido de mamá y papá saldremos a buscarlo en nuestras relaciones, aquel modelo que copiemos en nuestra familia será el que reproduzcamos una y otra vez en nuestros vínculos.

Las relaciones nos muestran nuestras sombras, nuestros dolores profundos, inconscientes, aquellos que esperan ser reconocidos, aceptados y transmutados. La mayor parte del tiempo nos condicionamos, tenemos miedo de mostrarnos como somos, nos limitamos por miedo al rechazo, al abandono, al menosprecio, a quedar expuestos y vulnerables.

Así es que no expresamos realmente lo que sentimos, que no hacemos realmente lo que queremos, moldeamos nuestro comportamiento a lo que creemos que debe ser, buscando cumplir expectativas ajenas, inconscientemente las de mamá y papá.

El miedo al rechazo lleva a una actuación forzada, para obtener aprobación. Nos desalineamos de nosotros mismos y esa demanda energética de aparentar algo que no es resulta insostenible, nos enfermamos.

Así, adaptamos nuestro cuerpo y nuestra mente a muchas situaciones que dilatamos, aguantamos, sostenemos, por la sensación de carencia de valor, capacidad, herramientas, merecimiento o coraje, para salir de ellas.

Si aprendemos a leer nuestros desequilibrios, se convierten en aliados; nos muestran aquello que estamos sintiendo y aun no volvimos consciente, o tal vez sí, pero no nos sentimos preparados para dar ese salto evolutivo y cambiar.

Esos desequilibrios nos muestran nuestros moldes mentales, las adaptaciones que fuimos haciendo en los pensamientos, para ver la vida y actuar como se nos enseñó. Todos nuestro ambioma va moldeando nuestros pensamientos, los estructura, los estandariza y homogeneiza al modelo predominante.

Al igual que el río, nuestras interpretaciones emocionales de la realidad van creando huellas o samskara cada vez que nos sentimos igual frente a una situación y reaccionamos exageradamente a eso que sentimos (nos defendemos, atacamos, nos enojamos o angustiamos, huimos, nos callamos, etc.), continuamos calando el surco por el que caeremos inconscientemente, cíclicamente y cada vez más, porque es el camino conocido, cómodo y seguro.

Y si encontramos un camino así, un mecanismo que nos permita sobrevivir a las situaciones, es claro que vamos a transmitirlo a la descendencia como una información más que valiosa.

Sucede que esa información puede tomar diferentes formas, puede ser unos lentes para mirar la vida, una conducta, una profesión, un síntoma, una situación, una enfermedad, etc.

Y sucede también que la manifestación de eso puede ser un calco exacto o contrario. Si pensamos en un círculo, los extremos se tocan, las manifestaciones extremas, exageradas, polarizadas, son aparentemente diferentes pero en realidad corresponden a las dos puntas de la misma línea, distintas manifestaciones de la misma energía. Es decir que un mismo conflicto emocional se puede manifestar de una manera o exactamente la contraria.

Veamos un ejemplo: una mujer que ama la libertad de viajar es obligada a estudiar Derecho, porque sus padres son abogados y es el surco conocido y seguro, en términos de supervivencia.

Ella odia esa carrera y esa profesión, sin embargo, para no contradecir a sus padres hace todo tal cual se le ordenó. Carga con la frustración de no haber podido hacer lo que realmente ama, que es viajar.

Conoce a un abogado con quien se casa, continuando perfectamente el mandato familiar, y tienen dos hijas. Una de ellas, decide continuar orgullosamente la profesión familiar, aunque sus padres no se lo hayan impuesto, con la seguridad de pertenecer al clan repitiendo lo mismo. La otra, decide irse de viaje por el mundo, sin saber exactamente si regresará ni qué hará de su vida luego. Ambas pueden experimentar el conflicto de la contradicción, si sus propios gustos, deseos y necesidades son diferentes al mandato.

Las dos hijas muestran comportamientos completamente opuestos, sin embargo ambos responden a la misma emoción, que es la frustración de la madre (y, aunque no lo mencionamos en el ejemplo, seguramente también la del padre).

Ambas son hijas fieles y resuelven su conflicto: una, tomando la misma profesión pero por elección. La otra, habilitando lo prohibido, satisfaciendo la necesidad no resuelta.

Así es que muchas de las cosas que nos suceden en la vida nos generan contradicciones, una parte nuestra siente y actúa de una manera determinada por default, pero aparece una voz interna que nos dice que hay algo de eso con lo que no nos identificamos, que nos gustaría que fuese diferente, que nos sentiríamos en armonía si pudiéramos hacer las cosas de otra manera. Y ahí están disputando los programas familiares versus nuestra propia identidad.

Los síntomas son alarmas que avisan que se está repitiendo un patrón de pensamiento, emoción y acción, arraigado y conflictivo para nosotros (o nuestra familia).

Nos marcan el desvío de swastha (salud), cuando pensamos una cosa y decimos otra, sentimos algo y actuamos de forma incoherente a eso, cuando no nos permitimos eso que queremos o necesitamos, condicionados por nuestras creencias.

El árbol genealógico

El análisis del árbol genealógico toma en cuenta todo aquello que se repite o se asemeja: nombres y sobrenombres, rango de hermandad (el número y el orden de nacimiento entre los hermanos y hermanas, contando los embarazos perdidos y abortos), enfermedades y síntomas, parecidos físicos y temperamentales, profesiones y hobbies, afinidades (con quién nos llevamos mejor), fechas de nacimiento, concepción, defunción, casamiento, etc.

El objetivo de este estudio es conocer con quién tenemos más afinidad, con quién estamos en relación vibratoria y, por lo tanto, seremos blanco o depositario biológico, con quién resonamos más sus conflictos, a quién representamos más del árbol para entender qué estamos reparando, el para qué de nuestro síntoma y así poder liberarnos del programa.

En el árbol, las memorias pueden circular de forma vertical (ejemplo: padres a hijos) y de forma horizontal (ejemplo: entre hermanos) y siempre es importante tener en cuenta aquellos familiares fallecidos y no nacidos. El sistema siempre tiende a la reconciliación, todos aquellos que quedaron fuera de la familia, que fueron excluidos o reprimidos, regresarán de alguna manera, representados en otras personas, para poder integrarse al sistema, para darle la oportunidad al clan de aceptar el polo negado, la sombra, y así tender a la unidad, trascender.

Nos hacemos cargo de los conflictos sin resolver para encontrar una solución, liberarnos y liberarlos, sanarnos y sanarlos, y así evolucionar la consciencia. Intentamos inconscientemente reparar el árbol, se trata de lealtades familiares invisibles, y en esta modalidad no somos libres porque hacemos absolutamente todo por la familia.

Los desequilibrios cuentan la historia familiar, la que creemos como nuestra verdad y destino. Muestran el deseo de cambio, de conectar con nuestro ser, hacer nuestro propio camino, el que nos lleva a la sanación y liberación. Muestran la contradicción que nos genera la fidelidad a esos modelos mentales obsoletos, acordes a realidades pasadas.

Nos sentimos igual que nuestros ancestros, actuamos bajo los mismos condicionamientos, pero nuestra realidad es distinta, nuestros recursos, posibilidades, deseos y necesidades son otros. Ocupamos roles en nuestras relaciones "yo siempre soy la/el que....", y todo el sistema se va construyendo sobre esas funciones. Por eso cuando una pieza se mueve de su lugar, todo el resto de las piezas tiene que moverse para reconstruirse y volver a un equilibrio. Es natural que nuestras familias, amigos, parejas, cambien cuando nosotros cambiamos. Ese cambio puede ser en el mismo sentido que el nuestro, o no. También es natural que se resistan e intenten boicotear nuestro cambio, cuando se ven obligados a moverse de sus lugares seguros y conocidos, si no están buscando eso. Es como el efecto mariposa, nuestro movimiento puede desencadenar otros movimientos, el cambio es de adentro hacia afuera. Pero esto no es un motivo para detenernos, en lo conocido solo hay eso, lo conocido. En lo nuevo, se abren mundos infinitos de posibilidades.

Somos herederos de patrones de interpretación y de conducta, no ven nuestros ojos sino nuestros pensamientos y no actuamos de acuerdo a lo que sucede, sino a lo que nuestra consciencia está reviviendo.

Somos menos libres de lo que creemos, pero tenemos la posibilidad de conquistar nuestra libertad y de salir del destino repetitivo de nuestra historia si comprendemos los complejos vínculos que se han tejido en nuestra familia.

Lo que sucede es exactamente lo que tiene que suceder.

No hay culpables, cada cual es responsable de sus elecciones, de sus actos, cada cual puede elegir soltar su piedra y crear su vida tal cual la desea.Nuestra única real responsabilidad es ser fieles a nosotros mismos.

En definitiva, todo en este plano de existencia, nuestra realidad relativa y condicionada no es más que una ilusión o maya, una representación externa de nuestra mente dual que nos separa y diferencia del entorno y del todo, nuestra propia creación.

Entendiendo esto, inclusive todo lo anterior pierde sentido, es una verdad que está por encima de cualquier teoría creada por la misma mente humana.

Con estos lentes para ver el mundo, resulta natural no aferrarse a nada, ya que todo es ilusorio e impermanente, como dice aquel sutra "si un problema tiene solución, ¿para qué preocuparse? Y si no tiene solución, ¿para qué preocuparse?".

Finalmente, y como dicen los Vedas, dejar de resistirnos a las cosas que nos suceden, aceptarlas y agradecerlas perfectas como son, es la manera más armoniosa, amorosa y pacífica de atravesar esta experiencia terrenal.

Donde aparece un desastre, también se puede ver una oportunidad. Donde se ve una pérdida, también se podría ver que quitaron un peso de encima.

El intelecto o buddhi es el arma más eficaz para contrarrestar el karma y entender el juego de las emociones heredadas de la familia.

Es karma o es intelecto

Como venimos viendo, el intelecto genera prana, la llave de todas las puertas. Es conocido como buddhi en Ayurveda, término que, al igual que Buda, significa liberación; ahora bien, ¿libración de qué? No se trata nada más que de la liberación de nuestra propia mente, llena de condicionamientos, egos, prejuicios, posesiones, envidias, celos, iras, etc. La causa de lo que nos pasa no es lo que normalmente creemos, en general la causa verdadera, la causa original, se confunde con los fenómenos circundantes a ella, y terminamos llamando causa a un efecto atraído por ella.

La causa verdadera, la que generó toda esta cadena de cuestiones, que terminaron en ese síntoma o enfermedad, es una creencia, un concepto, una idea que la persona lleva por la vida y establece interacciones electromagnéticas, relacionadas con la causa y el efecto.

La diferencia entre causa y creencia a veces es solamente la vibración en la que existe. La creencia es una confusión, es un concepto equivocado, es una idea de la realidad, aunque ella sea aparentemente verdadera, es creencia no por su contenido intelectual, sino por su frecuencia vibracional.

Todo depende del diagnóstico, del observador.

Buddhi, o buddhi se traduce como "intelecto"; intelecto a su vez viene del latín intus, "dentro" y legere, "leer". Leer hacia adentro, autoconocerse. El buddhi es el camino del discernimiento e inteligencia que sirve de puente entre la mente manas y la consciencia, el saber superior conocido como chitta, tal como vimos en el capítulo "Karma de-mente".

Escuchar al sujeto... ya que los pensamientos son todos objetos condicionados.

Además de tener problemas, somos problema. Muchas mentes buscan el problema a cada solución.

La llave del intelecto es la educación, el ser humano es lo que se lo educa para ser.

Ser testigo es estar en el presente, observar, lo que no significa no actuar sino que la acción sucede, sale por sí sola aunque no haya gente activa.

La emoción nos afecta todos, nos guste o no.

Por eso es importante el autoconocimiento: uno no cambia... pero puede no ser el mismo.

El ego existe por un mal manejo del intelecto y, de no frenarlo a tiempo, pues se apodera de él. Luego, la realidad que nos rodea, nos entra a través del ego, totalmente distorsionada.

El ego es, por lo general, quien aprende y diagnostica, y no el intelecto. Y si el diagnóstico ya está mal, pues todo lo sigue estará mal, por más que se haya empleado un tratamiento correcto.

La mente necesita espacio para crear y, siempre siguiendo al Ayurveda, el espacio es el primer elemento, sin él no existe nada: el espacio va junto al prana, pero el pobre ser humano está perdido en el pensamiento que le ocupa todo el complejo mental. No hay espacio para nada.

El intelecto es capaz de generar ese espacio gracias a la aceptación (santosha), el discernimiento (viveka) y el desapasionamiento (vairagya), que suponen el desapego mental de todas las conexiones mundanas.

Desapasionarse es la ausencia del deseo de gozar de los resultados de nuestras buenas acciones.

El intelecto es el que digiere experiencias y emociones. Sin un buen fuego que divida bien las cosas, la consciencia se hace lenta y pesada como una indigestión.La indigestión mental es más fuerte y duradera que la corporal. Y, como el cuerpo, la mente debe ser desintoxicada, ya sea por medio del mismo intelecto, de una dieta, de la meditación, del yoga, de la respiración, de la relajación, de la música, de los ayunos nutricionales. Todas formas de generar espacio.

El fuego mental ayuda a digerir las cosas y a convertirlas en formas más sutiles para nutrir nuestra consciencia.

El intelecto digiere nuestros propios pensamientos, sentimientos, e impresiones y nos permite extraer conocimiento para la comprensión de la realidad.

La inteligencia es la parte de nuestra consciencia que articula la racionalidad y nos trae la luz del discernimiento para tomar decisiones y determinaciones.

La diferencia entre la mente y el intelecto es muy sutil, hasta pareciera que fueran lo mismo, sin embargo, es notable. La reacción es de la mente, la respuesta es del intelecto, la observación es del ser. El intelecto, en definitiva, es autoconocimiento, conocido como atma bodha o atma vidya ("conócete a ti mismo", decía luego Sócrates: nosce te ipsum), y va más allá de la persona, el espacio o el tiempo.

El intelecto es la herramienta ideal para abandonar todo condicionamiento impuesto por el lugar y el tiempo en los que nos tocó nacer, el karma.

El desapego es otra propiedad del intelecto que conduce finalmente a la acción correcta. Este intelecto, en equilibrio, tiende a
hacer lo correcto, o sea lo que está más cerca de la naturaleza,
lo dhármico. La acción correcta se concreta sin esperar nada a
cambio.

Y, como venimos viendo, el intelecto, por medio de la aceptación, el discernimiento y el desapego del resultado de la acción
correcta, es el que debe actuar como puente entre la mente y la
consciencia.

Estas cualidades dan otro tipo de diagnóstico, de comprensión
de lo que nos pasa. El diagnóstico es la parte más importante y,
en realidad, se hace momento a momento. Siempre es funcional,
dinámico, cambiante, ya que todo cambia. Eso es lo único que no
cambia.

Por su parte, el desapego es una propiedad del intelecto que
conduce finalmente a la acción correcta, y esta sería entonces
aquella que se realiza sin esperar retribuciones, crea armonía en
todas direcciones y fluye con la vida.

La aceptación es un camino elegido, o sea una acción (aunque sea en la inacción) y, como tal, tiene su reacción. Aceptar
significa que tengo que hacer algo con lo aceptado (o no hacer
algo). Primero acepto, pero luego, ¿qué hago con lo que acepté?
La acción correcta. Una cosa lleva a la otra, si no, no termino de
aceptarlo.

Desapasionarse y desapegarse es hacer lo que corresponde
sin medir el resultado de la acción; eso hay que hacer, no importa
nada más; supone la ausencia del deseo de gozar de los resultados de nuestras acciones, ya que se hace la acción correcta. La
acción que busca recompensa en el futuro o temor al castigo,
genera karma, la acción con idea es una ideación. La acción que
transforma no se basa en ideas, es la acción con desapego del
resultado de esa acción.

Si nadie demanda ni espera nada, pues nadie sufre.

El intelecto se basa en una de las fuerzas del conocimiento llamada en sánscrito vidya (la ignorancia es llamada avidya), ese vidya nos habla de la verdadera realidad del ser, mientras que avidya es la identificación con nuestro cuerpo, con nuestro ego, con nuestra mente, al parecer la base de todos los problemas. El creer que somos un nombre, un cuerpo o una profesión, nos hace ser de varias personalidades pero nunca auténticos.

Como vimos, persona es máscara; per sonare, por donde sale el sonido, por la máscara del actor (somos hijos, padres, amantes, amigos, compañeros laborales, compañeros de deportes y en cada uno somos una persona distinta). Este pensamiento de autoindagación del intelecto nos hace conocer lo que realmente uno es y tal vez un puente a otra vibración de consciencia, un puente al silencio. El intelecto nos muestra el camino del autoconocimiento y de la autoobservación, pero bajo una exquisita y profunda búsqueda, ya que discierne, investiga, busca, analiza profundamente, realiza distinciones entre sujeto y objeto, para luego llegar a la claridad mental y abandonar todo proceso.

Pensamos todo el día en cosas que ya pasaron o en cosas que irán a suceder. Esto significa, por un lado, agregar tiempo y, por el otro, ver que es el ego el que piensa, no la consciencia o el intelecto profundo, por lo tanto todo estará formulado sobre un diagnóstico errado.

No falla la realidad sino nuestros pensamientos, que pretenden ser la realidad.

Si eso pasó, eso tenía que pasar, es el karma, destino, como el "uno cosecha lo que siembra" de Jesús. O sea, no solo si pasó tenía que pasar, sino que lo creé yo y me lo merezco (sea bueno o malo, por supuesto).

No se puede manejar el resultado de la acción, pero sí la acción y es importante entonces para ello hacer un correcto diagnóstico o comprensión de lo que pasa, no con la mente sino con el intelecto.

En realidad, no hay problemas, sino ocupaciones. Y, de nuevo, no pre-ocuparse, sino ocuparse: en este momento, si uno para de pensar, pues no tiene problemas.

Se trata de darnos cuenta de que no hay problemas, sólo situaciones que manejar o que dejar así, y aceptar como parte de la condición del momento presente.

Los problemas son creados por la mente y necesitan tiempo para sobrevivir, ese tiempo son los pensamientos. Algunos pensamientos y actitudes son tan repetitivos que los rishis o sabios hindúes dicen que terminan trazando una huella en la mente en la cual se caen inevitablemente (prejuicios, ira, adicciones). Una vez afuera de este surco hecho de repeticiones, podemos llegar a darnos cuenta de su existencia y prometernos nunca más volver a caer en él. Promesa válida, obviamente, hasta la próxima caída. Mientras no se rellene ese surco, volveremos a caer en él, el relleno está a cargo de la consciencia y el autoconocimiento.

Vimos que las escrituras védicas llaman samskara a esas huellas, impresiones, surcos o improntas que trazamos a nivel mental por tanta repetición; los samskara parece que tuvieran vida propia y es difícil deshacerse de ellos.

Los pensamientos repetidos, la reacción, el cigarrillo, los comportamientos automáticos, la ira, son todos samskara y al querer dejarlos se lucha contra el impulso de ir hacia esa misma ruta. Estas impresiones mentales no indican determinismo pero sí inclinación, implicando una tendencia que, en definitiva, son todos pensamientos.

Hay determinismo pero también libre albedrío, somos totalmente libres de hacer lo que queremos en el próximo momento.

Hoy, el paso que daremos ahora mismo, está marcando nuestro camino. No es algo que esté en el futuro.

No se necesita tiempo para que ocurra el cambio, es ahora (sin tiempo).

8

La pranósfera y el jardín de-mente

La pranósfera se compone de cinco estados de la consciencia (pancha avastha chitta) y ellos son: espacio, tiempo, prana, mente y karma. La mente no está en el cerebro ni en los ojos, se mueve con nuestra consciencia. La consciencia puede estar en cualquiera de estos estados, y de hecho, está en todos todo el tiempo. Así, la visualización nos permite impregnar la totalidad del cuerpo, puede enfocarse en sus distintas partes y motivar todo.

Ayurveda siempre ha estado abierto al desarrollo y expansión continua de sus enseñanzas como un tipo de aggiornamento integral. Cada aporte trasciende e incluye a los aportes predecesores; es decir, que cada autor añade nuevas visiones a la enseñanza original.

La pranósfera es parte integral de la filosofía de BioRecodificación Ayurveda, y todo también es un aporte al neo Ayurveda, presentado en su conjunto ya en la PDI, Prakash Deep Institute (Raiwala, India), Dev Sanskriti University (Haridwar, India) y en muchas otras instituciones, escuelas, maestros de Ayurveda y Yoga, tanto en la India como acá, en Argentina, en los últimos Congresos Nacionales e Internacionales de Ayurveda y de Yoga (Salamanca, España 2019); y desde entonces todos los años como parte curricular de la cursada. También se describe en el libro que hicimos titulado Ayurveda para la mujer, y en otros como Ayurveda y las nueve emociones, Ayurveda y el Karma, y el Tratado de Medicina Ayurveda.

Ahora veremos de nuevo estos cinco estados pero ya entrelazados, formando una relación simbiótica de continua interacción, donde el movimiento de una parte o estado, inevitablemente afecta a las demás.

BioRecodificación Ayurveda: la pranósfera chakra

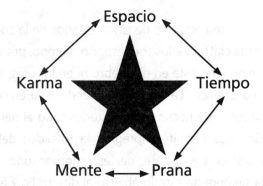

La revolución es comprensión en acción

Así como vemos que en psico-neuro-inmuno-endocrinología, no hay función física, mental, ni órgano o tejido en nuestro cuerpo que no se encuentre alcanzado por la integración de estas cuatro funciones, y cualquiera de ellas que se mueva ejerce un efecto sobre las otras tres (por eso un pensamiento puede enfermar), en la pranósfera vemos también que si modificamos el espacio, se moverán el tiempo, mente, karma y prana. Si cambiamos el prana, también estoy cambiando la mente, espacio, tiempo y karma. Todos se afectan entre sí, por eso indirectamente podemos, a través del prana (que es espacio, tiempo, mente y karma), llegar a todos lados, inclusive la psico-neuro-inmuno-endocrinología.

El espacio genera prana, a lo que se le suma el tiempo, que genera mente y karma, entonces todo eso conforma la pranósfera; y cualquier cosa, cualquier aspecto de ellos que cambie, cambia lo demás.

La pranósfera en el macrocosmos lleva información y energía; los rezos y oraciones son pensamientos pránicos y, al ser corrientes eléctricas, también generan magnetismo, esas olas de pensamiento también confluyen en la pranósfera.

Es la circulación del prana en el espacio y tiempo, transformándose en un nadi sutil extracorpóreo, generado por el espacio y por cuyo intermedio genera prana, conectando prana con akasha. No estamos en la pranósfera, somos la pranósfera, somos parte de ella ya que todo es vibración/energía.

Repasemos e integremos un poco más sus componentes. Habrán notado que siempre repetimos un poco los conceptos, y no esto no es nuestro Vata actuando, sino más bien una acción voluntaria; no es más que un artilugio literario para su óptima comprensión (Wow, cómo estamos).

1. El espacio, akasha, dik

Mientras más evolucionada sea la mente, mayor se vuelve su espacio; así la mente menos desarrollada gozará de un espacio menos expansivo. Menor movimiento y menor posibilidad de creación. El espacio es el elemento más importante para el Ayurveda, es el elemento que hace que todo suceda, también a nivel mental. Es el elemento donde se desarrollan los demás elementos y que diferencia los objetos; proporciona libertad, paz, expansión, inactividad, claridad, visión, tranquilidad (lo más parecido a la felicidad). No tiene existencia física, pero ahora sabemos que es inseparable del tiempo.

En el espacio (akasha, dik, no mencionamos éter ya que es una palabra griega) se ubica nuestro karma (registros akáshicos?), el tiempo de esta y de todas las vidas. El espacio también es necesario en el estómago, en la mente, en la casa, en la pareja, en el lavarropa, para ver un cuadro, etc.

La filosofía de vida del Yoga y del Ayurveda se basan en el prana, todos los caminos son para el prana. Manejar la mente o manejar el prana, es manejar el espacio, el tiempo y el karma.

Shakti es la energía primordial y tiene dos polaridades, prana si es manifiesta y kundalini si es potencial.

El espacio siempre es sáttvico, tan solo puede ser ocupado; cuando interfiere el ser humano genera espacios sáttvicos (escuelas, templos), rajásicos (oficinas, clubes), y tamásicos (cárceles, prostíbulos).

La pranósfera nos dice que el espacio está unido al tiempo y, por lo tanto, también al prana, karma, muerte, respiración, mente. Si un pensamiento puede viajar de una mente a otra a través de la noosfera, el prana también, a través de esta pranósfera espacio. De allí la importancia de rezos, oraciones, mantras, sanación pránica, intenciones.

Tiempo y espacio son inseparables, ergo el tiempo sería una fuerza o medida determinada por la gravedad de los objetos.

El viento es la voz y canto del prana, y el viento mueve cosas en el espacio y si mueve cosas en el espacio, mueve cosas en el tiempo. El viento es el aire cuando está contento, trae frescura, fertiliza, mueve, pero también produce desgaste y degeneración.

Cuando se dice "no tengo tiempo", también se está diciendo "no tengo espacio, estoy apretado, asfixiado, estresado, no tengo prana, no lo puedo ver". El espacio está unido al tiempo, al prana y a la mente. Por eso los impuntuales invaden no solo el tiempo de los demás, sino la mente, el prana y el espacio.

El espacio genera y conserva prana, energía, entonces gracias al espacio (ergo al tiempo) es posible el movimiento.

El espacio es cuestión de tiempo. Espacio y tiempo para poder ver: "dejar correr el agua bajo el puente". Pensar es agregar tiempo y espacio, nombre y forma (kala dik nama rupa).

El pensamiento nos saca del ahora, ergo agrega tiempo. Al final vemos que en definitiva todo problema es un pensamiento, pues cambiando el pensamiento cambia el problema. Y también cambia la mente, el tiempo, el espacio, el prana y el karma.

Vemos cómo en neo Ayurveda está la necesidad de ver el elemento espacio unido al tiempo, así Vata, que es espacio y viento, también es tiempo y al ser dosha, o sea tendencia al desequilibrio, sufrirá por él: vejez, ansiedad, hiperkinesia, pérdida de memoria, vive apurado, no le alcanza el tiempo para todas las cosas que quiere hacer. Podríamos decir que el tiempo es Vata y el manejo del tiempo es Pitta. Kapha lo estira, lo demora.

El tiempo entra por los ojos, por el espacio. Todo comienza en los ojos, gracias a que hay espacio.

En el espacio del microcosmos, o sea de la consciencia, hay tiempo (karma, registros akáshicos, arquetipos, herencia, etc.) pero en forma de programación o planificación de conducta y comportamientos. Acá se ubica nuestro karma, de esta y de todas las vidas.

En el espacio del macrocosmos están los depósitos del karma (registros akáshicos) de todo ser humano de todas las vidas.

La velocidad de la luz es de 300.000 km/s; eso significa que, si encendemos una linterna a nivel del Ecuador, da siete veces y media la vuelta a la Tierra; en un año la luz recorre 9.463.000.000.000 km, lo que equivale a casi diez billones de kilómetros.

A esa velocidad el tiempo se detiene, espacio, tiempo y prana. Las estrellas (soles) están a millones de años luz (espacio-tiempo), su luz tardó millones de años en llegar hasta nosotros. Si vemos que la luz de una estrella se apaga, esto sucedió hace millones de años.

Es claro que el cielo que vemos es un cielo antiguo, o sea, si nos alejamos en el espacio, también lo hacemos en el tiempo. Si se apaga el Sol nos enteraríamos 8 minutos más tarde, que es lo que tarda su luz en llegar a la Tierra; el otro sol más cercano es la estrella Alfa centauro a 4 millones de años luz. El espacio está unido al tiempo.

Si vemos purusha y prakriti y tomamos su inicio a partir del AUM (Big Bang) hace 13.700.000.000 de años o 13,7 eones, vemos que los guna (rajas) generan akasha o espacio, lo que primero se creó, comenzó a crecer y aún hoy continúa su expansión, permitiendo que el cosmos se instale en él. Por eso se reconoce al akasha como primer elemento védico, pues antes del espacio existía ese"no-espacio" del cual suelen hablar los científicos.

Hay muchas teorías para responder al interrogante acerca de hasta cuándo se expandirá el espacio. Lo cierto es que, por ahora, no sólo se expande sino que cada vez lo hace más rápido (lokavayu).

Por el principio de correspondencia, si el macrocosmos se está expandiendo significa que nuestro microcosmos también.

Akasha es todo lo que sea espacio, boca, nariz, tubo digestivo, corazón. Órgano de los sentidos: el oído tiene 3 espacios (oído externo, medio e interno). Es en el Espacio donde se producen los sonidos. El espacio o akasha es libertad, paz, expansión, es la actual sopa cuántica en la cual todos estamos inmersos y diluidos. Es paradójico, existe y a la vez no existe, como lo cuántico. Es donde se desarrollan los demás elementos, el lugar sináptico, donde experimentamos el amor y la pasión. El espacio interno o mental da la quietud, la paciencia, el arte, la intuición y toleran- cia. Es, como siempre, el elemento que permite que los demás actúen; si no hay espacio (y tiempo) no hay posibilidad de nada.

Einstein descubre que el espacio y el tiempo son uno solo y todo es relativo, el tiempo es afectado por la gravedad y por la velocidad, tiempo y espacio pueden no existir, y son tan sólo una medida. Todo depende de quién lo ve, y al verlo, ya se lo está mo- dificando: como explicamos, este es el principio de Incertidumbre de Heisenberg, el hecho de no poder conocer nunca, de una par- tícula, su lugar y movimiento. No se debe a la incapacidad de medirlo por parte del hombre, sino que es una cualidad intrínseca del mundo subatómico, ya que puede ser partícula (y verla) u onda (y no verla). A ese nivel infinitesimal, la intervención del observador altera el resultado, todo depende de este. Medir es perturbar, nunca se sabrá la verdad pues al querer verla, se la está modificando.

Así tenemos dos sutra o aforismos para definir las dos físicas: el todo es más que la suma de las partes (física clásica de la mate- ria, Newton), y en cada parte está el todo (física cuántica, Planck, Einstein, Bohr, etc.).

Lo microscópico se rige por la cuántica, lo macroscópico por la relatividad, en el medio Newton, lo cotidiano.

Volvemos a lo de siempre, nada es absoluto ni lineal. Es en esa red invisible, ese magma entrelazado e inteligentísimo que no se puede ver bajo microscopio alguno, donde la fisiología y la mecá- nica cuántica actúan.

2. El tiempo, hora, kala

Hora significa "tiempo", al igual que Kala. Hora shastra, en- tonces, puede entenderse como la "ciencia del tiempo" y es igualmente denominada como Kala vidya, o "conocimiento del tiempo". Dentro de esta ciencia encontramos Jyotisham (ciencia de la luz) o astrología.

¿Qué es el tiempo?

¿Una idea?, ¿una medida del cambio?, ¿es un movimiento?, ¿una sucesión de hechos?, ¿una distancia?, ¿la naturaleza de la duración?, ¿una forma de medir el espacio? ¿Hay distintos tiempos, como el físico, mental, biológico, estacional, personal?

Un famoso científico, premio Nobel, George Wald, en Scientific American, en el año 1954, demostró que la vida pudo aparecer por un hecho fortuito, y agrega: «El tiempo lo hace todo dado el suficiente tiempo; lo imposible se hace posible, lo posible probable y lo probable cierto. El tiempo hace milagros».

El tiempo vuela.

No tengo tiempo.

El tiempo es dinero.

Matamos el tiempo.

Mañana vemos.

Me corre el tiempo.

Hay que ahorrar tiempo.

Perdemos tiempo.

Dame más tiempo.

¿Qué tiempo hace afuera?

¿Qué tiempo tiene la beba?

Cuando dormimos y no estamos soñando, ¿de qué tiempo hablamos? ¿Quién está ahí?

Mmmmmmm. Entonces, ¿sin la mente no hay tiempo?

¡Charáaaannnnn!

En un rato seguimos. Mientras lo pensamos, por ahí amerita un té, estirarte un poco, respirar aire puro y renovar el prana, hacer pis...

Una de las definiciones que nos gusta decir es que la mente es el tiempo... pensamos en lo que pasó o lo que vendrá, el pasado (memoria) ya fue, el futuro (imaginación) aún no es, ambos son procesos mentales.

Lo eterno está fuera del tiempo y es el presente...estar en el presente es tiempo fuera del tiempo. Cuando empezó este momento?, el presente es la única cosa que no tiene principio ni fin. El presente es el futuro transformándose en pasado, no se puede agarrar.

Entonces vemos que el tiempo es solo pasado y futuro, el presente está fuera del tiempo, por lo tanto estar 100% en el ahora, es lo único y verdaderamente eterno.

El ahora está fuera del tiempo, a-hora significa sin-tiempo.

La mente siempre ha intentado hacer dos cosas fútiles: una es alterar el pasado (lo que pasó tenía que pasar), y otra determinar el futuro (si querés hacer reír a Dios contale tus planes).

La cualidad básica del futuro es la incertidumbre.

Y la mente ve para atrás, está en la espalda, se rige por el pasado. Pero a un nivel sutil cuántico, el pasado, presente y futuro, se hallan entrelazados.

El tiempo según la mente es lineal, empieza en el nacimiento y termina en la muerte; el tiempo animal es circular, es el de las estaciones, otoño-invierno-primavera-verano y de nuevo el otoño. El tiempo en espiral es el de la vida y la naturaleza, pues en sí mismo es circular pero a la vez es creciente.

Pensar es agregar tiempo lineal y ningún animal sabe de tiempo lineal, sino de estaciones cíclicas, pues carecen de nuestra mente; la mente con su tiempo y sus pensamientos. El hombre es el único animal que sabe que se va a morir pues tiene esta mente, pero si esa certeza no es aceptada, acaba transformándose en un problema.

La mente es la otra cara del tiempo y a la vez la mente es causa y consecuencia del tiempo.

Manejar el tiempo ayuda a manejar la mente, pues son lo mismo. Por ejemplo, cuando tenemos el placard ordenado y sabemos dónde buscar lo que necesitamos, ahorramos tiempo y nuestra mente está tranquila. Si, por el contrario, se encuentra toda la ropa hecha bollos enmarañados, nos lleva muchísimo más tiempo la tarea y nuestra mente está intranquila, quejosa y ansiosa. Ordenando el espacio, maximizamos el tiempo y liberamos la mente. Ordenando el macrocosmos ordenamos el microcosmos.

Por eso la impuntualidad perturba la mente. Y un minuto para la mente es mucho tiempo, ya que va más rápido que la luz, los pensamientos se mueven en saltos cuánticos.

Cuando la mente calla, el tiempo se detiene (meditación).

Cuando a veces estamos concentrados en algo (el fuego, la Luna, algún trabajo lindo, el deporte), la mente y por ende el tiempo, se detiene, nosotros estamos totalmente en el objeto, sabemos todo lo que pasa, no necesitamos pensar ya que somos conscientes. En este momento sin pensar, ¿dónde están el pasado y el futuro? En ninguna parte, sólo existe el momento presente, lo otro es una mera proyección mental. Así no hay tiempo, no hay muerte.

Es más, todo problema es un pensamiento y, por ende, tiempo; o sea no hay que cambiar el problema sino la forma de pensarlo. O, directamente, no pensarlo.

Res non verba reza el sutra en latín: hechos, cosas, no más palabras. Dejar de cuestionar todo y empezar a ser.

La aceptación y el discernimiento del intelecto de lo que es real, nos llevan a vivir constantemente el presente.

El tiempo lineal es el tiempo del reloj, de la materia, del átomo, de la mente; va en una dirección como una flecha. Según esta visión nacemos, crecemos y morimos, como todo lo que está compuesto por materia.

El tiempo circular es el de las estaciones, como un ciclo, aparentemente sin principio ni fin. El Sol (Surya) da el tiempo de las estaciones y del hombre. Fuerza Pitta, de fuego. La Luna (Chandra), es el tiempo de las mareas y de la mujer. Fuerza Kapha, de agua.

El tiempo se puede manipular, hasta se puede detener completamente (según la meditación y Einstein). El tiempo en espiral es el de la vida, en los tres planos del espacio y en 4 dimensiones (espacio/tiempo). El espiral que asciende finalmente se aleja tanto que luego se vuelve a encontrar y ensamblar en sí mismo (Samsara).

El tiempo, que es continuidad, jamás puede saber lo que es eterno. La eternidad es horizontal, no vertical; está en el presente, en el ahora instante.

Existe un futuro probable, uno posible e inclusive futuros paralelos.

Cuando uno elige, el futuro cambia, los futuros posibles y probables también se modifican.

Cada pensamiento que tenemos nos saca del ahora. El ahora contiene en sí mismo todo el pasado y el futuro.

¿Existe una percepción fuera del tiempo? La experiencia está dentro del mismo.

Uno puede actuar pero siempre estará en el campo del tiempo, su causa efecto (parinama). En el intervalo entre dos pensamientos, uno puede descubrir algo nuevo, pero después lo traduce en términos del tiempo.

El pensamiento (la mente) es el resultado del tiempo y mientras esté en ese campo, está preso del mismo. El presente es el futuro convirtiéndose en pasado imposible de agarrar, sólo se puede ser testigo.

A nivel cuántico no hay tiempo, lo que va a pasar afecta lo que está pasando ahora. El futuro podría regresar y robarnos algo.

La memoria, smriti, está relacionada con el agua, por eso la mujer y Kapha tienen más memoria en todo sentido, pues tienen más agua, luego le sigue Pitta y, lejos, Vata.

A corto plazo, o sea anterógrada, es Vata; a largo plazo, retrógrada, es fuerza Kapha y luego Pitta. Mnesis es recuerdo y amnesia falta de memoria o recuerdos. Mnemoción es nuestro neologismo a esa memoria de la emoción que no nos deja en paz.

Podría decirse que hay muchas "memorias": memoria de capacidades, de competencias, semántica, declaratoria, reglas mnemotécnicas, de lugares, caras, kármicas (tener memoria acá puede ser una virtud o un calvario), etc. Mencionamos la mnemoción (neologismo), como emoción que deja huella mnémica (samskara).

La memoria ayuda a programar el futuro y, claro, es útil para las cosas cotidianas; acá vamos a mencionar a aquella memoria repetitiva de errores del pasado, aquella memoria kármica que, sin querer o sin darnos cuenta, hasta la alimentamos nosotros mismos.

La memoria y la imaginación son procesos mentales y conforman el denominado tiempo, ambos están relacionados con el tiempo, y con el espacio.

El tiempo es la mente en pasado y futuro, mientras que la vida es ahora. El único momento donde puede ocurrir un cambio es ahora, ni en el pasado ni empezando el lunes que viene. No nos mintamos más.

A la mente le gustan las mentiras, las repite tantas veces que al final las hace verdad (su verdad).

La memoria es materia, tiene peso y forma, es sustancia en la mente, es la historia del ego, memoria de información ordinaria; pero también existe la memoria superior, la memoria de quienes somos y las memorias de todas las vidas. Purificando la memoria kármica purificamos la mente, y para ello tenemos que terminar de digerir las emociones que nos ocupan lugar y no nos dejan mover; por eso el primer paso es auto observación con el intelecto (o sea aceptación y desapego del resultado de la acción).

Nuestro ego es fácilmente provocado y luego desarrolla emociones que no podemos digerir, haciéndolas nuestro cuerpo (gastritis, fibromialgias, colitis ulcerosa y todas las que se les ocurran).

La memoria es tiempo petrificado, el recuerdo del pasado es en sí mismo una experiencia presente, sé del pasado solo en el presente y como parte de él.

El pasado es un lugar de referencia no de residencia.

Sólo son recuerdos en una experiencia presente. Asimismo, el futuro o la anticipación es un hecho presente. La totalidad del tiempo es aquí y ahora.

El futuro es incierto.

El ahora no forma parte del pasado ni del futuro, está más allá del tiempo, es eterno.

Ahora es el presente, y el presente es un regalo. En el momento presente todo es posible y todo está abierto.

"La vida es aquello que te va sucediendo mientras te empeñas en hacer otros planes", dijo John Lennon.

La única forma de ser inmortal es vivir el momento. Es ser consciente de este momento, de lo que se está haciendo ahora (a-hora: sin tiempo), hablando o leyendo.

El ahora sucede con la consciencia, sin la interpretación de la mente. Sin pensamiento ocurre el verdadero momento eterno, sin pasado ni futuro.

La consciencia es espacio y tiempo. La consciencia como espacio no necesita pensar, por lo tanto colapsa el tiempo. En la consciencia como tiempo actúan las memorias.

Cuando habla el espacio, habla la verdad; cuando habla el tiempo, habla el karma.

Ese es el tiempo vertical, del futuro o pasado, pero para nosotros existe un tiempo horizontal, que no es espacio pues esto sería consciencia, este tiempo horizontal es cuando hay mente, pero no en el pasado o futuro, es la mente dhármica, en swastha, donde las cosas que hacemos, nos hacen a nosotros.

En realidad el tiempo es solo pasado y futuro, el presente está fuera del tiempo, es lo único y verdadero eterno.

La memoria es tiempo y condicionamiento, mata la inocencia: el pasado a través del presente crea el futuro. Repetimos por las dudas: no nos referimos a aquella memoria técnica u objetiva para nuestra profesión o datos útiles sino las memorias del karma, que son un lastre, como llevar una carga.

El pasado está activo en el presente como una semilla, lista a brotar. Usamos el presente tan solo como un medio para el futuro, ergo el presente carece de importancia.

En nuestro cuerpo están esos genes, átomos y tiempos que se transmitieron de generación en generación, desde el Big Bang. La filogenia (filo: raza-estirpe, genia: generar, producir) es la evolución de la vida misma y del Universo.

Conocimiento-memoria-pensamiento-acción; en este círculo hemos vivido desde que existe el homo sapiens hasta ahora...

Porque tenemos memoria e imaginación, nos preocupamos.

Por algo que pasó o por lo que va a venir, así llenamos el espacio de nuestra mente-tiempo y nos baja el prana. Porque, recordemos, donde hay espacio hay prana, hay capacidad de ver y elegir pero si tenemos la mente llena de preocupaciones (remordimientos, culpas y tantas cosas fútiles) pues no hay capacidad para ver.

El tiempo es la medida del cambio en el espacio.

Los problemas son creados por la mente y necesitan tiempo para sobrevivir, ese tiempo son los pensamientos. Ese tiempo es la memoria, el pasado, tamas.

Lo que ha pasado en el pasado ha pasado. Va un sutra para soltar de una vez: "no arruines el presente, por recordar un pasado, que no tiene futuro".

Largalo y ya. Cuando soltás, salís despedido hacia arriba.

3. La mente, manas

Con manas nos referimos al pensamiento y la emoción, la mente dosha, o sea, tendencia al desequilibrio; esa mente rajásica, que proyecta; o tamásica, que niega. O sea, nos referimos a nuestra mente cotidiana, cuyos soportes son el ego y el karma. La mente del viento irregular (Vata) y agua, o sea sustancia gris y sustancia blanca, corriente eléctrica y sinapsis, energía y química, pensamiento cotidiano y deseo, emoción.

Deseos y emociones son inofensivos en sí mismos, pero si son emitidos y perpetuados con el poder del ego, pueden causar mucho daño. El ego manda. El envidioso quiere tener algo que no posee, el celoso no quiere que le quiten algo que cree poseer más.

Acá los autores también coincidimos en esto: "nunca descubrí a nadie, que me traiga tantos problemas como yo".

No somos seres racionales, sino más bien seres emocionales que razonan... a veces (de nuevo, no somos Homo Sapiens sino Homo Emocionaliens, esa emoción es un alien que no pudimos digerir o soltar y nos deja en paz). El ego (demanda, comparación, envidia) y la mente manas (deseos, aversiones) son la principal fuente de stress, pues la mente es gobernada por los sentidos perturbando la concentración con fantasías y deseos. Así, el ego elabora pensamientos tales como la ansiedad, la angustia, la ira, el miedo... todos impiden el flujo de energía pues bloquean los nadis (srotas sutiles).

El pensamiento del ego genera un sentimiento de propiedad, de posesión, que consciente o inconscientemente, da origen a los celos.

Del pensamiento surge el apego. Del apego nace el deseo; del deseo proviene la cólera. La cólera se produce cuando un deseo se ve frustrado por alguna causa. De la cólera se produce la decepción.

Como vimos, no podemos vivir aislados, toda la existencia es en base a la relación por eso posponer o evadir el problema de relación sólo genera más conflicto.

La paz interna no se obtiene cerrando los ojos y tratando de olvidar al mundo o recluyéndose en el Himalaya. La meditación más que técnica es una forma de vida.

La tranquilidad mental (lo más parecido a la felicidad) es consecuencia de poca demanda y expectativa, no esperar nada, hacer lo que corresponda con vairagya, desapego (que no es indiferencia) renunciar a la posesión de cosas y personas.

El tiempo es el pensamiento y este no puede producir un cambio ya que es parte del condicionamiento. No hay pensamiento sin memoria ni pensamiento sin palabras. El proceso de pensamiento ha recorrido siglos de experiencia de dolor y de muchas vicisitudes.

El autoconocimiento no tiene fin, es un proceso constante de comprensión.

El pasado es un movimiento constante con modificaciones y siempre es el pasado el que opera. Entonces el presente no existe, es el pasado que siempre está actuando. El pasado no puede eliminarse, sólo se elimina cuando no existe el observador, cuando no existe el ego.

El ego es tiempo pasado, la mente es tiempo futuro.

Finalmente el pensamiento es quien crea al pensador porque sin pensamiento no hay pensador. El pensador y el pensamiento son uno.

Cuando no interviene el pensador, existe un darse cuenta, sin interferencia del pensamiento aparece la consciencia.

Sólo en el silencio de la mente es posible comprender aquello que está más allá del tiempo.

La consciencia es una serie de procesos de pensamientos que no pertenecen al tiempo.

La razón más común para que las personas se acerquen a la espiritualidad es hacer frente al sufrimiento, todas las religiones prometen aliviar el dolor, no obstante muchas personas no encuentran alivio. Luego, el sufrimiento es dolor al que nos aferramos. El dolor es inevitable pero el sufrimiento opcional.

Los pensamientos, dijimos, son cosas vivas. Los que albergan pensamientos de baja frecuencia como odio, celos, venganza y malicia son verdaderamente personas muy peligrosas. Causan inquietud y mala voluntad entre los hombres. Sus pensamientos y sentimientos son como mensajes que se difunden en la pranósfera.

El pensamiento tiene un poder tremendo. Puede curar enfermedades. Puede transformar la mentalidad de las personas. Puede hacer cualquier cosa. Puede producir maravillas.

Todo pensamiento emitido es una vibración que no perece jamás. Continúa vibrando en cada partícula del universo. Si los pensamientos son nobles, santos y poderosos, activan las vibraciones de todas las mentes en sintonía de simpatía.

Los cinco sentidos, el sonido, el tacto, la forma, el sabor y el color; el estado de vigilia, el estado de ensueño... todos son productos de la mente.

La amargura y la dulzura no están en los objetos, sino en la mente, en el sujeto, en el pensamiento. El pensamiento crea todas las sensaciones.

El pensamiento puede debilitar al cuerpo. El cuerpo, a su vez, influye en la mente. Un cuerpo saludable propicia una mente sana. Cuando el cuerpo está enfermo, la mente también está enferma. Cuando el cuerpo es fuerte y saludable, la mente también es fuerte y saludable.

El pensamiento crea el mundo. El pensamiento da vida a las cosas. Los pensamientos desarrollan los deseos y excitan las pasiones.

A través de la pranósfera se captan pensamientos proyectados y, de acuerdo con la capacidad de cada uno, se emiten pensamientos similares. El resultado es que, sin conocer las consecuencias de nuestro propio pensamiento, estamos poniendo en movimiento grandes fuerzas que trabajan unidas, ya sean para bien o para mal. En el mundo del pensamiento también opera la gran ley de "lo similar atrae a lo similar". Las personas de pensamientos similares, de prana similar, se sienten atraídas entre sí. De ahí las conocidas máximas: "los pájaros del mismo plumaje siempre vuelan juntos", "dime con quién andas y te diré quién eres".

El pensamiento es una acción auténtica. Es una fuerza dinámica. Es muy contagioso; más contagioso que la gripe. Un pensamiento simpático despierta otros pensamientos simpáticos en la mente de aquellos con quienes estás en contacto. Un pensamiento de cólera produce una vibración similar en aquellos que rodean a una persona furiosa. Sale del cerebro de alguien y penetra en el de otros de frecuencias similares que viven a grandes distancias y los excitan.

El pensamiento es fuerza y movimiento. Es dinámico. Se mueve. Decide el futuro. Las acciones están causadas por sentimientos de deseo y aversión (gustos y disgustos). Estos sentimientos provienen del hecho de atribuir a los objetos una naturaleza de placer o de dolor. El pensamiento es infinito. El cuerpo con sus órganos, no es otra cosa más que la muerte.

El pensamiento es el antepasado de la acción. El pensamiento es expresado en palabras y ejecutado en acciones. La palabra y la acción siguen siempre al pensamiento. En definitiva, el problema de base es la relación que existe entre los seres humanos, y un mal pensamiento es triplemente execrable: primero, daña al pensador, hiriendo su cuerpo mental; en segundo lugar, daña a la persona objeto del mismo y, finalmente, daña a toda la humanidad viciando la pranósfera.

Los pensamientos desarrollan la personalidad. Sivananda dice: "El ser humano siembra un pensamiento y recoge una acción. Siembra una acción y recoge un hábito. Siembra un hábito y recoge un carácter. Siembra un carácter y obtiene un destino".

Cada cambio en el pensamiento produce una vibración en el cuerpo mental, la cual, cuando se transmite al cuerpo físico, genera actividad en la materia nerviosa del cerebro. Esta actividad en las células nerviosas produce muchos cambios eléctricos y químicos en ellas. La causa de estos cambios no es otra que la actividad del pensamiento.

La pasión intensa, el odio, los celos amargos, la ansiedad corrosiva y los raptos de cólera destruyen literalmente las células del cuerpo e inducen enfermedades del corazón, hígado, riñones, bazo y estómago. Una enfermedad solo persiste en un campo creado y sostenido con pensamientos de baja frecuencia energética.

No es ser más espiritual hacer yoga o reiki si en la vida diaria no se cambia nada; convertirse en vegano orgánico, prender inciensos, recitar mantras, usar ropa holgada o viajar a la India y leer libros sobre iluminación espiritual, muchas veces son solo cambios de postura, para sentirse uno superior; y la idea de que uno es superior es la muestra más grande de que se cayó en otra trampa sutil del ego. Es el mismo ego que viene por la puerta de atrás: "Yo soy vegetariano, ¡¿vos no?!".

Inclusive, ese ego menosprecia a aquellos que no están siguiendo su camino espiritual, cuando el único camino espiritual que existe es el propio, ir hacia adentro, no para la tribuna.

Afuera no hay nada sagrado si no sale de adentro, y si sale de adentro, afuera todo es sagrado.

Hay muchos egos que están en un estado casi constante de negación y queja mental, cortando ese fluir del prana. Negación es lo opuesto a aceptación; no se puede discutir con lo que es (o fue). ¿Cómo discutir con eso? Cada discusión lleva a la no aceptación y al desequilibrio consecuente. Es una estéril pérdida de energía.

Las quejas mentales son otra acción de nuestro ego oponiéndose al momento presente de lo que es, es el propio ego proyectando su vida. Algunas veces lo piensan y otras sale de la boca, es igual. Se quejan de personas, situaciones, del tiempo, del país, del padre, del hijo, del jefe, de los empleados. Se quejan de todo. Si salen de vacaciones siempre encuentran algo de qué quejarse también. A la vez y a consecuencia de las quejas, demandan y reclaman.

Son todos diagnósticos y estados acorde a lo que le conviene el ego, pues de esto se alimenta. Y cuando escribimos no es más que el ego en acción, así que estamos en aprietos. ¡¡Jaja!! Estamos todos en el mismo barco.

Un pensamiento puede cambiar mucho más rápido que una emoción, esta es más densa, pesada y hasta puede modificar nuestros genes, según lo comprobado por la epigenética y estudiado por el karma pariksha.

Por más que uno trate, no puede estar libre del ego; por eso el primer paso es autoobservación con el intelecto (o sea, aceptación y desapego del resultado de la acción).

El ego es fácilmente provocado y luego desarrolla emociones que no podemos digerir, haciéndolas nuestro cuerpo (gastritis, fibromialgias, colitis ulcerosa y todas las que se te ocurran).

Purificando la memoria purificamos la mente y, para ello, tenemos que terminar de digerir las emociones que nos ocupan lugar y no nos dejan mover. El intelecto es el puente del presente al futuro.

Si cambiamos mente por intelecto vemos otra película, ya que el futuro siempre vuelve y nos cuenta suavemente, inclusive en silencio, muchas cosas.

El espacio es libertad; el espacio da lugar al prana, la energía.

Todos los caminos del Ayurveda y del Yoga se basan en el prana.

Prana es alegría, voluntad, energía, placer, sexo, entusiasmo, espontaneidad.

Y la mente no es más que el prana que se expresa.

Amar es tomar con la mano abierta, así tomamos toda la existencia.

Amar con puño cerrado, agarrando, no queda nada de espacio y encima ahogamos.

Pensar con amor y amar con sabiduría.

La verdad es peligrosa, sobre todo para todos los que han vivido en un cuento; así, no digieren esa emoción y traducen a la verdad como su enemigo, algo que hará caer toda creencia que han vivido.

No hay nada más difícil que tratar con los necios y testarudos, generan emociones negativas en el entorno sutil y siempre tienen un problema para cada solución.

Así vemos que la comunicación humana hoy es emocional más que intelectual. Esas reacciones y emociones al parecer entran por una puerta que había quedado abierta deliberadamente (karma).

El Ayurveda sostiene que la llave maestra es la autoobservación y escuchar a la intuición.

La intuición es esa verdad que irrumpe sin pasar por nuestros pensamientos, trasciende la mente, no requiere de razonamiento alguno, y nos susurra en los espacios silenciosos que hay entre nuestros pensamientos dejando así una semilla, un repentino saber que nos transforma... Pasa que después pensamos la intuición y ahí la embarramos.

Se sigue enseñando como antaño y no sabemos controlar impulsos, entender una emoción, contemplar la naturaleza, estar en paz. Los valores eternos más allá del tiempo, el espacio y la forma.

Apenas nos descuidamos, el ego y la mente se apoderan de nosotros y empezamos a demandar, quejarnos, angustiarnos, malhumorarnos, preocuparnos, etc. Así, el mediocre finge saber y ese fingir es la barrera misma para saber.

Se culpa a otros por lo que sufrimos, mientras que el propio ego es la única causa de ello. La violencia es la espada del ego; el que enseña pegando o gritando solo enseña a pegar y gritar.

Autoeducación es observarse, ver desde afuera y objetivamente nuestro propio comportamiento, las propias demandas, exigencias, quejas, culpas etc.

Saber que uno es, es natural pero realmente saber qué uno es (este último qué va con acento), es sabiduría.

Auto conocerse, auto desarrollarse... eso debería ser el objetivo de la educación: evolucionar, guiar, inspirar, motivar, saber hacer.

Cambiamos con la acción, no con la opinión.

La educación debería tener un fin último que sea el amor y todo lo que ello abarque (consciencia, paz, servicio, voluntad, equidad, música, deporte, meditación, arte, conocimiento, etc).

La llave del intelecto es la educación, el ser humano es lo que se lo educa para ser.

Todos los pensamientos y emociones negativas liberan sustancias químicas tóxicas que modifican no solo el fluir de la sangre, ya que pueden acelerarla, estancarla o hacerla irregular, sino que distribuyen esa toxina (cortisol, acidificación sanguínea, radicales libres) a todas las células del organismo.

Si uno busca en su mente verá millones de problemas y condicionamientos del pasado y de su actual vida. Todo potenciado por nuestro ego, quien a la vez inventa o agranda los más mínimos problemas.

La emoción es inseparable en nuestra toma de decisiones.

A veces nos alimentamos con gente tóxica, que son un agujero negro, esa persona nos chupa nuestro prana, nuestra energía. Ya solamente el verla tal vez nos haga sentir mal.

Al final vemos que todos nuestros pensamientos y emociones se manipulan desde el exterior, transformando la mente es un suceso, una consecuencia que viene ya programada.

El agua (símbolo del amor, la tolerancia, la flexibilidad....y también del apego) siempre va para abajo, si no está móvil se estanca, cambia su química gradualmente transformándose en tóxica, generando bichos, enfermedades, desequilibrios. Si no está móvil o cuando se evapora, que es cuando sube, y es el fuego del intelecto el que evapora el agua; el intelecto digiere las emociones negativas, y si esto no ocurre pasan a ser toxina, la cual podemos transmitir a otras generaciones (hijos, nietos y más allá).

Ser testigo es estar atentos, sobre todo a nuestra propia mente. La identificación con la mente y el ego es lo que enferma (idem: igual, ficare: hacer; creer que soy eso).

Observar la mente es separarse de ella, ser testigo de lo que ocurre.

Este distanciamiento nos permite tener espacio y tiempo para tener otra visión de lo que pasa. Es como observar un cuadro muy pegado a él, no se puede ver ni apreciar.

Creer que uno es la mente es creer en la muerte, y eso da miedo, angustia y ansiedad.

Todo es circular, cíclico, todo es una rueda y todo vuelve (principio de causa y efecto-karma-samsara), día y noche, verano e invierno, vida y muerte, samsara. Lo único que uno siempre fue es el alma, que regresa al espíritu, al Purusha, pero con una energía cuántica de información. Esa energía cuántica organizada en túbulos, meridianos y chakras, volverá a tocar un cuerpo y a reencarnar con un alma nueva, pero informada, utilizando como vehículo la epigenética y los campos morfogénicos que vimos en karma.

El presente es un momento imposible de capturar, ya que se disuelve continuamente en el pasado, por lo tanto en realidad no solo no existe ni el pasado ni el futuro, sino que tampoco el presente, solo se es.

Cada pensamiento que tenemos nos saca del ahora. El ahora contiene en sí mismo todo el pasado y el futuro. La mente es causa y consecuencia del tiempo.

Somos una generación de cambio. No podemos educar igual que antes, y para eso tenemos que cambiar primero los educadores. Debemos aprender nuevas reglas, cambiar el paradigma.

Estamos fabricando nuestro karma ahora mismo ya que nuestra mente es una prisión.

Podría decirse que los problemas siempre surgen en la relación y no en otro lugar.

4. Karma, acción y efecto

Ya venimos viendo durante todo el libro karma (y mente, prana, tiempo y espacio), acá en este capítulo de la pranósfera, le damos una vuelta más aún.

Como vimos, karma comprende cualquier tipo de acción, la acción y su reacción o efecto como consecuencia ya que toda causa produce un efecto, que a su vez pasa a ser causa (karma).

Prakriti (primera acción, naturaleza) no tiene consciencia propia y necesita la facultad de consciencia de purusha para manifestarse. Prakriti vimos es lo manifestado, lo desplegado, los dosha, y contiene todos los karmas, arquetipos e historias de vida.

Recordamos, el resultado de nuestra acción es llamado karma phalam (de phala: fruto) y con la acción correcta tendrá frutos positivos llamados punyam, mientras que con la mala acción (adharma) generará frutos negativos o papam.

A su vez, los frutos de esas acciones pueden ser inmediatos o mediatos (en esta u otras vidas).

A través del karma que generamos en esta vida, podemos corregir nuestro karma pasado y generar un nuevo destino. Es aquí donde tenemos el libre albedrío de elegir en qué dirección orientamos nuestra vida y sembramos nuestro futuro.

Karma griha (casa) es karma del hogar y karma samaja es karma de la sociedad.

Las familias también son karma, para bien o para mal. El karma familiar moldea, el karma personal también existe. Además, como vimos, no es lo mismo nacer en lugares y épocas de pobreza, violencia, guerras, o falta de agua, que en paz, amor, con alimentos y cuidados.

Karma es avyakta, invisible, pero sus consecuencias son vyakta, manifiestas.

Deha Karma, el karma corporal u orgánico, en el cual experiencias en vidas pasadas nos marcan corporalmente con cicatrices, marcas, dolencias enfermedades, e incluso accidentes. Ian Stevenson en Virginia trató con hipnosis a miles de chicos (recuerdan mejor vidas pasadas) y corroboró que antepasados en ese lugar habían sufrido algún balazo, trauma o alguna caída.

Samsara karma explica la equidad o inequidad de los nacimientos; todos nacemos en familias y sociedades programadas para cada uno.

Nuestros actos darán origen a otros actos y de estos resultarán otros, y así nuestros actos perdurarán para siempre, entonces no solo encarnamos el pasado sino también el futuro. Existe un libre albedrío de acción, capaz incluso de revertir cualquier karma.

Podemos controlar la acción, pero no el resultado de la misma; o sea es inútil decir: "si yo hice esto, ¿porqué pasa esto?". El resultado de nuestra acción ya no depende solo de nosotros. Inclusive muchas veces decimos algo, y la otra persona entiende cualquier otra cosa. Karma: hay enfermos sin enfermedad.

Vemos que a través del samskara, el pasado está activo en el presente en orden o información plegada, implícita. El orden plegado (purusha) es atemporoespacial. Puede estar a la vez en el pasado y presente y en distintos lugares. Purusha tiene registros akáshicos que modifican la prakriti, el dosha.

La visualización y comprensión de la prakriti de estos samskara (karma pariksha), puede llegar a modificar el karma. Muchas veces la observación y no digestión de ese karma, puede generar más karma.

Entonces encontramos que podemos mencionar un karma personal, un karma familiar, un karma colectivo, un karma cósmico, un karma orgánico, un karma compartido, karma en las relaciones, karma en el trabajo, karma en la vocación y claro que también existe el karma de la recompensa, el karma del mérito, el karma de la gracia, respeto y amabilidad.

5. El prana, la energía vital

Oh sí, sí, de nuevo nos encontramos con el prana, ¡iupi!

Es más, nunca lo dejamos.

Una cosa muy importante es que para aumentar el prana, lo primero que hay que hacer, es eliminar los factores que lo reducen. O es prana (energía, aceptación, contentamiento, comprensión en acción, entusiasmo, creatividad), o es Vata (duda, miedo, angustia, ansiedad, nerviosismo, insomnio), es la misma moneda.

Ese prana puede estar disminuido, como pasa en los ancianos, bloqueado (tensión, contractura) o alterado (Vata), como pasa en los más jóvenes.

Aplicando la comprensión en acción, vemos que la energía bloqueada se trata diferente que la poca energía; la base para ambas es la comprensión, pero en la energía bloqueada, es la actividad física la acción ideal para mover esa energía, sudamos toxina (ama), memorias, emociones, perdemos calor (pensamientos) y grasa (apegos).

Mejorando la respiración, aumenta el prana y la mente despierta. Asana, pranayama, ahara o dieta sáttvica, manejo mental, todo es para el prana.

Prana, viento, aire, mente, tiempo, energía, muerte. Está todo entrelazado, son distintas octavas de la misma nota. El viento es la voz y el canto del prana. Es prana cuando el viento está contento (nos pusimos poetas).

El prana es el punto de unión entre Yoga y Ayurveda. Ambos entienden a los seis elementos (ex cinco para nosotros) como símbolo, fuerzas, arquetipos que conforman junto a la triguna todo lo existente en el Universo.

Como vimos, prana no solo es energía, es voluntad, acción, alegría, entusiasmo, optimismo. Prana es buena onda.

Cuando cambia tu prana, cambia lo que atraés.

Prana, recordemos, es pra-anna, primer alimento, y nuestro primer alimento cuando existimos es el oxígeno, pero prana no es solo O2, (gérmenes anaerobios, movimiento de planetas, no hay O2 pero si prana). Prana tampoco es solo energía, es acción, alegría, placer, sexo, entusiasmo, optimismo, voluntad, da atención e intención (sankalpa), aceptación, pocas quejas, buena actitud, amable: digno de ser amado.

La sabiduría alimenta al prana, el ego (quejas, culpas, comparaciones, envidia) lo destruye.

Escuchar, ver, quién nos toca, con quién estamos, todo puede alimentar o indigestar, todo puede quitarnos o darnos prana.

La mente es prana, respiración. Como vimos, cuando la mente es tranquila, la respiración es tranquila; cuando se disturba la mente, se disturba la respiración. Cuando se controla el prana, se controlan inmediatamente todas las acciones en las cuales el prana esté involucrado.

Pranayama recordemos (ayama: expansión), mejorando la respiración, aumenta el prana y la mente despierta; muy importante en geriatría y desequilibrios Vata, al igual que el abhyanga (masajes con aceites terapéuticos).

El prana es influido por nuestro karma, dosha, nuestras emociones, nuestro trabajo, el clima, en síntesis, por nuestra forma de vida.

Recordamos: "Yo estoy", lo que le sigue es prana: estoy feliz, triste, con quejas, miedo, dudas, alegría, entusiasmo, etc.

"Yo Soy"... Queda ahí; lo que sigue es el ego (nombre, profesión, etc.). So Ham: yo soy Eso, purusha, alma.

El espacio genera prana, el tiempo genera mente, la mente genera karma.

Así como el cuerpo es un canal (srota) de la mente, ergo lo es también del tiempo, del prana y del espacio.

Sattvas, recordamos, es discernimiento y consciencia pura, amor y paz a todo y todos sin condicionamientos. Dharma o acción correcta, alimentos puros, de estación y no manipulados por el ser humano.

Si la mente es el prana que se expresa, como tal la podemos cruzar con los gunas. Así habrá un prana sáttvico: construir una escuela, limpiar el río, prana dhármico, vairagya, con desapego del resultado. Prana rajásico: vida cotidiana, stress,

competencia, supervivencia. Prana tamásico: gritos, golpes, violaciones, adicciones.

Y si puedo cruzar el prana con los gunas quiere decir que también puedo cruzar espacio, tiempo y karma. Entonces uno puede
hablar de un tiempo sáttvico, un tiempo rajásico y un tiempo tamásico, en el cual sáttvico sería el presente, el ahora, el rajásico el futuro
y tamásico el pasado.

Vemos que cuando estamos en presencia, en meditación por
ejemplo, nos cubre una energía de paz y plenitud, el mismo prana
sáttvico. Cuando estamos en el futuro, pensando por ejemplo en todas las cosas que pueden suceder, nos invade una inquietud, una in-
tranquilidad, prana rajásico. Cuando estamos en el pasado, sufriendo
por ejemplo por las cosas que ya no están, nos aplasta una angustia,
una depresión, una apatía, sostenido por un prana tamásico.

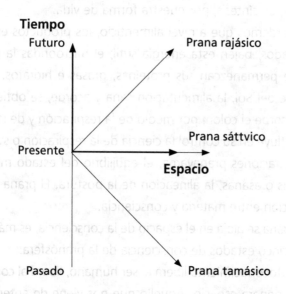

Prana sáttvico: el presente sin tiempo (a-hora) solo conciencia, espacio.
Prana rajásico: el futuro, miedos, angustias, ansiedad.
Prana tamásico: el pasado, memorias, apegos, culpas, rencor.
Prana sáttvico: el presente sin tiempo (a-hora) solo conciencia, espacio.

El cuerpo denso es consecuencia del cuerpo energético, y es en realidad el cuerpo energético quien posee en su interior un cuerpo denso, y no al revés. La vida sería la información que tiene el prana dentro de nuestro cuerpo.

Prana es algo muy sutil, no es la respiración, es lo que nos hace respirar. No es tampoco energía, es lo que da energía a esa energía. Prana es el poder detrás de todo movimiento y vibración (ergo de todo y todos).

Rocas, pájaros, árboles, gusanos, papel…todo es manifestación de prana y todo tiene consciencia en diferentes niveles y vibraciones, ya que la unidad básica es la misma.

Prana es la fuente de las funciones mentales que nos permiten caminar, percibir, sentir, pensar. Podríamos decir que prana = energía = vida.

El prana es influido por nuestras emociones, nuestro trabajo, el clima, en síntesis, por nuestra forma de vida.

Recordemos que a nivel alimenticio, los productos enlatados, congelados, bajan esta energía sutil; el microondas la destruye, aunque permanezcan sus proteínas, grasas e hidratos. El prana se nutre del Sol, la alimentación sana y acorde, se obtiene de lo que absorbe el colon, por medio de la respiración y de la meditación, influye en su control la ciencia de la respiración o svarodaya, las respiraciones pranayama, el equilibrio del estado mental, las posturas o asanas, la alineación de la postura. El prana realiza la interacción entre materia y consciencia.

El prana se aloja en el espacio de la consciencia; es más, es uno de los cinco estados de consciencia de la pranósfera.

El autoconocimiento libera al ser humano, libera al corazón del apego, genera espacio. Aquello que nos viene de anteriores nacimientos, e incluso lo que generamos en nuestra propia vida, no puede ser evitado. El pasado ya pasó, sin embargo, sí pueden ser modificadas sus consecuencias depende de cómo se lo mire, ya que si pasó era lo que tenía que pasar, esa es la verdad. Si pasó, conviene. Esta es una forma inteligente de ver las cosas, buscarles siempre el lado bueno.

La consciencia precede a toda manifestación, ya sea de enseñanza, posesiones, religiones u organizaciones. Es el conocimiento del verdadero ser, de quien realmente somos, y sólo se obtiene cuando la mente calla; en el silencio presente está la verdad. Cuando uno conoce su verdadero ser, uno cambia; y todo cambia si uno cambia.

Escuchar, ver, con quién estamos, quién nos toca, puede quitarnos o darnos prana: todo puede alimentar o indigestar, ya que alimento es todo lo que entra por los sentidos, y lo que no se digiere se hace dosha.

Prana da atención e intención: sankalpa. La atención da energía, y la intención transforma. El prana se relaciona con la voluntad, con la energía y con el viento, de ahí el aforismo "cuando el aire está contento se llama viento", ya que empuja, mueve, crea.

El prana se manifiesta donde quiera que haya espacio; abriendo espacio en nuestro interior –en nuestra mente– y en nuestro exterior –en nuestra casa, en nuestro entorno social– creamos prana.

El estado mental se refleja en la respiración, y viceversa. Así, pues, para la medicina Ayurveda y para el Yoga, la energética mental y pránica van juntas, de ahí la importancia de la alimentación y las respiraciones o pranayamas.

Cuando se controla el prana se controlan inmediatamente todas las acciones en las cuales el prana esté involucrado, por eso es la llave o manejo de la pranósfera chakra.

Manejar el prana es manejar la mente, el tiempo y el espacio… Y también el karma.

También podríamos definir a prana como "comprensión en acción".

El jardín de-mente de la pranósfera

El jardín de mente (o demente) de la pranósfera habita en el espacio de la consciencia, su tierra es el karma, donde crecen los pensamientos, regados por las emociones.

Y en este jardín crecen muy distintas plantas: Pensamientos, Alegrías, Compasiones, Culpas, Amor, Paz, Bienestar, Broncas, Miedos, Celos, Angustias... Aquella que reguemos, pues, crecerá. A lo que le prestamos atención, lo hacemos crecer. Y lo que dejamos de regar, se marchita.

Claro, los problemas también.

Cada una de estas plantas tiene su particularidad, así los Pensamientos son tal vez, los más fuertes, pueden resistir cualquier cosa, inclusive algunas mutan a Alegrías...pasa que otras también mutan a Euforias o Tristezas y pueden así degenerarse.

Las Broncas crecen cerca de los Pensamientos, las Alegrías duran poco, salvo que uno las riegue mucho.

Todas se riegan con las emociones, o sea, pueden ser aumentadas, disminuidas o alteradas.

Aunque luego vemos que muchas crecen sin siquiera regarlas o atenderlas y encima son las que crecen más rápido: son los yuyos (Odios, Celos, Envidias).... pero no queda todo ahí pues la mayoría de estos son los que dañan al resto del jardín, ya que ocupan toda su energía y espacio, no dejando crecer al resto.

Y, si uno no está atento, cada vez crecen más.

Y más.

Uno apenas la ve las erradica de una manera muy fácil, si no, luego echan raíces tan profundas que hasta pueden dañar la casa (eco).

Va a crecer, en definitiva, lo que más cuidemos, a lo que demos más atención, todo a su tiempo y forma como veremos luego.

Y, si estamos en pareja, son dos jardines los que tenemos que atender, y si no sabemos nutrir el nuestro, no podemos ayudar al otro.

Estos jardines necesitan cuidado y atención, si no crecen yuyos y se marchitan.

Y sí..., están vecinos los jardines de la familia, el club, el trabajo, etc., que nos pueden llenar de yuyos. Y los nuestros también a ellos, ¿eh? Estamos todos en el mismo barco.

El jardinero, que sería el intelecto, primero genera el espacio adecuado (la mente), remueve la tierra (el karma), selecciona cuidadosamente su cultivo (pensamientos) y los siembra en resonancia con el ritmo de las estaciones y de la luna (acordes, dinámicos y cambiantes), coloca juntos los cultivos que se benefician entre entre sí (pensamientos motivadores y pensamientos creativos por ejemplo) y separa los que perjudican (culpas y exigencias), riega cuando es oportuno, ahuyenta las plagas, poda lo necesario para un mejor crecimiento y sabe dejar que la planta crezca por sí misma cuando ya tiene sus bases bien arraigadas.

Todos los pensamientos y acciones pasadas son una semilla que cae en la fértil tierra del universo (jardín de mente) del cual brotan más pensamientos, emociones, conductas y tendencias similares.

El jardinero tiene que estar constantemente atendiendo a su jardín, observando, manteniendo, cuidando su delicado equilibrio.

Buda llama segunda flecha a la herida posterior que nosotros mismos nos hacemos luego de que fuimos heridos, por medio de preocupaciones, protestas, quejas, miedos, culpas, cargos de consciencia, etc. Hay que evitar la segunda flecha, la primera es el dolor, la segunda es la bronca y la resistencia, la reacción que generamos nosotros mismos. Como vimos antes, la muerte es mental. La mente es mortal.

Vimos que hora (léase "jora") y kala significan "tiempo". Hora da horóscopo (estudio del tiempo) y a-hora, sin tiempo. Y ahora es la verdad, todo lo demás es tiempo y espacio.

Ahora es sin tiempo, o sea sin pensar, por lo tanto sin dudar. A veces pensar hace cobardes.

Hay cosas que no se pueden definir, el dolor, el amor, dios, la verdad. Según Lao Tse, la verdad no puede ser dicha, las palabras no alcanzan, por eso no se puede enseñar ya que la verdad aparece en el silencio, en la música de la naturaleza, en situaciones, en comprensiones... No en conocimientos.

El tiempo, la verdad, la realidad..., todas cuestiones cuánticas que dependen de quien las ve. La verdad es la realidad, no un pensamiento.

No hay nada permanente excepto el cambio, ergo la verdad es móvil, ocurre simultáneamente, nunca es estática, nunca se la puede definir, solo es eso que pasa, no lo que uno piensa. Tampoco es lo contrario de error, ya que lo incluye también. El error y la mentira son parte de la verdad. La verdad se manifiesta cuando la mente no está, por lo tanto no se puede expresar en palabras. A través del silencio se conoce la verdad, sólo este puede expresarla.

La verdad nos tiene y nadie más, no es una cosa transferible.

Todos opinamos distinto sobre lo mismo, entonces nadie tiene razón; si la verdad está de tu lado, ella hablará por sí sola, no por tus palabras.

La intuición (pratibha) es mucho más que la mente y el intelecto, no se puede explicar ni razonar. No aparece por medio de los pensamientos, sino que lo hace de forma abrupta, como un salto. Atraviesa como una realidad superior, tomando un atajo y sin dejarse tocar por los pensamientos.

In tuición significa "en protección".

El conocimiento es cambiante y fluyente, el instinto es el cuerpo físico, el intelecto el cuerpo mental, la intuición es la consciencia, llegó ahí sin pensar. Representa nuestro verdadero ser, el lenguaje del alma.

A la noche, cuando dormimos y no soñamos, no estamos en vigilia, no pensamos, y tampoco estamos soñando, o sea no hay mente, no siento el cuerpo, no hay nada. Ese es el estado de purusha.

Hoy tenemos más pero disfrutamos menos; hablamos más y hacemos menos; tenemos más diplomas pero menos sabiduría; más posesiones y menos amor; tenemos más medicina pero más enfermedades, con pastillas que hacen de todo: dormir, alegrar, relajar... (Hoy la medicina avanza tanto que ya nadie está sano). Nuestra salud está marcada por análisis de sangre, ECG, Rx y presión arterial, nadie diagnostica la salud espiritual, como escuchamos por ahí: "nadie está sano, solo no lo suficientemente estudiado".

El pensamiento puede inventar dioses, rituales y oraciones, habla del Ser y lo supremo. Pero todo sigue siendo producto del pensamiento, nada sagrado. El pensamiento es el resultado, no el origen, ¿de dónde salió?, ¿quiénes somos?

Aceptamos como verdades irrefutables lo que otra gente nos contó, qué religión seguir, qué está bien o no.

Al final, mucha filosofía, pero en realidad no sabemos ni siquiera quiénes realmente somos. La verdad no se puede definir: om tat sat: eso es la verdad, Tat tvam asi, tú eres eso y so ham, yo soy o yo soy eso.

La expresión real del intelecto toma su significado más profundo en la pregunta "¿quién soy?".

Estamos convencidos de que tenemos una identidad, que somos siempre los mismos. Que en algún lugar de nosotros hay algo que no va a cambiar más, esa es la base del yo. Yo Soy termina ahí, esa es la verdad...y de agregar algo sería eso, dios, espíritu, energía vital. Yo soy Dios, pues Dios es todo, Dios es eso.

Pase lo que pase ocurre debido a la naturaleza del tiempo o sea del pensamiento; por eso a medida que el tiempo pasa, o sea que el pensamiento pasa, la persona también va cambiando.

Cuando no está la mente no existe el tiempo y viceversa si la mente no está quién puede reconocer el tiempo (memoria o imaginación, predicción).

Uno experimenta el tiempo constantemente. Eso quiere decir que uno es el testigo del tiempo y también quiere decir que uno no es el tiempo...

El espacio implica el tiempo y el tiempo quiere decir la duración o el espacio de la vida de una persona.

No hay pensamiento que no se base en el ego. No se puede fingir con la verdad. Lo primero que hay que sospechar es de nuestra propia mente.

¡Y dale con las emociones!

Cada emoción tiene un grado de acción, por ejemplo el sentimiento de culpa en extremo es dañino, pero tal vez un poco de sentimiento de culpa o de vergüenza nos haga rever lo que hicimos, el daño que causamos, y así obrar luego en consecuencia.

A veces ganamos, a veces aprendemos.

En cambio, la envidia es claramente negativa.

Decimos que los sentimientos agregan pensamientos a la emoción, y acá también encontramos la humillación, la nostalgia, la impotencia, la resignación, el resentimiento, la frustración, la desilusión, el desengaño, la indiferencia, etc.

Las emociones son más primitivas y apremiantes que los razonamientos.

Una vez que la depresión, o cualquier emoción, se vuelven hábito, ya no necesitan un detonante exterior. La gente deprimida se deprime por estar deprimida. La respuesta depresiva como otras emociones ya está grabada, por eso pueden sentirse tristes inclusive ante las buenas noticias.

El estrés puede ser aún peor si el mismo se hace crónico, también:

Si es impredecible
Si no se tiene control sobre el mismo
Si permitimos que nos traten mal
Permitimos que nuestros hijos nos falten el respeto
Callamos nuestra verdad
Fingimos que amamos a otros
Trabajamos en algo que odiamos
Encubrimos el abuso
Nos echamos la culpa de errores ajenos
Negamos la satisfacción sexual

Todo esto es un sufrimiento innecesario que puede alimentar el victimismo. Y el rol de víctima es voluntario.

El modo en que pensamos y sentimos determina nuestras decisiones, y nuestras decisiones a su vez configuran aquello que somos. La emoción es un proceso válido para acceder al conocimiento. Entre la emoción y la razón, nace el pensamiento.

Lo percibido por nuestros sentidos se encuentra invariablemente modificado por nosotros, por nuestra subjetividad. Lo real del mundo es diferente de nuestra realidad percibida, vale decir que no importa lo que sucede, sino lo que cada persona cree que sucede.

De esto se desprende que no existe una realidad, sino que cada persona tiene su realidad. Por lo que, en realidad, la realidad nos tiene a nosotros.

Percibir implica el ingreso de información a nuestros procesos mentales ya sean físicos o vivenciales. Qualia (bhava, en sánscrito), es la cualidad y el carácter subjetivo de la percepción humana, y está emparentada con la razón y la emoción (buddhi y rasa). Por ende, es particular y de cada uno.

Las sensaciones nacen de la percepción consciente o inconsciente de nuestro equilibrio interno, es nuestro estado psicofísico momentáneo. Son las emociones de fondo (bhava-rasa).

Y sobre estas emociones de fondo se construyen emociones y sentimientos.

El resultado de nuestro pensamiento siempre tiene un contenido emocional o está relacionado con las mismas. Pensar y sentir van de la mano en proporciones cambiantes.

Primero es la emoción y luego el razonamiento. Sentimos una emoción y después le damos una explicación racional a lo que nos pasa. Nos alejamos del sentimiento cuando entramos en la explicación. Si aprendiéramos a no justificarnos, sabríamos, sin pensar, lo que sentimos.

Cuando nos pasa algo, cuando vivimos una experiencia bien sea por un impacto o por una situación acumulativa, experimentamos emociones que son automáticas y a las que no prestamos la debida atención. Estas emociones generan sentimientos, y estos, pensamientos. Conocer nuestra forma de pensar, distinguir nuestros sentimientos y ser conscientes de nuestras emociones es fundamental para el equilibrio de nuestro sistema.

Antes que soltar o desapegarse, es mejor no agarrar nada.

Por su lado, la memoria sirve para saber quiénes somos, sin memoria no existe un antes y un después, por lo cual tampoco tendríamos noción de consciencia ni siquiera de existencia.

Sin memoria no existe el yo. No podríamos entender este texto porque no retendríamos las líneas anteriores.

Ahora bien, la memoria también genera lo que llamamos mnemoción: memoria con apego emocional.

Encima la emoción es el mejor cemento para la memoria, por eso el docente que enseña con pasión ayuda a consolidar la memoria.

Recordar es volver de nuevo al corazón, re core, volver al centro. Hay dos tipos de memoria, la explícita y la implícita. Una es consciente y la otra es inconsciente. A su vez, puede ser a corto o a largo plazo. Inmediata o mediata.

La memoria es una reconstrucción del pasado en el presente. No lo guarda nuestro cerebro como si fuera una computadora, estamos reconstruyendo el recuerdo. Por eso, tal vez dos personas que vivieron una misma experiencia recuerden cosas diferentes al evocarlas. Al recordar el pasado, el pasado cambia.

Si bien la memoria y el aprendizaje van emparentados no son lo mismo. El aprendizaje es la aplicación de conocimientos que produce un cambio de conducta y acude a la memoria para la formación de nuevas conexiones sinápticas. Eso es parte de la neuroplasticidad.

Aprender da lugar al nacimiento de nuevos circuitos, que se consolidan con la repetición de las experiencias o estudio intencional, haciendo que esas conexiones sean cada vez más fuertes, consolidando memoria y aprendizaje.

Los Vedas sostienen que un camino hacia el verdadero ser es la auto indagación, observarse, separarse de los pensamientos y hasta sospechar de los mismos. Esto es sospechar de nuestra propia mente mirándola desde el intelecto, y mirando lo sucedido con aceptación, discernimiento y desapego del resultado de la acción. El autoconocimiento trasciende el tiempo, el espacio y hasta la persona. Es la consciencia que precede toda manifestación, ya sea de enseñanza, posesiones, religiones u organizaciones. Es el conocimiento del verdadero Ser, de quién realmente somos, y sólo se obtiene cuando la mente calla; en el silencio está la verdad.

Nacemos ilimitados, a medida que crecemos nos identificamos con nuestros propios personajes para interactuar y desenvolvernos en el mundo y caemos presos de esas identificaciones. Si nos identificamos con el cuerpo, creemos que terminamos en la piel, por ende,todo lo que está más allá de la piel es no yo.

La emoción presenta un patrón de pensamiento amplificado y energizado y no es inicialmente fácil dominarlo. A menos que haya suficiente presencia en la persona.

Al igual que el samskara, la repetición ayuda a consolidar la memoria.

Un condicionamiento es tener algo clavado y adaptar todo a eso en vez de sacarlo.

Somos lo que hacemos con lo que hicieron de nosotros.

Bajo la apariencia del libre pensamiento, se esconde la emoción, el karma, el prana, los gunas, los dosha, la mente y nuestros patrones, la emoción, etc.

Todo cambia; por eso todo diagnóstico, y por ende todo tratamiento, debe ser dinámico y funcional.

Vimos que el intelecto, por medio de la aceptación, el discernimiento y el desapego del resultado de la acción, es el que debe actuar como puente entre la mente y la consciencia.

Estas cualidades dan otro tipo de comprensión de lo que nos pasa.

Sólo en el silencio de la mente es posible comprender aquello que está más allá del tiempo y la forma. Entonces en este estado de no mente, la percepción puede percibir distinto, sin manchas.

Si nos salimos del personaje (per sono: máscara) y jugamos con lo transpersonal, ello tal vez nos lleve a ver las cosas y el tiempo de otra manera.

El poder del satsanga, ambioma o medio ambiente y compañías: un solo momento de buena compañía es capaz de rellenar un samskara, un karma.

Tal vez la mejor terapia de rejuvenecimiento es cambiar nuestras creencias, actitudes, valores, inclusive cambiar cómo nosotros vemos al mundo.

La información no es directamente conocimiento y el conocimiento tampoco es sabiduría. La sabiduría está en lo que se hace con ese conocimiento.

Cómo nosotros manejamos la experiencia, es mucho más importante que la experiencia en sí misma. Aceptar es decir: si pasó, conviene

No se trata de negar, proyectar, reprimir o condenar, sino de transformar. "Esto es lo que hay", "a ver qué hago con esto"… la aceptación no es una actitud meramente pasiva. Tampoco es resignación, que es más cercano a frustración. Aceptación es contentamiento, y no hay mayor beneficio que el contentamiento.

Una mente contenta es una fiesta continua.

Método BioRecodificación Ayurveda: Comprensión

Para el Ayurveda, tenemos un factor que predispone para ciertos desequilibrios (dosha, herencia, patrones, karma), así como otro desencadenante (ego, mente, rajas, tamas).

Cada dosha tiene lugares, destinos, tendencias, hacia ciertos desequilibrios; lo cual no indica que un Vata no pueda deprimirse, o un Kapha no pueda tener gastritis, sino más bien que no están inclinados a esos desequilibrios por su composición elemental.

En la BioRecodificación Ayurveda, tanto el diagnóstico al que llamamos comprensión, como el tratamiento, la acción, son dinámicos, funcionales, cambiantes, pues todo cambia y eso es lo único que no cambia.

Tal como sea nuestra comprensión, será luego orientada la acción (también sucede en el diagnóstico de lavida: amor, pareja, deporte, trabajo, familia, etc.). Si diagnosticamos mal, por más que el tratamiento esté bien, todo lo que sigue estará mal, como vimos. En un diagnóstico erróneo, cualquier tratamiento pasa a ser erróneo. El tratamiento se basa en el diagnóstico, por lo tanto este es mucho más importante. Si el diagnóstico de amor es poseer a mi pareja, pues el tratamiento será posesión. Si el diagnóstico es gastritis, pues tratamos al estómago... y la gastritis está en la cabeza, no ahí, estamos tratando un lugar equivocado, por un diagnóstico erróneo.

Comprensión en acción; tener otro diagnóstico de lo que nos pasa y obrar así en consecuencia. No me reprimo comer eso, sino que entiendo lo que pasa si lo como, pues entonces no me lo como (lo que sea). Por supuesto que a veces lo sabemos y lo comemos igual..., pues si derrapamos, ¡disfrutémoslo sin culpa!. Tampoco ser fanáticos de nada.

La comprensión en acción es lo que frena la elaboración del ama, la toxina.

Poder correlacionar los desequilibrios y enfermedades con las fuerzas dóshicas, nos da un amplísimo margen de terapia. Por citar otro par de ejemplos, si uno diagnostica reuma o epilepsia es un tratamiento, ahora si lo que se debe corregir es un desequilibrio Vata, el tratamiento es totalmente distinto.

Lo primero sería atender el factor que está formando el ama, esa toxina corporal, mental y/o espiritual, atendiendo antes que nada la causa, y luego sí purificar, más dieta, estilo de vida, y manejo mental.

Siguiendo con este ejemplo, a veces atendiendo solo la constipación los síntomas bajarían enormemente (insomnio, angustia, dolores, miedo, dudas y todo lo Vata dependiente). Siempre contemplando las acciones del tiempo que vimos (trikaladosha) , atenderíamos las esencias vitales (prana, tejas/agni, ojas), posibilidad de terapia del sudor (svedana), masaje (abhyanga), aplicaciones nasales (nasya), enemas (basti), chorro de aceite sobre la frente (shirodhara), purgas (virechana), el karma pariksha o estudio de los patrones mentales y conductuales que originan el desequilibrio, etc. Todo acorde.

Ya no es hiperacidez o gastritis, sino una fuerza Pitta rajásica a bajar; entonces el sol, lo rojo y amarillo, el pensamiento, la crítica, la opinión, el comparar, lo ácido (queso, frituras, carnes) y salado, lo fermentado como el yogurt, Marte como ascendente, lo calentante, el alcohol, el picante, la competencia, la sobreexigencia, expectativa, demanda, ir, todo agravaría la acidez. Claro está que acidez, gastritis y constipación lo pueden tener cualquier dosha, pero por la ley de similitud, por ejemplo, Vata, que es más seco, tiende más a constipar, Pitta más fuego tiende a inflamar, y Kapha pesado tiende a enlentecer u obstruir.

Vata presenta sus desequilibrios con sequedad, espasmos, dolor de tipo cólico, tos seca, pérdida de fuerza, adelgazamiento, rigidez. Pitta el mismo desequilibrio lo presentará tal vez con fiebre, infecciones, problemas de piel e inflamaciones; mientras Kapha lo presentaría con edemas, congestiones, letargo y pesadez.

Recordemos que el dosha se siente atraído por lo que ya es; por eso es dosha. Samanya vishesha: "lo similar atrae e incrementa lo similar".

Así a Vata le hace peor lo que más le gusta (ser irregular, falta de rutinas, hablar mucho y escuchar poco, no terminar, ensaladas crudas, helado, café, cigarrillo, lo amargo), a Pitta igual (lo atrae la competencia, el pensamiento, lo ácido, queso, frito, grasa, vino, carne y si es cruda mejor, más ácida, la sal y lo picante) y a Kapha lo mismo (dulces, caramelos y torta, dormir y dormir siesta, la codicia, el tener, el apegarse, el no soltar).

A todos les hace mal el cigarrillo, pero a Vata peor, y es el que más fuma.

A todos les hace mal el alcohol, pero a Pitta peor, y es el que más toma.

A todos les hace mal el chocolate, pero a Kapha peor, y es el que más come.

Prevención y tratamiento es educación. La comprensión en acción, entonces, es prescribir acción, no medicación.

El desequilibrio o el dolor, avisan que algo hay que cambiar, no taparlo.

Para la prevención hay que modificar la enseñanza desde mucho antes que el ambiente universitario, inclusive desde los primeros inicios de vida (o sea enseñar a los progenitores); es en realidad otra forma de ver las cosas y entender el entorno.

Entender las emociones y brindar una enseñanza de su estudio y gestión. Se trata entonces de una armonía y equilibrio con lo que nos rodea y para ello vamos a ir por partes, pero tan sólo como un artificio educativo para tratar de transmitir la idea.

Enfermo y enfermedad, rogi - roga

Ayurveda estudia por separado al enfermo (rogi pariksha) y a la enfermedad (roga pariksha) así luego los une, para ir de las partes al todo y del todo a las partes.

Así tenemos en rogi pariksha al estudio o diagnóstico del enfermo, con la secuencia igual a la occidental pero agregando nuevas técnicas, recordamos la secuencia:

Anamnesis, interrogatorio o prashna y karma pariksha

Inspección o darshana pariksha

Palpación o sparshana pariksha

Percusión o akothana pariksha

Auscultación o sravana pariksha

Métodos complementarios o yukti pariksha

Y, por otro, lado roga pariksha, la enfermedad, la toxina, el ama; acá vemos la evolución de este ama en seis etapas (llamadas shad kriya kala o seis acciones en el tiempo).

1. Acumulación o Sanchaya. Se acumula el ama.
2. Exacerbación o Prakopa. Se incrementa el dosha-ama.
3. Diseminación o Prasara. Se esparce.
4. Localización o Sthana-Samsraya. Localiza en sitios débiles.

5. Manifestación o Vyakta. Manifestación de la enfermedad.

6. Especialización o Bheda. Daño anatómico, ruptura de dhatus, complicaciones (upadravas).

Los dosha se pueden "meter" en el cuerpo y en la mente, a esto se lo llama dushya; así, por ejemplo, si Vata se mete (dushya), el tejido muscular provoca fibromialgia; si Pitta se mete en el ojo produce conjuntivitis; si Kapha se mete en el ovario puede producir quistes.

Recordemos que dia-gnosis significa: dia, atravesar, ir más allá; y gnosis (gnana, gñana, jnana, jñana) conocimiento. Todo depende del diagnóstico. Tal cual diagnostiquemos será luego orientado el tratamiento. Como venimos diciendo, si diagnosticamos mal, por más que el tratamiento esté bien, pues todo lo que sigue estará mal.

Insistimos, el tratamiento se basa en el diagnóstico, por lo tanto este es mucho más importante.

Diagnosticamos la consecuencia (gastritis, colitis ulcerosa, diabetes, depresión, etc.) y no la causa, ergo tratamos la consecuencia y la causa sigue; tal vez tomando otros rumbos: "Ya no tengo más hipertensión, ahora tengo psoriasis", o ataques de ira, hemorroides o lo que fuera.

Vamos rotando diferentes desequilibrios, pues nunca vamos al foco de la cuestión: nosotros mismos.

Veamos ahora algunos nombres en sánscrito. Recuerden, al que no le interesa pues saltear, es poquito.

Hetu y nidana muchas veces son sinónimos, ambos tienen el valor de "factor causal", como así también nimitta, ayatana, pratyaya y utthana. La enfermedad es llamada roga, vyadhi o dukha. Aparece el concepto de vikriti o desequilibrio de la prakriti, ya sea ati: elevado; mithya: variado, irregular; e hina: poco. En el estudio del enfermo, rogi o vikriti vijñana, la mente manas siempre ocupa gran parte del diagnóstico y tratamiento (nidana y chikitsa). El equilibrio es swastha (salud), sama (equilibrio, balance) o sukha; el desequilibrio dukha, vikriti, roga, vyadhi, sama (en este caso va con doble a, sería saama, con ama).

Ya está, no fue para tanto lo de los nombres.

BioRecodificación Ayurveda: tres destinos de comprensión

He aquí nuestro cuadro enfoque del diagnóstico al que llamamos comprensión, pues como vimos el diagnóstico puede estar equivocado. Veamos nuestros tres destinos de comprensión o trividha nidana:

Comprensión de los tres tiempos *Trikala nidana*	**Pasado**	*Karma pariksha, samskara* o memoria de emociones: mnemoción, impresiones. Astrología.
	Presente	Estado actual, estudio del ambioma, cuerpo, mente, espíritu, el aspecto social, económico, laboral, en *trikaladosha* o las tres acciones del tiempo (durante el día, la estación del año y la época de vida).
	Futuro	*Vasana*, tendencias de comportamiento.
Comprensión de los tres caminos *Trimarga nidana*	**Cuerpo**	*Roga-rogi*, enfermedad - enfermo. *Prakriti* (*dosha* de nacimiento) y *vikriti* (desequilibrio actual).
	Mente	*Gunas* mentales, ego-mente-intelecto-consciencia (*ahamkara-manas-buddhi-chitta*).
	Espíritu	Disposición al servicio, aceptación, gratitud, desapego, amor, empatía.
Comprensión para las tres formas de acción *Trirupa nidana*	**preventivo**	Auto-observación, auto-conocimiento. Enseñar, aprender
	paliativo	Atenúa, disminuye la causa. Indicamos tratamiento paliativo cuando el consultante es débil y la enfermedad fuerte. No podemos hacer terapias catárticas en estas personas
	curativo	Indicación de terapia purificadora, erradica el *ama*. *Panchakarma*, las *cinco acciones* de purificación que mencionaremos en la acción

Como karma pariksha entonces nos referimos a una técnica propia de BioRecodificación Ayurveda, parte fundamental de la comprensión en acción, que incluye entre otras técnicas la regresión, el yoga nidra, hipnosis, biodecodificación, meditación, pranayama, visualización, rasa vidya sadhana (comprensión de la emoción y su gestión posterior).

Dijimos que el dolor avisa que algo anda mal, es la llave del diagnóstico, y la solución no es taparlo. Un ejemplo, si vamos manejando el auto y se prende la luz de poca nafta, la solución no es romper o tapar la luz, así la luz de alarma no se ve, pues no vamos a andar mucho más. Apareció la lucecita para que hagamos un cambio, en este caso ponerle nafta; al igual que si nos aparece algo, pues nos avisa que algo hay que cambiar, sino no vamos a andar más.

Los dosha son fuerzas, cualidades, elementos. Sus desequilibrios se representan también por elementos o cualidades que suben o bajan, lo que nos orienta al tratamiento a seguir.

Una premisa en el tratamiento es primero atender el desequilibrio, pero que el balance del desequilibrio, no desbalance al dosha.

Como venimos viendo, se estudia al enfermo (rogi) y la enfermedad (roga), para al mismo tiempo unirlos y relacionarlos entre sí acorde con el clima, el estado actual, la geografía del lugar, estación. Y la mente.

El estilo de vida actual es muy vata génico: comida chatarra, fast food, viajes frecuentes, stress, los medios de comunicación que nos atiborran de datos, la música estridente, ruidos, bocinas, smog, drogas, indulgencia en el sexo, fármacos, etc.

Encima, el aire no es el de antes, los suelos, las aguas y los alimentos, tampoco.

La clave para manejar todos los dosha y desequilibrios, es cuidar la fuerza Vata que cada uno tiene. "Ante la duda, bajar a Vata".

Algunos ítems a ver en desequilibrios dóshicos:

Aspecto mental, relaciones, espiritualidad.

Uso de los sentidos.

Intelecto-consciencia.

Alineación pensamiento, palabras y acciones.

Roga, la enfermedad, la toxina o ama con sus 6 estadios de evolución o acciones en el tiempo (shat kriya kala): acumulación, exacerbación, diseminación, relocalización, manifestación, y especialización (consecuencias, cronicidad).

Retención de los desechos naturales (materia fecal, sudor, llanto, orina).

Rogi, el enfermo: anamnesis, inspección, estudios, edad, estudios complementarios.

Ocupación, economía.

Lugar, familia, aspecto social.

Bala: resistencia, inmunidad.

Digestión y metabolismo.

Dosha, subdosha.

Canales corporales, órganos, tejidos, desechos (srotas, kosthas, dhatus, malas).

Las tres esencias vitales prana, tejas/agni, ojas.

Estación y hora del día.

Los pilares de vida (upasthambas) a evaluar son la alimentación, el sueño y la maestría de la mente (ahara, nidra y brahmacharya).

La expresión del conflicto

El síntoma, las emociones exageradas, las enfermedades, desequilibrios, los comportamientos reactivos, las situaciones y relaciones repetidas, son una alarma que llegan para mostrarnos algo, para resolvernos un conflicto interno, una contradicción, para enseñarnos a reconocer que hay que cambiar patrones profundos y arraigados de pensamiento y acción, para mostrarnos aquello que es doloroso reprimir, que es tiempo de transformarnos, movernos, evolucionar.

El síntoma físico es la manifestación material del conflicto mental, algo que genera nuestro propio cuerpo en respuesta a una necesidad no satisfecha, la acción y emoción reprimida, conflictiva, la cara visible de algo invisible, la punta del iceberg, la respuesta a algo muy sutil.

¿Cuántas veces nos sucedió tener que hacer algo que no queremos y evadir esa responsabilidad gracias a una enfermedad? Pongamos un ejemplo, supongamos que tenemos que ir a trabajar pero no queremos porque tenemos problemas con un compañero y no nos animamos a enfrentar el tema. Genera preocupación, ansiedad, estrés, cuesta dormir y comer, no podemos resolver intelectualmente la situación por más que la pensemos una y otra vez. Gastamos gran parte de la energía que tenemos para vivir, nuestro prana, en intentar darle una vuelta de tuerca a la cuestión: tenemos que ir a trabajar pero no queremos hacerlo, en este caso la necesidad no satisfecha es huir del trabajo o enfrentar el problema.

El cerebro es el órgano encargado de coordinar nuestro funcionamiento entero, y su prioridad es nuestra supervivencia. Si no encontramos rápidamente la solución al problema, corremos un gran riesgo de consumir nuestra energía vital por lo que hay que poner en marcha un plan de emergencia, algo que resuelva el conflicto por nosotros y nos desvíe la atención hacia otra cosa, entonces desarrollamos por ejemplo una parálisis del cuerpo que nos ayude a quedarnos en la cama y no ir a trabajar, enfocarnos ahora en nosotros mismos en vez de en el problema original y hasta quizás generar empatía en aquel compañero y permitir limar las asperezas.

El síntoma llega para que cambiemos, para que revisemos en nuestra vida aquello que repetimos inconscientemente, una forma de sentir, una manera de reaccionar, el cristal con el que miramos el mundo. Es un mensajero, un aliado, nos da las pistas para comprender ese patrón emocional. Tiene una función muy precisa, una lógica, nos ayuda a resolver una necesidad, un deseo, una emoción contradictoria muy arraigada y profunda que sentimos generalmente desde siempre y que se manifiesta en un momento determinado y a partir de un acontecimiento puntual.

En este ejemplo, la parálisis (desequilibrio Vata) nos habla del miedo habitual que sentimos ante los problemas, nos cuenta que en la historia individual y familiar enfrentar los conflictos ha traído alguna complicación, por lo que la solución adaptativa es evadirlos.

Si comprendemos qué conflicto nos resuelve y tenemos la voluntad para reentrenar la forma de interpretar la realidad y de responder frente a ella, entonces pierde su sentido, ya no es necesario, nos liberamos y sanamos.

Podemos elegir continuar atacando al síntoma con pastillas que dañan e intoxican nuestro cuerpo o podemos comprender la causa, la razón de su existencia, ir al origen y sanar la raíz, para que no haga falta manifestación alguna.

Si hacemos siempre lo mismo, obtendremos siempre el mismo resultado. Sanar necesariamente implica cambiar algo, es un proceso de transformación personal.

Con pequeños cambios podemos lograr grandes cosas. Pensemos en dos objetos iguales que se están moviendo en la misma dirección, en el mismo sentido y a la misma velocidad. Si nada perturba ese sistema, tenderían a llegar al mismo lugar y en el mismo momento. Pero con una muy pequeña modificación que reciba alguno de ellos, con apenas unos grados de diferencia en su trayectoria, ya evolucionan hacia dos estados completamente diferentes. Cualquier cambio que hagamos en la vida, por más pequeño que sea, nos lleva hacia un nuevo lugar, hacia un nuevo estado. A veces no se puede observar a corto plazo, a veces hay que esperar y confiar para reconocer el nuevo destino.

Karma pariksha estudia los patrones mentales y conductuales que trae encriptado el síntoma biológico, es decir, la manifestación física del conflicto emocional. Cada órgano del cuerpo tiene una función específica y su modificación busca resolver una necesidad no satisfecha, ligada a un patrón conflictivo de pensamiento y conducta.

Entramos en conflicto con el exterior cuando aparece una contradicción entre nuestro pensar (que está determinado por nuestras creencias como vimos), nuestro sentir y nuestro actuar. Ante una determinada situación pensamos una cosa y decimos otra, sentimos una cosa y hacemos otra, y esta manera de reaccionar se convierte en un hábito en nuestra vida.

El conflicto se disuelve cuando nos alineamos con lo que nos da paz, cuando nos sinceramos con nosotros y actuamos coherentemente con lo que estamos sintiendo y necesitando. Sería cuando vivimos en Yoga, unión entre los tres planos de nuestra existencia (física, mental y espiritual) y con el universo.

Vivir desalineados (viyoga) genera mucho estrés, mucha exigencia, conlleva una demanda energética muy grande sostener un sistema de apariencias, mentir a los demás y a nosotros mismos es sumamente desgastante, agotador. Si hay conflicto en el exterior es porque hay conflicto en el interior.

Como mencionamos antes, la función principal del cerebro es la supervivencia y eso significa gestionar y optimizar nuestro prana, si hay una fuga o un bloqueo de energía en algún lado, es necesario resolverlo y para ello se valdrá de todos los mecanismos de supervivencia almacenados de toda la historia evolutiva, buscará en la base de datos de la información que guardamos de todas las especies que nos precedieron y de nuestros ancestros, hasta encontrar la solución ganadora para mantenernos con vida, sea como sea.

Estos programas de supervivencia se generan a partir de las creencias, si creemos que tenemos que sostener todo nuestro sistema social vamos a desarrollar una espalda más grande para poder cargar ese peso; si mamá era ama de casa y su sueño frustrado fue ser escritora, la solución para evitar sufrir es tener un gran desarrollo profesional como prioridad por encima de la familia.

El síntoma es una sirena de alerta, una alarma, es la expresión de un programa de supervivencia, de adaptación, tiene una coherencia, un sentido y es ayudarnos a resolver un peligro real o imaginario.

Los programas de supervivencia se activan a partir de una situación que vivimos y nos desborda emocionalmente, sin poder encontrar una solución intelectual. Estos programas ya se encuentran en nuestra memoria cuando nacemos, son los samskara heredados, y también se van creando a partir de las experiencias y vivencias emocionales que atraviesan mamá y papá durante la gestación y primeros años de la infancia.

Estos programas son adaptaciones biológicas: si comemos algo en mal estado o si nos sentimos emocionalmente mal cuando lo ingerimos, nuestro cuerpo responderá con diarrea y vómitos, sin embargo estos síntomas no son el problema sino la solución, la adaptación que encontró el cuerpo frente a esa intoxicación física o emocional. Así es que cada síntoma tiene un sentido biológico, por ejemplo el eccema es el programa de adaptación que se activa ante la necesidad de sentir el contacto con algo o alguien, a través de la piel nos relacionamos y comunicamos con el entorno, el sentido biológico del eccema es aumentar la sensibilidad de la piel y así compensar esa carencia, sentir un mayor contacto con el mundo exterior.

El síntoma siempre nos ayuda a resolver algo, por eso es un programa de adaptación; como vimos, preguntas que podemos hacernos podrían ser: ¿para qué me sirve esta enfermedad? ¿Qué conflicto emocional viví antes de la manifestación del síntoma? ¿Qué me impide o qué me impone hacer? Así es que si, por ejemplo, nos impide ir al trabajo, el conflicto está en el trabajo, si nos impone ir al trabajo, el conflicto está en casa.

Los programas de adaptación se pueden activar en nuestra propia vida, como dijimos antes, ante un gran estrés emocional que nos desborda, pero también se pueden activar en la siguiente generación, es decir, si vivimos un gran estrés emocional y no pudimos resolverlo intelectualmente, nuestra descendencia traerá en su propio cuerpo, la respuesta a nuestro conflicto como un desarrollo evolutivo, o activará la modificación en algún momento que reciba una señal del ambioma.

Este ambioma no necesariamente es externo, no solo alude a los lugares, personas y actividades que frecuentamos, también hace referencia al medio interno, el que creamos con nuestros pensamientos y emociones.

Si estamos todo el día pensando en problemas, alimentando miedos, culpas, rencores, estamos generando un ambiente interno tóxico para nuestro cuerpo poniéndolo en un estado alterado de riesgo. Si por el contrario, ponemos energía en aspectos motivadores, alimentamos la gratitud, el amor, la alegría, generamos un ambiente propicio para nuestro crecimiento y expansión.

Esto lleva a considerar la importancia de la influencia del ambioma en la expresión genética, como vimos, la herencia o predisposición genética no marca la aparición de una enfermedad, es el ambiente el factor determinante: malas o buenas compañías (satsanga).

Veamos un ejemplo en la naturaleza:

Un grupo de escarabajos que viven entre la hojarasca que cae de los árboles presenta dos colores, algunos son verdes y otros marrones. Los marrones se camuflan muy bien con el color de las hojas secas, mientras que los verdes son más visibles, lo cual es un gran problema para esconderse de su depredador que es un ave. Las aves comienzan a comerse todos los escarabajos verdes mientras que los marrones sobreviven. En este caso la mejor adaptación al medio para aumentar la supervivencia es presentar el color marrón y esta señal comenzará a generar cambios en la expresión del color del escarabajo, tendiendo, generación tras generación, a presentar cada vez más escarabajos de ese color. Todo aquello que sea una solución ganadora para un individuo o población será heredada a la siguiente camada con dicho fin.

Así sucede que en nuestra especie podemos heredar un rasgo físico, un carácter emocional, un comportamiento, una profesión, un trabajo o hobby, una casa si tenemos suerte, una habilidad y hasta una enfermedad.

¿Cómo puede ser una enfermedad una solución ganadora o un programa de adaptación que queramos transmitirle a nuestras hijas e hijos?

Si pensamos en una familia con enfermedades cardiacas, o de propensión al cáncer de pulmón por ejemplo, lo que se hereda no es la enfermedad sino la tendencia a vivir los conflictos de una manera específica, la percepción y construcción mental de la realidad, la reacción emocional y conductual.

Como veíamos, no alcanza la herencia genética para desarrollar una enfermedad, tiene que haber un medio de pensamientos y emociones acordes para que se active. La liberadora realidad de que no estamos condicionados por nuestros genes sino por nuestros pensamientos y es algo sobre lo que podemos poner atención y observar su naturaleza y cualidades para ir modificando con compromiso y determinación.

Volviendo al riel familiar, el órgano afectado será según la función que cumpla en el cuerpo y nos estará hablando de la emoción con la que filtramos la realidad, aquella que reproducimos automática e inconscientemente.

Así, por ejemplo, si el pulmón es el órgano encargado de respirar, condición necesaria para la vida, y sufrimos un gran estrés que activa un miedo violento a morir, imaginemos de asfixia (real o simbólica), se podrá ver modificada la forma del pulmón a través de un cáncer, ya que la lógica biológica es que hay que aumentar el tamaño del órgano para mejorar su función respiratoria y compensar ese miedo a la asfixia.

En este ejemplo, ese miedo violento a morir de asfixia puede transmitirse a las siguientes generaciones como un programa de adaptación o supervivencia, la latencia o potencialidad de desarrollar un cáncer de pulmón si el medio es el propicio. Todo está preparado para ser activado si es necesario, ante una situación real o imaginaria de asfixia, es decir, tanto como si nos asfixiamos realmente o como si nos sintiéramos así repetidamente frente a las situaciones.

Sigamos con los ejemplos, una mujer muere dando a luz, comienza entonces a transmitirse la siguiente información "tener hijos es peligroso, se puede morir en el intento". Las siguientes generaciones presentan casos de infertilidad, ya que para este clan ser infértil salva la vida. El síntoma, en este caso la infertilidad, es el programa de adaptación de esta familia, es la solución ganadora para aumentar la supervivencia.

El cuerpo cambia su fisiología para evitar la reproducción y asegurar la vida y este cambio responde a una modificación epigenética, una emoción, el miedo a la muerte. El cerebro no diferencia entre lo real, simbólico o imaginario, por lo que correr riesgo de morir devorado por un ave o tener miedo a morir aún sin razón real aparente, es exactamente lo mismo y responderá de la misma manera ante los dos casos, realizando las mismas modificaciones en el cuerpo.

Cuando el cuerpo cambia la forma o función de un órgano o tejido, está buscando compensar simbólicamente una necesidad no satisfecha como vimos. A partir de esa modificación intenta resolver un conflicto real o imaginario no resuelto, justificar una acción obligada o impedida.

El síntoma es una señal que se prende para avisar sobre ese patrón de pensamientos o creencias (samskara) que nos inclina a repetir (vasana) esa acción contradictoria, ese patrón emocional que nos genera conflicto sentir.

Cada individuo tiene su síntoma riel, generalmente acorde a su riel familiar, el heredado y aprendido. Esta información se transmite como un tesoro en términos de supervivencia: todas las modificaciones que un individuo realice en su vida, que le permitan adaptarse mejor a los recursos y condiciones de su ambiente, a través de cambios en su estructura, fisiología o comportamiento, son información fundamental para aumentar su supervivencia y la de su descendencia.

Podríamos decir que en nuestros genes está la historia de las modificaciones que hicieron nuestros ancestros para adaptarse mejor a su ambiente, o aparecen las que deberían haber hecho y no pudieron, para resolver su situación de conflicto. Los genes son como un manual de instrucciones de lo que debería hacer el cuerpo frente a situaciones de conflictos, reales o imaginarias, en las cuales se activa el síntoma como la alarma del conflicto.

Pensemos, por ejemplo, en una familia con desequilibrio Kapha de obesidad, el síntoma de supervivencia de esa familia es la acumulacion de grasa como reserva frente a situaciones de carencia de alimento, amor, protección, calor, aislación, reconocimiento, espacio, etc. Algún ancestro atravesó una situación en la cual la grasa le salvó la vida o le hubiera salvado la vida de haber podido hacer la modificación a tiempo (guerras, hambre, frío, soledad, desprotección, abandono, falta de espacio en la casa, exceso de responsabilidades, falta de límites con el entorno, falta de reconocimiento en la familia, vergüenza).

Una trombosis en una arteria, por ejemplo, es la adaptación biológica a una situación de hemorragia, tal vez vivida en alguna experiencia de vida previa o de algún ancestro en la genealogía.

Cuando el síntoma aparece hay que rastrear la situación de conflicto que se vivió antes, para lograr comprender lo que intenta hacer el cuerpo al modificar su forma o función. A veces, el síntoma aparece inmediatamente luego de la situación de conflicto, otras veces se programa en un momento de la vida y se activa posteriormente, frente a una nueva situación en la cual se revive la misma sensación, la misma interpretación de la realidad.

Sucede que el síntoma se presenta como una señal que se puede prender también a través de una emoción exagerada, inclusive en alguna relación o situación de conflicto repetida. A veces es la misma situación o relación, la que trae la información de aquello que la persona piensa y siente habitualmente y le genera conflicto.

No encontrar un trabajo que nos motive o entusiasme puede estar hablando de la creencia de que el trabajo debe ser algo sacrificado, que no puede estar asociado al disfrute, o puede contarnos la historia familiar de fracasos laborales, tal vez la sensación repetida de sentirnos inferiores o incapaces, de no merecimiento, o quizás del miedo a fallar si intentamos algo nuevo.

Relaciones amorosas conflictivas, patrones de maltrato o indiferencia, son oportunidades para reconocer esa forma de sentirnos y de actuar poco amorosa y respetuosa con nosotros mismos, quizás la sensación de siempre poner al otro en primer lugar, o de dejar de ser genuinos en la relación, perdernos a nosotros mismos por la creencia de que sino perdemos al otro, ceder espacios, gustos y actividades, dejar de atender nuestras necesidades y deseos por las necesidades y deseos del otro, colocarnos en lugares incómodos para sostener situaciones o personas.

Cuando decodificamos la información que trae encriptada un síntoma, buscamos las emociones ocultas que quedaron ancladas en el recuerdo de situaciones de estrés. Volver a conectar con esas emociones y liberarlas, expresarlas, escucharlas, habitarlas y habilitarlas, resignificarlas, darle una nueva mirada al recuerdo embalsamado, una nueva información a la consciencia, una nueva valoración y magnitud a los patrones inconscientes que llevan a vivir de esa manera los conflictos. Para que el síntoma pierda el sentido, que es justamente la razón de su existencia, llevar luz a las sombras.

Comprendemos que las emociones quedan solidificadas, tamásicas, en los recuerdos traumáticos y condicionan nuestra forma de interpretar y actuar a futuro (samskara - vasana), y que el dosha o desequilibrio no es más que la manifestación visible, material, de esa emoción o energía sutil conflictiva.

La enfermedad es la emoción bloqueada manifestándose hacia afuera y comprendiendo las funciones de los órganos, tejidos y sistemas del cuerpo y sus simbolismos (el lenguaje del inconsciente es simbólico) podemos entender que intenta lograr el cuerpo cuando cambia su forma o función, qué adaptación necesita hacer la persona en respuesta a la situación de conflicto que vive.

Ese es el campo de karma pariksha, interpretar la parte sutil del síntoma, decodificar los patrones de lo que estamos sintiendo y haciendo y nos genera conflicto, por lo cual se activó la modificación en el cuerpo. Cuando comprendemos que ese peligro es mental, no es real (salvo que estemos aislados en medio de la selva, atados a un árbol y rodeados de fieras hambrientas) y que, por lo tanto, no necesitamos esa modificación, pierde su sentido y se desactiva.

El síntoma es la alarma que se prende cuando nos sentimos igual que nuestros ancestros, actuamos bajo las mismas creencias limitantes, pero nuestra realidad es distinta, nuestros recursos, posibilidades, deseos y necesidades son otros. O cuando estamos repitiendo las mismas situaciones para cambiar el final, como una posibilidad evolutiva para nuestro clan.

Cuando nos desviamos de swastha (recordamos significa salud; establecidos en uno mismo; coherencia pensar-sentir-hacer-paz).

Ese es el aporte de la BioRecodificación, crear el ambioma adecuado para poder comprender y cambiar los pensamientos y conductas que nos llevaron hasta allí, muchas veces con verlo no alcanza, se necesita motivación, sabiduría y constancia para sanar, y son cualidades que nos aportan prana (energía), tejas (digestión) y ojas (resistencia).

El camino de sanación comienza cuando dejamos de ver a la enfermedad como algo externo que nos ataca y la integramos, la reconocemos como una manifestación visible del dolor que lleva nuestra alma, como nuestro propio cuerpo tratando de entregarnos un mensaje, contarnos una historia, si nos aliamos a ella podemos leerla y comprenderla, explorar su razón de existencia y recodificar su origen y destino.

Las puertas de los sentidos

Las famosas puertas de la percepción y de la acción, todo pasa por nuestros sentidos, las cosas entran y salen; nuestros cincos sentidos, presionan continuamente a la mente.

Los sentidos nos arrastran de un lugar a otro.

No hay nada en el intelecto que no haya pasado por los sentidos, salvo el propio intelecto.

Los sentidos hablan, nótese hasta qué punto:

- Lo hubieras dicho más suave, es tener un poco de tacto nomás...
- Se lo dije mil veces, pero no hay peor sordo que el que no quiere oír.
- Mirá, mi olfato me dice que hay algo mal.
- Es de mal gusto.
- Ok, puede ser, igual no lo quiero ni ver.

Cada fuerza dóshica nos dota con sus puntos fuertes y débiles para ingresar, procesar, almacenar, digerir la información que recibimos del medio y ejecutar una respuesta.

Vimos antes que bahyakarana es el componente mental externo, y se corresponde con los sentidos de percepción y de acción. Los sentidos (indriyas) son las puertas de percepción del mundo externo, mandan señales al cerebro que interpreta los estímulos recibidos y representa la información al comparar con la base de datos de las memorias almacenadas, creando así nuestra experiencia de vida.

Un gran aporte a comprender en el universo de la persona, es la relación que existe entre el movimiento de los ojos y los canales de representación de la información que utiliza mentalmente. Cuando alguien relata una experiencia, se puede observar en el movimiento de los ojos como tiene armada mentalmente la representación de esa experiencia. Cuando las personas representan imágenes dirigen sus ojos hacia arriba, cuando tienen sensaciones los dirigen hacia abajo y cuando reproducen sonidos los dirigen hacia los costados.

Para organizar la información utilizamos los tres canales: el visual, el auditivo y el kinestésico o sensitivo. Según el barrido ocular que la persona realice al relatar la experiencia, estará manifestando el sistema que utiliza para almacenar y reproducir la información.

Los hemisferios cerebrales tienen un control cruzado sobre el cuerpo. El hemisferio derecho es el creativo, se encuentran las imágenes, la música, la sensibilidad por el arte, y toda la información simbólica que almacenamos y reproducimos en los sueños, la intuición y la información emocional. Aquí también están los recursos, esas perillas que subimos cuando habilitamos soluciones novedosas y creativas. El hemisferio izquierdo es el racional, se encarga de las tareas verbales, secuenciales, temporales, digitales, lógicas y analíticas, es quien cuestiona, critica y deduce.

Así el lenguaje corporal nos muestra que si la persona mira arriba a la derecha (hemisferio cerebral derecho, creativo) estará creando una imagen y si mira arriba a la izquierda (hemisferio cerebral izquierdo, analitico) estará recordando una imagen. El sonido creado será al costado derecho y el recordado al izquierdo. La sensación creada, abajo a la derecha y la recordada a la izquierda. Los ojos hacia abajo, centro-lateral, manifiestan diálogo interno. Si no hay representación definid,a los ojos se mueven de forma azarosa.

La vista es el sentido de percepción más sensible para Pitta y es por donde ingresa principalmente la información, por lo que resulta lógico pensar que el canal visual será el favorito para ingresar, almacenar y representar internamente las experiencias, sus mnemociones (memorias emocionales, samskara) serán principalmente visuales (memoria fotográfica).

Una mente más permeada por la fuerza Pitta, ingresa y procesa la información de forma controlada, concentrada, detallada, evaluada y examinada, la almacena según la digestión y la digiere según la pasión, y ejecuta controlando, examinando, evaluándose a sí mismo y a los demás.

Cada dosha tiende a una emoción y una acción de supervivencia, aquella que se vea favorecida por las cualidades de su elemento predominante.

El cuerpo fibroso y deportista de Pitta lo lleva a desempeñarse mejor en el enfrentamiento, y la emoción que dispara es la ira. Si siente ira y no puede pelear, o se siente sometido, impotente, se irrita, se inflama, se calienta, se frustra.

La vista y los pies son los órganos de percepción y acción de Pitta; un ciego necesita un bastón para caminar, un pie más. Ver algo que no le gusta (no le gusta porque es dosha y ve lo malo solamente), que sale de su control, que haya algo que espera ver y no llega, o si algo le impide avanzar en sus metas y objetivos, conseguir aquello que se propone, lo inclinará al desequilibrio.

También le quema el fuego cuando no puede comprender, aceptar, asimilar y transformar la situación, cuando no lo puede controlar o resolver.

La vista es el sentido más desarrollado en el medio aéreo y diurno, los ojos son los órganos sensoriales de mayor potencia ya que son los de más largo alcance y mayor velocidad, acorde a la enorme velocidad a la que viaja la información ambiental a través de la luz.

El ser humano es un animal diurno, por lo que la vista es el sentido principal para obtener la información del medio. El ojo humano está formado por bastones (células especializadas en distinguir la presencia de la ausencia de luz, lo que permite captar el movimiento de los objetos) y por conos (células especializadas en distinguir los colores).

La mayoría de los animales evolucionaron con una mayor cantidad de bastones, porque en la naturaleza es más importante poder captar el movimiento para vigilar depredadores y presas, sin embargo, algunas especies como los primates y los seres humanos han desarrollado una gran cantidad de conos que le permiten diferenciar, por ejemplo, los colores variados de las plantas, flores y frutas, detectar el peligro a traves de los colores de alerta (rojo, amarillo) lo que no requiere precisión en el movimiento.

Los mamíferos poseen dos ojos situados a ambos lados de la región frontal de la cabeza, en algunas especies como el ser humano se orientan completamente hacia delante, en otras hacia los costados obteniendo un mayor campo de visión.

La orientación hacia adelante es una adaptación para tener una mayor visión superpuesta, lo que permite percibir la imagen de manera tridimensional, ubicándola en el espacio correctamente. Esta visión tridimensional (estereoscópica) está relacionada con la precisión en la coordinación de los movimientos.

Pitta es el guardián del presente, es el que observa, ordena, analiza, controla, compara y clasifica la información del entorno, para detectar el posible peligro inminente y actuar de forma precisa.

En el caso de Vata, los sentido de percepción más sensibles son el oído y el tacto y los órganos de acción son las cuerdas vocales y las manos. Podemos pensar entonces que el canal auditivo y el canal kinestésico o sensitivo (irá cambiando porque es Vata dosha) serán los más utilizados para ingresar, almacenar y representar sus experiencias. Es decir que sus mnemociones podrían ser principalmente auditivas y sensitivas (dolor-placer), por su poca agua y memoria, menos profundas que los otros dosha seguramente.

El oído permite relacionarnos gracias a las ondas sonoras que viajan a través de un medio fluido, por ejemplo la atmósfera o el agua. Capta las vibraciones del medio, las amplifica y las traduce en impulsos eléctricos que viajan al cerebro para ser integrados y representados. El oído tiene un desarrollo medio en el ser humano, no somos capaces de oír sonidos ni muy graves ni muy agudos (ultrasonidos) y nuestra potencia auditiva está moderadamente desarrollada.

El tacto por su parte, está más desarrollado en mamíferos que en otros vertebrados. Los pelos amplifican las terminaciones táctiles receptoras de información, distribuidas por toda la superficie del cuerpo, permitiendo reconocer objetos del ambiente. La piel es también un importante órgano sensorial con porciones especialmente sensibles a los estímulos táctiles en relación a su uso, como por ejemplo el caso de las manos.

El tacto es esencial para las relaciones sociales entre los individuos de muchas especies, podemos ver en el caso de los primates un estrecho contacto físico que consiste en acicalamientos, caricias y abrazos. El contacto físico entre la madre y sus crías adquiere una importancia notoria en su desarrollo.

Una mente más permeada por la fuerza Vata ingresa mucho y procesa rápido, desordenado y sin mucha atención, almacena poco y ejecuta rápido, desordenado y sin mucha atención, varias tareas a la vez.

Sus conflictos van a estar asociados a aquellas cosas que escucha y lo irritan o que espera escuchar y no llegan y aquellas cosas que quiere decir y hacer y no puede o que tiene que hacer y le da inseguridad, cuando no pueda expresar su libertad de movimiento y de creatividad y se sienta encerrado, invadido, sin espacio ni tiempo

Así es que el cuerpo escurridizo y veloz de Vata lo lleva a desempeñarse mejor en la huida, y la emoción que dispara ese comportamiento es el miedo. Si siente miedo y no puede huir, se quedará paralizado intentando huir simbólicamente, pasar desapercibido, evadir el conflicto, desaparecer o hacer desaparecer la situación, olvidarla, retirarle atención.

La tendencia al desequilibrio de Vata dosha será cuando se sienta atrapado en una situación peligrosa y no pueda huir, el cuerpo buscará la forma simbólica de resolver o justificar esa acción impedida. Sus conflictos se relacionan con el movimiento y con la expresión.

Vata, como rajas, es el guardián del futuro, es el que anticipa todos los posibles escenarios para evaluar el potencial peligro de cada uno. Sus emociones son premonitorias, surgen de las fantasías cuando se desequilibra (miedo, incertidumbre, inseguridad, duda, angustia) o de la intuición cuando está equilibrado, o sea cuando tiene prana en vez de Vata.

Kapha tiene como sentidos de percepción más sensibles el gusto y el olfato y los órganos de acción son los genitales y el ano (comida y sexo, supervivencia individual y de la especie).

La vista, el oído y el tacto son sentidos más sutiles capaces de procesar ondas y vibraciones. En el caso del gusto y el olfato, son sentidos más terrenales, primitivos, de supervivencia, capaces de procesar estímulos químicos.

El olfato desempeña un papel predominante en los mamíferos, incluyendo la alimentación, el apareamiento y la comunicación social. Muchos mamíferos utilizan feromonas y otras señales olfativas para comunicar la información sobre su territorio, identidad, estado de salud y estado reproductivo. Estas señales proceden de la orina, las heces, órganos genitales y ano, o de secreciones producidas por glándulas específicas.

Es uno de los más importantes sentidos en la mayor parte de los mamíferos ya que no sólo proporciona información de lo que está pasando; también de lo que ha ocurrido y de lo que está por venir. Se pueden detectar, por ejemplo, señales ambientales, climáticas, de peligro.

Utilizamos usualmente la expresión "algo me huele feo" cuando tenemos alguna sospecha, alguna anticipación negativa a los problemas, y la mucosidad, por ejemplo, (desequilibrio kapha) se presenta como una solución biológica a este tipo de pensamientos conflictivos (se tapa la nariz para no poder anticipar los problemas).

En el caso del ser humano, cuando nos convertimos en animales bípedos separamos la nariz del suelo y dejamos de utilizar el olfato como sentido primordial de supervivencia.

El olfato y el gusto se utilizan para distinguir el estado del alimento, la putrefacción emite sustancias químicas que podemos detectar y sabemos, por herencia o por experiencia, que nos pueden dañar. Lo mismo sucede con alimentos venenosos, podemos detectar las sustancias químicas que desprenden en señal de aviso.

El sentido del gusto se activa con el contacto de sustancias solubles en la lengua, si no tenemos agua en la boca (territorio Kapha) no podemos diferenciar los sabores. El ser humano es capaz de percibir un gran abanico de sabores como respuesta a la combinación de varios estímulos como textura, temperatura, olor y gusto.

Kapha es quien tiene más agua y más memoria, y será quien recuerde más los olores de las personas o de las casas, el sabor de la comida que le preparaban en la infancia, es decir que almacene su información en forma kinestésica preferentemente. Sus mnemociones podrían ser principalmente gustativas y olfativas.

Una mente más permeada por la fuerza Kapha, ingresa y procesa más lento y pesado, almacena mucho en los grandes surcos que deja el agua (la memoria), ejecuta lento y pesado, con tendencia a amoldarse y estancarse, pero con constancia y resistencia si logra vencer y cambiar la inercia.

Podemos asociar los conflictos que sean de supervivencia propia y de la descendencia y de alimento, atrapar el bocado (lo que cada uno considere alimento) y soltar el exceso que no sirva.

El desequilibrio se dará cuando coma y acumule cosas (comida, palabras, objetos, recuerdos, creencias) y no los pueda eliminar, olvidar, soltar o cuando no pueda protegerse a sí mismo o a su descendencia (hijos reales y simbólicos).

En el caso de Kapha, la grasa es un excelente material de aislación, reserva, protección y calor. Su cuerpo está preparado para alimentar, proteger y aguantar, resistir. Protegerse para aguantar situaciones, el agua se estanca en la quietud, se amolda, adapta y sostiene la situación.

La emoción que dispara la protección es la tristeza, cuando nos sentimos tristes necesitamos un abrazo (tacto) que nos contenga, que nos ame, que nos cuide, o aislarnos, escondernos en nosotros mismos, ensimismarnos, plegarnos, como cuando niños hacernos una pequeña bolita que dispare el amor de mamá y la protección de papá. Sentimientos de soledad, abandono, desprotección, falta de amor y reconocimiento.

Si siente tristeza y no puede llorar, si no expresa lo que le pasa, si no recibe ese amor que anhela o se ve impedido de proteger a alguien o a sí mismo, el aumento de agua (grasa) refuerza esa acción imposible, compensa esa sensación de carencia, esa necesidad no satisfecha.

Kapha es el guardián del pasado, de la experiencia, almacena las memorias valiosas para la supervivencia, aquellas que sirven de referencia para los movimientos presentes y futuros.

Del estrés al dosha

Decíamos que según el dosha y con su guna actuante, será cómo se reciba, procese, y almacene la información, a la vez de que se ejecute una respuesta, por eso la experiencia será distinta para cada uno.

Para variar, todo depende del observador.

Vata aporta movilidad y cambio a la situación, nos inclina a la evasión del conflicto (o a soltarlo).

Pitta aporta digestión y transformación a la situación, nos inclina a enfrentar el conflicto.

Kapha aporta tolerancia y sostén a la situación, nos inclina a aguantar el conflicto.

Veamos cuatro factores posibles que se encuentran en las experiencias de estrés, previo a la aparición del dosha (desequilibrio):

Un estrés traumático, grave, intenso, agudo. Por ejemplo un accidente, donde fallece un ser querido.

Un estrés más leve pero constante. Cómo ser cualquier conflicto diario y crónico, ya sea en casa, deporte o en el trabajo.

Un estrés inesperado. Quedar desbordados ante la situación: "No lo puedo creer, no me lo esperaba, no entiendo lo que sucede, no sé qué hacer".

Vivir las emociones en aislamiento, no poder expresar lo que sentimos en el momento del estrés: tener que reprimir, aparentar algo que no es lo que realmente sentimos.

Desde ya, la intensidad del drama, la velocidad, y forma de resolución, van a estar regulados por las fuerzas dosha-guna que operen.

Como vimos, los vedas hablan de samskaras para referirse a los surcos que dejan las emociones sin digerir en el cerebro. El médico oncólogo Ryke Hamer descubrió la existencia real del samskara, donde la misma vivencia o interpretación emocional de una situación se encontraba siempre asociada a una especie de ampolla o edema en el mismo lugar del cerebro, observable en tomografía computada.

Esto lo llamó foco de Hamer (samskara), y la explicación de su aparición es que, ante una situación de gran estrés, se produce una especie de cortocircuito en el cerebro que aísla al sector dañado (la parte del cerebro que controla a la zona del cuerpo que presenta el síntoma) del resto para no afectar el funcionamiento completo del mismo.

En el foco, se puede observar anillos concéntricos alrededor de la ampolla que se relacionan con las recaídas emocionales que puede tener la persona por el mismo estrés emocional, cada vez que reviva la situación. Estos surcos son los samskara y cada recaída en el mismo comportamiento, en la misma forma de sentir, de vivenciar la situación, son los vasana.

Imaginemos que estamos ante una situación de estrés, por ejemplo queremos separarnos de nuestra pareja. Si podemos hablarlo, manifestar lo que sentimos, actuar en consecuencia, entonces no hay conflicto, estamos alineados con nosotros mismos (swastha) por lo que no hace falta ningún desequilibrio que nos resuelva la necesidad no satisfecha.

Si por el contrario, no nos animamos a expresar nuestro deseo y esa situación nos preocupa día y noche, no nos deja dormir ni comer, realizar normalmente nuestras actividades, cruzamos la calle distraídos pensando en el problema, nos olvidamos de apagar la hornalla del gas, etc., consumimos nuestro prana, nuestra energía vital y corremos el riesgo de sufrir un accidente, por lo que es necesario activar un programa de supervivencia, para corrernos el foco de atención del conflicto, dejar de agotar nuestro prana y volver a llevar la consciencia al presente y, así, mantenernos con vida, en ese momento el conflicto emocional pasa al cuerpo, se hace dosha, enfermamos.

Ahora, gracias a la enfermedad, empezamos a prestar atención a nuestras necesidades, nos permitimos decir, hacer, pedir aquello que queremos, nos justifica y habilita a resolver aquello que nos generaba problemas.

Otra forma de activar el programa de supervivencia (la adaptación biológica al conflicto, el desequilibrio) es frente a una situación de estrés aguda, tan sorpresiva y traumática que todo nuestro sistema colapsa y automáticamente se activa el programa de supervivencia, veamos:

En nuestra vida llevamos un nivel de estrés medio, tolerable, con el que podemos convivir (eustress). Utilizamos el sistema simpático para realizar nuestras acciones diarias. Durante la noche se activa más el sistema parasimpático para facilitar el descanso y reparar los posibles daños del día.

En la naturaleza, frente a una situación de estrés, por ejemplo, cuando una presa es descubierta por su depredador, se activa el sistema de emergencia, se pone en funcionamiento el sistema nervioso simpático para realizar el escape y todo el metabolismo se altera para redirigir nutrientes y energía a los sistemas necesarios para la huída. Así, la sangre fluirá al cerebro, a los pulmones y músculos, con una marcada sobreexigencia del funcionamiento del corazón.

En esta primera etapa el conflicto está activo, la presa tiene miedo de ser atrapada y morir. Cuando la presa logra escapar y sale del peligro, resuelve el conflicto (conflictolisis, lisis: ruptura), entonces entra en reposo y se activa el sistema nervioso parasimpático o vago, un estado de vagotonía o de descanso, en el cual el organismo comenzará a normalizar todo su funcionamiento habitual, disminuyendo la frecuencia cardiaca y respiratoria. En esta segunda fase repara cualquier daño que pudiera haberse generado antes.

Esta excitación-relajación, se corresponde a la espagiria de la alquimia, donde el principio básico es solve et coagula: disolver y coagular, expandir y contraer, inhalar y exhalar, atracción y rechazo. En definitiva, todo alimento debe ser disuelto y vuelto a coagular de acuerdo a las necesidades del cuerpo.

Es habitual sentir algún tipo de dolor durante la reparación, que se manifieste un síntoma, ya que es el principal mecanismo que tiene el cuerpo para que respetemos el descanso, aumente ojas y acopiemos el prana necesario para reparar.

Cuando nos enfermamos (in firme: no podemos estar de pie), los síntomas dolorosos son necesarios para realizar reposo y así redirigir todos los recursos, materia y energía a reconstruirnos.

Los analgesicos, con sus estratégicas campañas publicitarias "libérese de todos los síntomas" o "no dejes que el dolor te detenga", anulan y dificultan la reparación natural del cuerpo, además de publicitarse como algo inocuo y no existe medicamento que lo sea, todos tienen efectos secundarios sobre otros órganos.

Hoy hay remedios y pastillas para ser feliz, para dormir más, para relajarse, para no estar deprimido, para comer menos, para tener más memoria, inclusive para pensar más.

La evolución del ama

Vimos que el cerebro no diferencia entre lo real y simbólico, si el estrés que estamos viviendo es mental, por ejemplo terror a un profesor que nos va a tomar un examen, el cerebro responderá exactamente igual, poniendo en simpaticotonía al individuo como si se tratara del peligro del depredador, el organismo entrará en el mismo estado alterado.

Veamos un ejemplo.

Hay reducción de personal en la empresa en la que estamos trabajando, todos los días despiden a alguien y nuestro miedo a correr con el mismo destino comienza a crecer de manera exponencial (acumulación o primera acción de la toxina o ama), este sería el estrés emocional.

Nuestro nivel de estrés comienza a incrementarse (segunda acción del ama, exacerbación), todo el dia estamos pensando en perder el trabajo, empezamos a desempeñar mal nuestras tareas diarias (tercera acción, diseminación), caminamos por la calle distraídos, cruzamos la avenida sin mirar, perdimos por completo el apetito (cuarta acción, localización) y no podemos dormir, estamos fatigados, confundidos, desorientados (quinta acción, manifestación).

Esta situación no es sostenible en el tiempo, nos lleva a la enfermedad (sexta acción, especialización) e incluso nos puede llevar a la muerte.

Cuando superamos el umbral de estrés tolerable, es decir, con el que convivimos diariamente, el cerebro automático activará un programa de supervivencia según la información genética heredada, según el samskara o riel ancestral, con el que el conflicto emocional se manifestará en el cuerpo, se hará visible en forma de dosha o desequilibrio. A partir de esto, nuestra atención se volcara a la enfermedad y la situación del trabajo pasará a segundo plano, el estrés acumulado, la toxina, se expresa y libera a través del cuerpo.

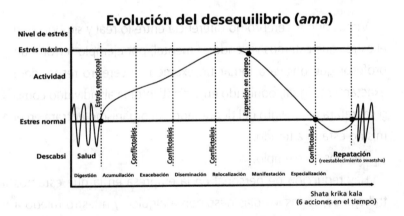

Evolución del desequilibrio (*ama*)

La evolución del ama: Las 6 acciones del estrés en el cuerpo físico.

Los desequilibrios comienzan con un estrés emocional, provocado por algo agudo o algo crónico, a lo que no le encontramos solución y lo vivimos en aislamiento, como veíamos antes.

Si la persona, en ese momento, tiene un buen fuego para digerir (mente y estómago), hacer una buena gestión de sus alimentos, emociones, reconocer lo que le pasa, expresarlo y resolverlo coherente a sus necesidades para luego soltarlo, hay conflictolisis o ruptura del conflicto. Esta ruptura del conflicto, retirar la toxina (en este ejemplo, la situación de estrés) y recodificar la información, lo puede hacer en cualquier momento del proceso.

Si la persona no puede aguantarlo, enfrentarlo o soltarlo, se activan las 6 acciones en el tiempo de la toxina o shat kriya kalas, repasemos:

1. Ubicación y acumulación: sanchaya. Se acumula el ama en el sitio de origen.
2. Exacerbación o prakopa. Se incrementa el dosha-ama.
3. Diseminación o prasara. Se esparce.
4. Localización o sthana-samsraya. Localiza en sitios débiles.
5. Manifestación o vyakta. Manifestación de la enfermedad.
6. Especialización o bheda (perforación). Daño anatómico, complicaciones.

Estas acciones describen el comportamiento de la toxina o el ama en los 3 cuerpos (físico - mental - espiritual) durante el desarrollo del desequilibrio. La medicina convencional reconoce el síntoma a partir de la tercera o cuarta acción, el Ayurveda aporta el conocimiento para detectar el desequilibrio desde los primeros cambios sutiles y desde BioRecodificación, lo estudiamos en pasado - presente - futuro, para sugerir acción paliativa - preventiva - curativa.

Estas seis acciones pueden desarrollarse en un periodo de tiempo corto en el caso de un estrés agudo (por ejemplo en un día o inclusive en minutos) o en un periodo más largo en el caso de un estrés crónico (hasta varias vidas incluso).

Mientras la persona no pueda resolver su conflicto (eliminar la causa, la toxina o ama) su nivel de estrés aumentará muy por encima del umbral tolerable para vivir.

A medida que aumenta su estrés, su cuerpo empieza a responder con cambios sutiles al principio (las tres primeras acciones), hasta llegar a cambios más densos, evidentes y observables, cuando está tocando su nivel máximo de estrés compatible con la vida.

El mensaje se agranda para que lo veamos.

En ese momento seactiva el programa de supervivencia y el estrés emocional se descarga a través del cuerpo, el órgano o tejido que responde con su modificación está determinado por el karma (dosha, guna, genética, herencia, astrología, etc).

Ahí se manifiesta la enfermedad, la persona cambia su orden de prioridades, las situaciones se revalorizan, le quita atención y dramatismo al conflicto original y cambia la jerarquía "ahora aquello no parece tan importante como esto". La enfermedad se coloca en el primer puesto.

Está claro que en cualquier momento de la evolución del desequilibrio se puede detener el proceso con la conflictolisis, es decir, resolviendo y eliminando la causa del estrés, ya sea porque logramos un nuevo nivel de comprensión de la situación, cambiamos el diagnóstico y ejecutamos nuevas acciones acordes a nuestra realidad (comprensión en acción) o porque logramos soltar el conflicto, dejar de resistir y aceptarlo, o porque lo que nos estresa finalizó.

Cuando la persona logra resolver su conflicto, lo digiere, transforma, asimila lo útil y nutritivo de la experiencia, aprende y cambia, elimina lo que le genera conflicto, entra en estado de reparación o vagotonía con lo cual puede aparecer un gran cansancio, el cuerpo utiliza todos sus recursos para normalizar el funcionamiento.

En esta etapa los síntomas se manifiestan e inclusive pueden incrementarse (señalando que la emoción se movió, recordemos que el cuerpo es la parte densa y visible de la mente). Sucede habitualmente que luego de una sesión de karma pariksha, la persona pueda experimentar síntomas físicos o emocionales, después de reconocer y expresar la causa del estrés emocional.

Los síntomas aparecen para resolver el conflicto emocional (es la manifestación, la expresión, la liberación). Si logramos interiorizar esto, la próxima vez que nos duela algo deberíamos alegrarnos, la enfermedad es lo que impide superar el nivel máximo de estrés compatible con la vida.

Pero si la aparición del síntoma nos estresa porque nos asusta, este nuevo estrés emocional nos lleva de vuelta a la primera acción de la toxina, entrando así en un ciclo infinito de conflicto y reparación, con síntomas permanentes y perdurables en el tiempo.

Lo mismo sucede cuando el médico nos da un diagnóstico inesperado de nuestra enfermedad, nos asustamos y volvemos a la etapa de acumulación de la toxina. Es sumamente importante concientizar qué se sintió frente al diagnóstico, porque eso puede desencadenar un nuevo estrés, recordemos el poder del efecto nocebo (efectos adversos producidos por expectativas negativas, por ejemplo morir en el tiempo pronosticado por el médico, la autoridad según nuestra creencia).

Muchas cosas nos pueden llevar a vivir nuevamente el estrés emocional, si no está internamente resuelto el conflicto, si no identificamos las emociones que repetimos, la interpretación o vivencia que tenemos de las cosas que suceden, las conductas que siempre reprimimos o que alimentamos por costumbre y no por consciencia y elección.

Externamente, siempre nos estaremos enfrentando a situaciones (el mundo externo, al igual que el cuerpo, es una densificación de nuestra mente) que nos hagan sentir igual, para lograr observar y conectar con eso y tener la oportunidad de recodificarlo.

Cambian los escenarios y los actores pero siempre seremos los mismos espectadores con la misma mirada (no miran nuestros ojos sino nuestros pensamientos), a menos que tomemos consciencia de nuestra forma de ver el mundo, y en este caso, ya no necesitaremos atravesar esas situaciones porque esas emociones que nos viene a mostrar ya estan resueltas, la situación pierde el sentido.

La enfermedad no llega para hacernos daño sino para que cambiemos algo de nuestra vida que repetimos y es estresante para nosotros. Por eso, desde la BioRecodificación proponemos comprensión en acción.

Cuando no sanamos es porque la enfermedad nos trae algún beneficio ¿Qué puedo hacer o qué tengo ahora que antes no podía o tenía?

Karma pariksha, su estudio

Recordamos (¡sí, una vez más!) pariksha como nuestro comprensión y análisis del karma. Ya vimos que el hecho de poder correlacionar los desequilibrios y enfermedades con las fuerzas dóshicas, nos da un amplísimo margen de terapia. Citamos un ejemplo más, si se diagnostica epilepsia es un tratamiento, ahora si lo que se debe corregir es un desequilibrio Vata, el tratamiento es totalmente distinto. Como vimos, lo primero sería atender una posible constipación, luego purificar el ama, más ahara, vihara y aushadhi (dieta, estilo de vida, tratamiento), regularidad, masajes, nidra, anti-stress, etc.

Vamos a cambiar el diagnóstico de estos desequilibrios, para luego verlos y comprenderlos según la tridosha.

Algunos desequilibrios fuerza Vata, (Vata vyadhi, Vata roga o vataja)

Asma (junto a Kapha)

Insomnio

Amenorrea

Convulsiones, epilepsia

Fatiga

Hemiplejías

Gota

Constipación

Arritmias

Ciática

Parkinson

Calambres

Artrosis

Fibromialgia

Enfermedades reumáticas.

Colitis ulcerosa

Retracción de encías

Caries

Flatulencias

Lumbalgias

Dolor de cabeza

Alzheimer

Migrañas

Eyaculación precoz

Vértigos, mareos

Pérdida de la audición

Miedo

Ansiedad

Angustia

Además: Cólicos, Sjogren, Stress, Genu Varo, Genu Valgo, Rigidez del muslo, Dolor del muslo, Paraplejia, Prolapso rectal, Tenesmo, Dolor en el escroto, Priapismo, Tensión en la ingle, Dolor alrededor de la pelvis, Aumento de la peristalsis, Cojera, Cifosis, Escoliosis, Enanismo, Artritis sacroilíaca, Rigidez en la espalda, Dolor en el pecho, Calambres y dolores abdominales, Bradicardia, Taquicardia, Disminución de la excursión torácica, Dolor de punzante, Hipotrofia muscular, Rigidez del cuello, Tortícolis, Ronquera, Dolor en la articulación temporomandibular, Dolor en los labios, Dolor en los ojos, Dolor en los dientes, Diente flojo, Afasia, Hablar lento, Sabor astringente en la boca, Resequedad en laboca, Ageusia, Anosmia, Dolor de oídos, Tinnitus, Resquebrajamiento de las uñas, Resquebrajamiento de los pies, Dolor en los pies, Pies deformes, Entumecimiento de los pies, Tobillo rígido, Calambre en la pantorrilla, Sordera, Ptosis, Entropión, Cataratas, Presión dolorosa en el ojo, Hundimiento del globo del ojo, Dolor temporal, Dolor frontal, Ptosis palpebral, Miastenia Gravis, Dolor de cabeza, Caspa, Parálisis facial, Monoplejía, Cuadriplejia, Convulsión clónica, Convulsión tónica, Desmayo, Vértigo, exaltación, Temblor, Bostezo, Hipo, Astenia, Delirio, Resequedad, Dureza, Clonus, Corea, Atetosis.

Algunos desequilibrios fuerza Pitta (Pitta vyadhi, Pitta roga o pittaja)

Anemia
Tendencia a hemorragias o sangrado
Ictericia
Hepatitis
Hemorroides
Eczema
Halitosis (mal aliento)

Desórdenes de pigmentación: leucodermia

Ira

Fiebre

Úlcera péptica.

Esquizofrenia

Artritis infecciosa

Gastritis

HTA (hipertensión arterial)

Metrorragia

Diarrea

Conjuntivitis

Hiperhidrosis (transpirar mucho)

Gingivitis

Además: Calor abrasador. Úlceras. Reflujo y eructo ácido, Sensación de quemazón en el pecho, Sensación de fuego en el cuerpo, Sensación de fuego en los hombros, Temperatura alta. Mal olor en el cuerpo, Resquebrajamiento doloroso del cuerpo, Retardo en el flujo sanguíneo, Músculo fatigado, Sensación de quemazón en la piel, Picazón en la piel, Urticaria, Vesícula roja, Tendencia al sangrado, Morados, Verdoso, Ictérico, Nevus azul, Herpes genital, Ictericia, Sabor amargo, Olor de sangre que sale de la boca, Mal olor en la boca, Sed excesiva, Insatisfacción, Estomatitis, Faringitis, Proctitis, Inflamación del pene, Hemorragia, Desmayo, Coloración amarillo verdoso en los ojos, la orina y las heces, Úlcera duodenal, Problemas oculares, hepáticos y biliares.

Algunos desequilibrios fuerza Kapha (Kapha vyadhi, Kapha roga o kaphaja)

Obesidad

DBT (diabetes)

Depresión

Vómitos

Asma (junto a Vata)

Sinusitis

Bocio

Apego

Cataratas

Cálculos renales

Edema

Tumores benignos.

Agrandamiento de próstata

Forúnculos

Esterilidad

Además: Alergia, somnolencia, Sueño excesivo, Timidez, Pesadez, Pereza, Apego, Salivación, Excesiva producción de mucus, Exceso de excreción del cuerpo, Pérdida de energía, Indigestión, Mucus alrededor del corazón, Mucus en la garganta, Arteriosclerosis, Disminución de la capacidad digestiva, Urticaria, Palidez, Colesterol, Síndrome de Pickwick, Tumores benignos, Quistes.

Algunos desequilibrios tridóshicos (sannypatika)

Cáncer

Infarto

Sida

Psoriasis

Desmayos

Anorexia (sin deseo)

Bulimia (hambre de buey)

En estos tridóshicos se prestará más atención en qué elemento está variado.

Karma dosha

Es importante comenzar aclarando que son las tendencias al desequilibrio del dosha por los elementos predominantes, pero eso no significa que una persona de otro dosha no pueda presentar ese desequilibrio, es decir que está claro que una persona pitta puede estar constipada o una persona vata tener gastritis, pero no son sus tendencias.

Por otro lado, si bien los desequilibrios están clasificados por dosha para facilitar la comprensión, en la mayoría de ellos actúan más de un dosha. Así es entonces que el tumor benigno aparece como un desequilibrio fuerza kapha, sin embargo el cáncer es vata kapha, vata aporta movimiento, irregularidad, desorden, catálisis, y rapidez, Kapha la materia, la reproducción.

Existe gran cantidad de información sobre el tema, diccionarios muy completos de biodecodificación por lo que cualquier patología es fácilmente rastreable en Internet. Recordemos que en las niñas y niños pequeños, el conflicto intelectual corresponde a mamá, papá o ancestros. Quiere decir que están expresando en su propio cuerpo la solución biológica a un conflicto emocional ajeno.

Ejemplos de karma Vata pariksha:

Amenorrea

La menstruación se relaciona con la feminidad y con la fertilidad.

Entonces, por ejemplo, si mamá y/o papá querían un varón, las menstruaciones serán dolorosas porque es doloroso o vergonzoso ser mujer. También pueden ser "reglas" dolorosas si se tuvo progenitores demasiado exigentes que imponían normas estrictas.

Cuando la menstruación llega, se resuelve un conflicto que es el miedo a quedar embarazada, entonces puede aparecer, por ejemplo, dolor de cabeza (recordemos que el síntoma aparece con la resolución del conflicto) ya que "era un gran dolor de cabeza si no llegaba". Para otras mujeres puede ser la frustración de no haber quedado embarazada presentando también síntomas físicos o emocionales como angustia o depresión.

Una menstruación abundante y/o irregular podría tener como sentido biológico o función el hecho de evitar o reducir las relaciones sexuales cuando no queremos pero no lo expresamos.

La amenorrea (ausencia de menstruación) podría ser una resolución si vivimos sometidas a reglamentos muy estrictos. También sin menstruaciones, es difícil reproducirnos, lo que podría ser una solución si no queremos tener hijos o si es peligroso quedar embarazada por algún programa ancestral.

Conflictos asociados:

Buscar en la genealogía la pérdida de una hija o hijo, la información que baja del árbol es "tener hijos es peligroso, implica sufrimiento si mueren, mejor no tener hijos". No derramar mi sangre en vano para procrear.

Si se retrasa la pubertad: oposición a mamá.

Rechazo a la sexualidad, especialmente si aparece luego de una pena de amor.

Presa de convento o colegio de monjas, castración a la sexualidad.

Pérdida de un hombre en una situación sucia, vil, denigrante.

Ansiedad

En la naturaleza, la ansiedad se podría traducir como incomodidad o inquietud y su sentido o función, es ponernos en alerta frente a una situación de peligro real o potencial, es un mecanismo de supervivencia.

Así como la depresión es un exceso de pasado, la ansiedad es un exceso de futuro. La ansiedad expresa un conflicto en relación al futuro. Se presenta como el síntoma visible de otra emoción oculta. Es una pantalla que utilizamos para presentarnos ante el mundo y ante nosotros mismos, somos conscientes de esa ansiedad, por lo tanto no es lo que nos inquieta en realidad sino aquella emoción profunda que la ansiedad esconde. Por ejemplo: Me siento ansioso cuando estoy en el trabajo. La emoción oculta es el miedo a que no me den ese puesto al que aspiro. Por detrás de ese miedo se esconde la frustración que sentí cuando no me eligieron para ser abanderado en el colegio.

Todo problema es un pensamiento.

Conflictos asociados:

Tengo la sensación de estar en peligro, el peligro está ahí y puede llegar en cualquier momento.

Constipación

El sentido de la constipación es guardar algo, por lo tanto se encuentra relacionado al no poder soltar o dejar ir. También en la naturaleza, la orina y la materia fecal se utilizan para marcar territorio (recordemos que territorio para las personas es todo aquello con lo que nos identificamos, familia, trabajo, nuestro propio ser, etc.).

Conflictos asociados:

No puedo soltar el control, exceso de límites internos y externos. Experiencias pasadas rígidas de aprendizaje del orden y la limpieza.

No puedo olvidar o perdonar, no puedo sacar de mí esta porquería que me hicieron.

Quiero retener algo o alguien de lo que me estoy separando o me siento separado.

No puedo dejar rastros. ¿Quien debió huir en la genealogía o cuál fue el bebé abandonado?

No puedo marcar territorio, me siento dominado, no estoy en mi lugar. ¿Quién en la genealogía debió evacuar algún lugar en contra de su decisión?

Embarazo ectópico

El útero representa el nido, el hogar. El sentido del embrión implantado fuera del útero, es decir, fuera del hogar, responde a un deseo de no querer o no poder tener ese hijo o hija en ese lugar, en ese núcleo familiar.

Conflictos asociados:

No quiero tener hijos con esa pareja, en un ambiente de suciedad o humillación (violación, enfermedad venérea, violencia sexual, etc.).

El huevo se detiene en la trompa porque el embarazo es deseado pero temido al mismo tiempo, conscientemente queremos un hijo pero inconscientemente no (o al revés).

No sé quién es el padre, ¿mi marido o mi amante?

Embarazo fuera de las costumbres y tradiciones familiares.

No quiero que el bebé crezca allí (en esa familia, casa, ciudad, país, etc.).

Ovárico: "hice este bebe para mí, no para el padre".

Cuello del útero: "este bebé es para el padre, no es mi deseo".

Intra-mural: "fui forzada a tener un bebé".

Hipertiroidismo

Desde el Ayurveda, este es un ejemplo claro de lo que sucede cuando un dosha se mete en otro (a esto se lo llama dushya): si la fuerza Vata afecta a la glándula tiroides, que es Pitta, acelera su funcionamiento produciendo un aumento de las hormonas, es decir, hipertiroidismo. Por otro lado, si es Kapha quien afecta el funcionamiento de la glándula, la desacelera disminuyendo las secreciones hormonales, hipotiroidismo.

La tiroides regula a través de sus hormonas la velocidad de los procesos metabólicos del cuerpo y la temperatura, es la glándula del tiempo. Entonces si siento que tengo que hacer las cosas más rápido, la forma que tiene el cuerpo de ayudarme en mi misión es aumentando la velocidad de mi metabolismo, para que procese todo más velozmente y así pueda responder a mi necesidad, ese es el sentido del hipertiroidismo.

Si, por el contrario, siento que todo va muy rápido y necesito frenar, parar, la respuesta de mi cuerpo será la inversa, desarrollando un hipotiroidismo.

Conflictos asociados:

Hay que actuar muy, muy rápido para escapar del peligro (real o imaginario), o para realizar una tarea, para lograr todo lo que tenemos que hacer.

Buscar en la genealogía alguien que haya tenido que huir de una catástrofe, un exilio, o una situación de presa-predador.

Buscar en la genealogía alguien que haya muerto de frío o haya temido morir de frío.

Hipertiroidismo con bocio: Debo huir rápido pero no tengo demasiada escapatoria entonces fabrico un cuello falso para resistir al ataque del predador.

Insomnio

El sentido del insomnio es mantenernos alerta en estado de vigilia; es más, el insomnio es un exceso de vigilia.

Conflictos asociados:

Tengo miedo y tengo que mantenerme en alerta para que el peligro no me tome desprevenido. Si hay pesadillas, pueden relacionarse con el origen del miedo.

Algo pasado, inesperado y dramático sucedió durante la noche.

Me siento inseguro, quiero controlar todo o temo perder el control de una situación.

Tengo dificultad para tomar decisiones.

Ansiedad y culpa: "mañana tengo que enfrentarme a algo y no me siento preparado".

Tengo miedo a la muerte, a lo desconocido.

Fibromialgia

Todo lo relacionado a la estructura, huesos, músculos, etc, guardan una estrecha relación con un sentimiento de desvalorización y/o impotencia. Recordemos que la estructura nos da noción de identidad, nos da valor como individuos y nos permite desplazarnos. Siempre debemos preguntarnos qué nos impide hacer o que nos impone hacer el dolor para comprender su sentido, su razón de ser.

Así es que si tenemos que hacer algo o ir a algún lugar y no queremos, el cuerpo presenta un dolor que nos impide el movimiento y/o desplazamiento, nos ayuda a justificar eso que no queremos hacer.

Lo mismo sucede si queremos hacer algo o ir a algún lugar y no podemos, ya que al presentarse el dolor salimos del conflicto: queremos hacer eso pero duele, entonces ni siquiera lo pensamos como una posibilidad, el cuerpo nos da una razón para que salgamos de nuestra contradicción, para que llevemos la atención al dolor y olvidemos nuestro deseo imposible. El dolor nos ayuda a alinear nuestro sentir y hacer.

Conflictos asociados:

Gran impotencia. "No puedo moverme en ninguna dirección ya que cualquiera es peligrosa". "No quiero hacer algo pero no puedo decir que no". "Quiero hacer algo por alguien y no puedo".

Desvalorización: "No soy lo suficientemente bueno para hacer tal cosa" (culpa y miedo a equivocarme) o "no me siento reconocido por hacer tal otra".

Gran dolor moral, buscar en la genealogía: una hija o hijo muerto sin razón aparente, alguien que no pudo protegerse ni proteger a la familia, un caso de incesto, una situación de caída social de la familia.

Impotencia, desvalorización y separación. "Mi marido me engaña y no puedo separarme" o "estoy separada de mis hijos (reales o simbólicos) y no puedo verlos".

Desvalorización e impotencia en deportes y actividades con el cuerpo.

Ejemplos de karma Pitta pariksha

Acné

Todos los conflictos asociados con la piel tienen que ver con las relaciones con las personas, con el contacto, con nuestra imagen, con la forma que tenemos de mostrarnos, relacionarnos y poner límites con el entorno (la piel es nuestro límite natural con el medio que nos rodea).

El sentido del acné es poner un límite para que los demás no me invadan, no se me acerquen. Si tengo una contradicción porque me siento expuesto, observado, juzgado y no puedo decir que no quiero estar en esa posición, el acné resuelve el conflicto ya que, al no agradarme mi imagen, tengo un justificativo, una razón para no exponerme a esa situación que tanto rechazo.

Conflictos asociados:

No me gusto, no me agrado, me doy asco. La solución frente al rechazo a mi imagen siempre es aumentar la causa del rechazo para llegar al punto tal en que no pueda siquiera mirarme al espejo y así dejar de desvalorizarme por eso.

Desvalorización estética respecto a la representación mental que me hago sobre lo que creo que piensan los demás de mí, en especial en cuestiones amorosas. El acné frecuentemente aparece en la cara (nuestra zona más expuesta y visible) y en el torso, particularmente cuando tengo miedo de que hablen a mis espaldas sobre mi imagen, ya sea por rumores reales o imaginarios.

"No soy lo suficientemente linda para él y está mirando a otra". Conflicto de marcado de territorio sexual o sentimental.

Dificultad en dejar el amor materno.

La primera mirada depositada sobre el bebé, haciendo referencia negativa sobre su imagen "qué bebé feo" (lo que sintió mamá frente a ese juicio se trasladó a la niña o niño).

Estrés por la exposición en público.

Anemia

La sangre representa a la familia, los lazos sanguíneos, los conflictos relacionados con una sensación de desvalorización dentro de la familia se verán reflejados en una anemia.

El sentido de la disminución de la hemoglobina (proteína que transporta el oxígeno, el aire, la vida), es decir, de la calidad sanguínea, es un regeneramiento celular que permita renovar la sangre, simbólicamente renovar los vínculos familiares.

Conflictos asociados:

Desvalorización global en el linaje de sangre. Buscar en la genealogía casos de incesto.

Mezcla con "sangre impura" o de menor estatus social.

Desvalorización sobre lo que nos hace vivir, lo que transporta la vida. Clima de vida o de muerte en el linaje de sangre, en la familia (glóbulos rojos). Si el conflicto es de ataque o defensa en la familia se modificarán los glóbulos blancos (sistema inmune). Si el conflicto se relaciona con la agregación o disgregación de los integrantes del clan (por ejemplo imposibilidad de reunir a la familia), se modificarán las plaquetas (coagulan la sangre).

¿Quién me chupa la sangre en la familia?

Cistitis

En la naturaleza la orina se utiliza para marcar el territorio. El sentido de la cistitis es aumentar las ganas de orinar, en respuesta a un deseo de ganar territorio (ganar espacio en la familia, la pareja, el trabajo, en nuestro propio ser, etc.) y no poder lograrlo, o lograrlo de forma dolorosa.

Conflictos asociados:

Marcado de territorio: "quiero ser reconocida/o en mi trabajo", "quiero más tiempo para mí misma".

Si es con hemorragia: Vivenciada con pena. Conflicto de territorio sumado al deseo de querer expulsar a la familia (la sangre) o a alguien de la familia del territorio.

Gastritis

Todo lo relacionado al sistema digestivo se refiere a aquellas cosas que nos cuesta aceptar, tragar, digerir, asimilar. El sentido del aumento de los jugos gástricos en el estómago es digerir ese bocado emocional que no puedo aceptar, cuanto más se repita este comportamiento en mi vida, más precauciones deberá tomar mi cuerpo para protegerse de los ácidos estomacales, aumentando así el recubrimiento del estómago con la inflamación de las mucosas.

Conflictos asociados:

Incomprensión. "No comprendo lo que sucede o me siento incomprendido".

Contrariedad indigesta en el territorio: todo aquello que me irrita en el trabajo, o en la familia, o en la sociedad, o de mí mismo, etc.

Hemorroides

En la naturaleza, los animales marcan territorio a través de la orina y de la materia fecal. También, a través del olor se identifican. El sentido de la dilatación de la vena en el ano es aumentar y reafirmar mi sentido de identidad, mi yo, y ayudarme a marcar territorio recordando que territorio puede ser mi propia identidad, pero también pueden ser mis otros espacios, trabajo, pareja, familia, amigos, etc.

Conflictos asociados:

Identidad, marcado de territorio con el ano. "No sé quién soy", "No sé cuál es mi lugar".

Conflicto de identidad en la familia "¿Mi padre es mi padre?", "¿Cuál es mi rol en mi familia?", "No sé quién soy sin mi madre, no puedo vivir sin ella". "No quiero volver a la casa de mi familia, es una porquería volver allí".

Sentir que se vive todo de manera parcial, que no se puede disfrutar algo en su totalidad.

Incapacidad de soltar.

Hipertensión

Si sentimos que tenemos que presionarnos más, exigirnos más, para lograr algo que deseamos, el cuerpo responderá aumentando la presión sanguínea para lograr más fuerza, más efectividad y llegar más lejos, ese es el sentido de la hipertensión.

Desvalorización en la familia de sangre, sumado a una sensación de pérdida de territorio, más impotencia y sumisión frente a un dominante.

Necesito más presión para ir más lejos, por ejemplo a la casa de mi hija a cuidar a mis nietos o a esa posición socioeconómica que tengo que alcanzar.

Impotencia ante un hecho de tener que abandonar algo sin querer renunciar a ello, por una orden externa, por ejemplo cambiar de puesto de trabajo.

Lucho contra la presión de mi clan.

Resistencia a salir (bailar, viajar, casarse, salir de la casa, del país, de la familia).

Desvalorización en el colegio, trabajo, profesión, en relación con querer ser siempre el primero o estar entre los mejores. Tener éxito en estos campos está mentalmente aparejado con el hecho de ganar dinero líquido para vivir.

Conflicto con los líquidos (buscar en la genealogía ahogados, problemas con el agua), goteras, liquidez (dinero), sensación de desmoronamiento de la existencia e injusticia.

Decepción. "Cierro mi corazón al amor, me endurezco".

Candidiasis vaginal

Se trata de un conflicto en las relaciones humanas, en el contacto, especialmente en el contacto íntimo o sexual. El sentido de la irritación en la zona es ayudarme a evitar ese contacto sexual no deseado o a manifestar que deseo un contacto mayor o más íntimo con mi pareja, ya que la zona se sensibiliza y aumentan las sensaciones compensando esa carencia.

Conflictos asociados:

Desvalorización por relaciones sexuales no deseadas. A través de la infección puedo negarme al "deber" de tener relaciones.

Contacto más íntimo con la persona que quiero. Aumenta la sensibilidad para permitirme explorar mi sexualidad con mi pareja elegida, abrirme al compartir, al amor, entregarme.

Duelo de una separación. Aparece como la expresión de una frustración sexual, el deseo de mantener ese contacto íntimo perdido.

Frustración en las relaciones sexuales. No son como deseo, prácticas sexuales nuevas, falta de intimidad, no poder disfrutar o tener orgasmos, sospechas de infidelidad por parte de mi pareja o culpas por mantener aventuras fuera de la relación.

Ejemplos de karma Kapha pariksha

Alergia

Cuando nos encontramos ante una situación de estrés, el cerebro graba todas las variables asociadas a esa situación para ponernos en alerta a través de un síntoma (la única forma que tiene de hablarnos) la próxima vez que nos encontremos con alguna de ellas y corramos peligro.

Si sufrimos una separación dramática de algo o alguien (puede ser una casa, un trabajo, una pareja, una mascota, la muerte de un familiar, etc.), se almacenará toda la información relacionada a dicho estrés: la época del año, la hora del día, el lugar, los sonidos, los olores, los sabores, etc. La alergia entonces es la sirena que manda el cerebro para alertarnos de que estamos nuevamente enfrente de alguna de esas variables y corremos peligro de volver a sufrir.

La alergia es el recuerdo de la primera vez y Kapha tiene mucha memoria.

Conflictos asociados:

Recuerdos de la primera vez. Por ejemplo, si tengo alergia a un alimento: ¿qué sucedió la primera vez que lo comí?, ¿quién me lo preparaba?, ¿dónde lo comía?, etc.

Recuerdos de una separación. Puede ser de alguien que falleció y aún no se hizo el duelo.

Sentirme separado de mí mismo, por ejemplo de mi fuerza de acción en el trabajo, en beneficio de un tercero que me somete.

Buscar en la genealogía el miedo a morir por el alergeno.

Asma

Mi aire es mi vida y mi vida es mi aire. El sentido del asma es no dejar entrar o salir ese aire que pone en riesgo mi vida, que es doloroso respirar, o no quiero soltar para no perder mi aire, mi territorio, mi yo. Por ejemplo, si el aire que me rodea está cargado de disputas o sufrimiento, cierro los pulmones para no incorporarlo en mí. O si siento que alguien que me rodea me asfixia, me "chupa el aire" entonces cierro los pulmones para no dejarlo salir.

Por otro lado, así como simbólicamente el agua representa a mamá, el aire representa a papá, cuando me falta el aire, me falta papá.

Conflictos asociados:

No quiero dejar salir el aire para no perderme a mí mismo sumado a un conflicto de un gran susto o miedo violento (recordemos el gesto que hacemos cuando nos asustamos, es una inspiración enérgica y corta). Puede ser miedo a morir, o a ser invadido por algo mortal como, por ejemplo, gas.

"Me chupa el aire", mi espacio vital.

Miedo a la muerte por asfixia. Buscar en la genealogía el miedo a ser enterrado vivo por una catástrofe, por ejemplo.

Miedo a las disputas más un miedo violento a perder a la familia o algún integrante.

Quiero y no quiero apropiarme del espacio que me rodea, prefiero mi aire al de los otros, no quiero este espacio que se me impone.

Conflicto de separación dramática con rencor.

Sentirse sin libertad en la vida.

Cáncer de mama

Las mamas son las glándulas encargadas de alimentar y proteger a la cría. Si siento que mis hijos (reales, simbólicos e imaginarios, puede ser una pareja, un padre, un trabajo, un proyecto, una mascota, etc.) están en peligro, lejos de mi protección, entonces se verán afectadas las mamas. El sentido del tumor, es decir, de la proliferación celular, es enviar más células a la mama para aumentar y mejorar su tamaño y función, hacer un "súper órgano recargado".

Conflictos asociados:

Lado inhábil (izquierda para la mujer diestra y derecha para la mujer zurda): conflicto en el nido, el hogar, drama de un hijo o hija, padre o madre, marido, amante, nietos, todo aquello que maternamos o que hemos parido (un libro, una empresa, etc.) y que vivenciamos como nuestro bebé.

Conflicto de hogar imposible "nunca podré formar mi familia" o "no puedo reunir a mi familia".

Lado hábil (izquierda para la mujer zurda y derecha para la mujer diestra): conflicto en el nido indirecto o ampliado: el padre, el marido, el amante, la parte masculina de la madre autoritaria, una amistad muy cercana. No con el sentimiento de que los maternamos como en el caso anterior, sino con la sensación de que corren peligro.

Culpabilidad respecto al marido por desear a otro hombre.

Ductal: conflicto en el nido sumado a una separación "No puedo comunicarme con... y estoy muy preocupada", "perdí la tenencia de mis hijos", "recuperé la tenencia de mis hijos pero no puedo alimentarlos".

¿Cuándo se trata de un tumor benigno? Para el organismo es un gasto gigante de energía enviar células a un órgano (tumor) en respuesta a un conflicto y luego eliminar toda esa masa en exceso cuando el conflicto se resuelve. Si esto sucede habitualmente, si siempre ante las situaciones que vivimos nos sentimos de la misma manera, lo más eficiente es dejar encapsulada esa masa de células con la potencialidad de ser activada nuevamente cuando reincidamos en la emoción, cuando volvamos a entrar en conflicto.

Cáncer de ovario

El ovario es la glándula encargada de producir los óvulos para la reproducción. Por lo tanto, todos los conflictos asociados con los hijos (reales, simbólicos e imaginarios, puede ser una pareja, un padre, un trabajo, un proyecto, una mascota, etc.) afectarán a los ovarios. El sentido del tumor, es decir, de la proliferación celular, es enviar más células al órgano en cuestión para aumentar y mejorar su tamaño y función.

Conflictos asociados:

Conflicto de pérdida o drama afectando al hijo (puede ser una separación fatal o el fallecimiento de un hijo, esposo, padre, amiga, mascota, etc.). Puede ir acompañado de sentimiento de culpa y humillación.

Sentirme rechazada por mis padres.

Sentirme denigrada, destrozada por un hombre.

Diabetes

Los azúcares e hidratos de carbono que incorporamos a través de la dieta se convierten en el cuerpo en energía para nuestras funciones y actividades diarias. Cuando está en sangre, la insulina es la hormona encargada de su incorporación en las células para su uso y aprovechamiento.

Si tenemos que salir corriendo sorpresivamente a parar el colectivo, es más fácil y rápido para el sistema utilizar el azúcar que está en sangre para lograr ese pico de energía necesario y llegar a alcanzarlo. Lo mismo sucede en la naturaleza cuando por ejemplo una presa debe activar todos sus sistemas de emergencia para salir corriendo ante una situación de peligro con un depredador.

Entonces el sentido de la disminución de la insulina en el cuerpo, es que el azúcar se mantenga en sangre para su uso rápido en situaciones de peligro donde se requiera energía, es vivir en un estado de alerta permanente, con la guardia alta para resistir y luchar.

Conflictos asociados:

Conflicto de resistencia y de repugnancia o asco: "Hay que resistir a todo y a todos, ya que todo puede ser un ataque, el peligro está cerca y me tengo que defender. Quieren abusar de mí, me quieren someter y me repugna".

Impotencia: "Me enfrento a la autoridad abusiva (a quien le asignemos ese rol, mamá, papá, un profesor, una pareja, un jefe, un político, etc.) pero no puedo resistirme. Quiero amor, dulzura (azúcar) y recibo tortura". La insulina representa la autoridad.

Diabetes podría significar "la casa está dividida en dos". Conflicto de separación respecto a la familia. "Me resisto a esa separación, me siento excluido afectivamente, separado de la casa" (lo que represente la casa para mí, familia, trabajo, escuela, etc.). "Es injusto lo que me hacen, es asqueroso".

Busco la dulzura en todo.

Diabetes durante el embarazo: "resisto al peligro de muerte de mi bebé porque ya perdí uno". El conflicto aparece durante el primer trimestre del embarazo y puede marcar un riel o tendencia a sentir lo mismo en los embarazos posteriores aunque no se presente el mismo conflicto.

"Me resisto a agresiones repugnantes por parte del padre o la autoridad que debería protegerme".

Poliquistosis ovárica

El síndrome del ovario poliquístico está ligado a cambios en los niveles hormonales que le dificultan a los ovarios la liberación de óvulos maduros. Las razones para estos cambios no son claras. El ovario es la glándula encargada de producir los óvulos para la reproducción. Por lo tanto, los conflictos asociados con los hijos afectarán a los ovarios. El sentido de la poliquistosis es enviar más células al ovario para aumentar y mejorar su función, es decir, procrear.

Este síndrome también presenta un aumento de los andrógenos (hormonas masculinas), por lo que puede ser una respuesta frente a la necesidad de tener un cuerpo más masculino, por ejemplo si creo que tengo que hacerme cargo de todas las responsabilidades de la familia, o si nuestros padres esperaban un varón para continuar la empresa familiar, etc.

Conflictos asociados: Miedo a no poder quedar embarazada, a no tener hijos. La solución del miedo a la cosa es la cosa misma. Entonces hay dos soluciones posibles al temor a no poder quedar embarazada: una es, efectivamente no quedar embaraza (pierdo el miedo porque ya es una realidad) y la otra es quedar embarazada, en cuyo caso el cerebro aumenta el tamaño y mejora la función del órgano a través de los quistes para dicho fin.

Buscar hijos muertos en la genealogía.

Obesidad

La grasa cumple dos funciones principales en el cuerpo: protección y almacenamiento de nutrientes. Por otro lado, un cuerpo más grande tiene más resistencia, puede soportar más peso y a su vez, impone más respeto, más autoridad.

El sentido de la obesidad es aumentar mi protección si me siento desprotegido, almacenar nutrientes si tengo miedo de sufrir hambre, permitirme cargar más responsabilidades si siento que todo depende de mí y plantarme frente al enemigo para enfrentarlo, en vez huir, si me siento atacado.

Conflictos asociados:

Abandono: "me siento solo y desprotegido, mamá me abandonó (real o simbólico, por ejemplo se fue al trabajo) y almaceno agua (que es amor y alimento como la leche materna) en la grasa para sobrevivir".

Debo defender mi cuerpo de agresiones externas, almaceno grasa para proteger mis órganos vitales.

Carencia de calor humano (la grasa mantiene la temperatura corporal). Buscar en la genealogía conflictos con el frío.

Desvalorización estética: "me veo horrible, me desagrado, me doy asco, no soy yo". Cuanto más me desvalorizo, más engordo, para llegar al punto de dejar de mirarme al espejo y así dejar de descalificarme.

Carencia indigesta: "no tuve suficiente leche (contacto) con mi madre", "almaceno alimento por las dudas llegara a faltar". Buscar en la genealogía exiliados, guerras, pobreza, etc.

Conflicto de identidad: "¿Acaso no me ven que estoy acá? ¿No me reconocen?".

Conflicto con la autoridad: "Hay que enfrentar, resistir, hacer contrapeso". "Hay que tragarse todo sin protestar".

Grasa en el abdomen: "Quiero proteger a mi bebé, como si estuviera siempre en mi vientre".

En muslos y nalgas: "almaceno leche materna en caso de embarazo", "debo proteger mis órganos sexuales", "no tengo que agradar al hombre" (puede ser por desilusión amorosa o por abuso).

En la espalda: "mi papá me abandonó y debo cargar con toda la responsabilidad de la familia".

Y, ya cerrando este capítulo, vemos que la vida es insegura. Y quien quiera vivir sencillamente tendría que vivir en la inseguridad. Hoy nuestra calidad de vida se encuentra determinada por muchos factores sociales, como el ingreso económico, el nivel de educación, el acceso a la salud, el ambiente, la seguridad pública, la circunstancia laboral, la equidad social, etc. Todos estos factores nos llevan ineludiblemente a un sentir emocional individual y también colectivo.

La falta de comprensión nos conduce a un analfabetismo emocional. Esta falla tiene una base genética, pero también es adquirida por nuestra vida.

Percepción con uno mismo y con los demás: "la emoción está surgiendo en mí", "¿soy yo?", "¿Quién da paso a eso?". Ser testigo de nuestra tendencia... ya sea dosha, rajas o tamas; una salida es limitarse a observar, generar espacio.

Luego, la comprensión analiza los significados de las circunstancias, el contexto, los hechos intervinientes, y todas las variables posibles, para luego saber interpretar por qué ha tenido lugar la vivencia emocional que estamos transitando.

O sea, la comprensión integra la función racional con la emocional.

Finalmente, accedemos a la regulación de las emociones y no hay control pues esto sugiere reprimirlas.. La idea es gestionarlas, canalizarlas, tramitarlas, observarlas.

Nos enojamos, es fácil enojarse; pero enojarse en la magnitud adecuada, con la persona adecuada, en el momento adecuado, es cosa de sabios.

Nuestro sistema de creencias permanece con nosotros como un amigo fiel y no nos damos cuenta cómo nos ha condicionado, a tal punto que tomamos decisiones o pensamiento sin saber por qué.

Las impresiones son tomadas por la mente, juzgadas o digeridas por la inteligencia, cuyos residuos se depositan en la consciencia, alterando los genes e impactando en el cuerpo.

10
En acción

Parte vital de la acción es comprender lo que está pasando, y luego ser partícipe activo en su cambio.

Primero comprender la causa del ama y evitarla, luego desbloquear y eliminar esa toxina. Y para ello debemos ir a nivel de entendimiento del consultante, y explicar lo que se pueda comprender y el tratamiento que pueda realizar.

La mejor terapia y prevención es la educación: aprender y enseñar. Luego indicar acción, no medicación. Salvo pocas excepciones, la persona que toma medicamentos debe recuperarse dos veces, una por la enfermedad y otra por el medicamento.

Muy importante es que la acción a trazar sea viable, factible, sostenible en el tiempo, y que no lleve a frustraciones. Ver la disposición mental de la persona para establecer el plan de acción a seguir; cambiar sin darse cuenta del cambio, que sea a nivel profundo, más que una buena intención.

Moderación es simplemente no hacer nada en exceso. Todo lo que sea en exceso, es generador de toxina.

El Ayurveda es una sabiduría de vida que no prohíbe nada, en su defecto utiliza una palabra que vemos muchas veces y es "depende" (del dosha, desequilibrio, clima, estado mental, económico, físico, etc.).

Ahara es la alimentación de los nutrientes por boca, y la cocina (pachaka) es la farmacia doméstica. No ser fanático de nada, pero tampoco indulgente o descuidado. Ahora no sólo hay químicos, conservantes y pesticidas en todos los alimentos (inclusive frutas y verduras), sino también en el aire que respiramos y el agua que bebemos. Ya es difícil encontrar algo con prana o energía vital. Toda nuestra energía se utiliza para procesar estos químicos y nuestro sistema inmune se debilita.

Vihara es el estilo de vida, conductas, sadvritti y swasthavritti es el comportamiento balanceado e inteligente con los demás y con mi ser (son los yamas y niyamas del Yoga).

La alimentación y los estilos de vida (ahara y vihara) son preventivos por naturaleza aunque claro, también utilizados en aushadhi, el tratamiento del desequilibrio. Aushadhi es el nombre en general de todo lo que sea o sirva como terapia, ya sea plantas, piedras, mantras, masajes, psicoterapia, etc. Chikitsa se utiliza para una terapia en particular, por ejemplo: abhyanga chikitsa, marma chikitsa, dipana chikitsa, etc.

Y ya que hablamos de acción, hoy más que nunca es de suma importancia el ejercicio físico (vyayama), y si es aeróbico mejor; es mucho más importante para la mente que para el cuerpo; entre sus múltiples bondades, allí uno "transpira" sus emociones y pensamientos.

Cuando hacíamos ejercicio no teníamos tantos problemas, o al menos no nos dábamos cuenta.

Ahora es la de siempre y más fácil "No tengo tiempo" (tiempo = mente, prana, espacio, etc.).

BioRecodificación Ayurveda: tres destinos de acción

Mencionamos acción pero no como tratamiento, que denota algo pasivo; acá es protagonismo, autogestión, participación activa y constante, voluntad y conocimiento; se necesita plena atención para el cambio.

Vimos antes los tres destinos de comprensión; veamos ahora nuestro cuadro de enfoque a la acción post comprensión, o sea los tres destinos de acción o trividha chikitsa:

Acción en los tres tiempos Trikala chikitsa	Pasado	Una vez que comprendimos la influencia del pasado, el siguiente paso es hacer vacío (observar, separar, soltar). No es posible ejercer una acción directa sobre el pasado, pero sí a través de las acciones en el presente podemos modificar el karma.
	Presente	Acción en el ambioma: ¡cambios! Pranósfera y espacio, alimentación, meditación, yoga, nidra, gemas, plantas, rituales o pujas, mantras o recitaciones, yantras o visualización (por ejemplo, mandalas o círculos), auto-observación, auto-conocimiento, gestión de las emociones.
	Futuro	Plan factible, viable, realizable y mantenible. Coherencia pensar-sentir-hacer-paz.
Acción en los tres destinos Trimarga chikitsa	Cuerpo	Ahara: alimentación, calidad, cantidad, armonía y adecuación. Vihara: conducta de vida, yoga, actividad física. Aushadhi: droga, medicamento, fitoterapia, aromaterapia, pancha karma.
	Mente	Intelecto o buddhi: discernimiento, aceptación, desapego y creatividad. Desidentificación y recodificación de los modelos mentales. Gestión de las emociones. Reprogramación de creencias.
	Espíritu	Mantras, rituales, meditación, yoga, gratitud, servicio, devoción, humildad, solidaridad, amor, empatía. Dharma, la acción correcta.

Acción en las tres formas	preventivo	Rasayana es rejuvenecimiento, para ambos sexos. Vajikarana es virilización, exclusivo para el hombre.
Trirupa chikitsa	paliativo	Dipana: encender el agni (fuego); pachana: digerir el ama, snehana: oleación interna y externa, svedana: terapia del sudor, shirodhara, marma, abhyanga y otras terapias.
	curativo	Todo lo anterior más panchakarma, las cinco acciones para eliminar el ama: vómitos, sangrías, enemas, purgas e instilaciones nasales. Panchakarma del cuerpo, la mente, los hábitos, los espacios, la casa, el trabajo, las relaciones, la familia, la pareja, del ambioma.

Pilares de la acción

Recordamos que, en sánscrito, chikitsa es tratamiento, lo que para nosotros en biorecodificación equivale a acción post comprensión. O sea, algo totalmente activo que requiere la participación, entendimiento, y acción permanente, de la persona.

Primero y fundamental, correcta comprensión para la acción, la parte más importante de todas. La verdadera causa de lo que está pasando. Recordamos que si el diagnóstico está mal, todo lo que sigue estará mal.

Manejo y comprensión mental (si no, toda terapia es ineficaz).

Observación, identificación y aceptación de la causa. Luego, presencia, reconocimiento, gestión y recodificación de los hábitos.

Prevención, antes, durante y después. Mejor no formar ama, y si está, pues no aumentarlo (alimento incompatible, culpas, remordimiento, cargos de consciencia).

Eliminar el ama (ayuno, panchakarma, ejercicio, dieta, estilos de vida, manejo mental).

En la terapia, primero no hacer daño (primum non nocere, decía Hipócrates).

Todo plan es acorde a calidad - cantidad - armonía y adecuación.

Atender trikalacharya o las rutinas en el tiempo.

Plan viable, factible y realizable acorde a la persona y su situación corporal, mental, social y económica.

Plan sostenible en el tiempo, que no lleve a frustraciones. Ver la disposición mental de la persona para establecer el plan de tratamiento y su dosha para conocer los puntos fuertes (lo que sostenga, nutra al tratamiento) y débiles (donde hará falta más consciencia, más prana para el cambio).

Que el balance del desequilibrio (vikriti) no desbalance la prakriti (propia naturaleza).

Ver la condición general de la persona (débil, fuerte, vieja, joven).

La acción corporal depende del análisis y razonamiento de las causas de las enfermedades y de la indicación de las medicinas adecuadas para la cura. Trata la adecuada alimentación y medicinas de modo combinado. Acá vemos roga y rogi pariksha, el estudio de la enfermedad y del enfermo, para luego unirlos, e ir así de las partes al todo y del todo a las partes.

Roga estudia la evolución del ama o toxina, con sus seis etapas; y rogi es la persona, aquí con la misma secuencia de diagnóstico actual: interrogatorio o anamnesis ("traer a la memoria"), inspección, palpación, percusión, auscultación, estudios, pruebas, métodos complementarios.

Algo de las plantas y la mente

En principio la acción es aplicar terapia opuesta al desequilibrio, así, si encontramos un desequilibrio Vata (constipación, insomnio, reuma, etc.), entendemos que ese desequilibrio será seco, liviano, frío, móvil, áspero, duro y todas las cualidades Vata, por ende su tratamiento será oleoso, pesado, caliente, sedoso, con movimientos suaves, etc. En este aspecto, el Ayurveda es bien alopático, o sea tratamiento por el contrario, aunque holístico, ya que contempla absolutamente todo.

Recordando a las plantas (osadhi), como un puente entre el alimento y la medicación, entre el cuerpo y la mente, vemos que el primer impacto en la boca es el sabor llamado rasa y, oh, sí, sí, rasa también significa emoción. Es el impacto mental ("este es un amargo", "ella es dulce", etc.), luego en el estómago (virya) será el impacto al dosha, o sea calentante (picantes, saladas) o enfriante (amargas, astringentes) y, una vez en sangre, su efecto en el cuerpo (vipaka).

A Vata se le puede dar picante para romper el ama pero moderadamente ya que este sabor seca, aunque disipa el frío de Vata. Las carminativas también son útiles pero con moderación, ya que secan. Las plantas laxantes son de primera opción para el basti, el enema del panchakarma como tratamiento base de Vata. Primero eliminar, luego tonificar.

No existe planta sin acción alguna, todas producen algún efecto (y contraindicaciones, ¡atenti!). Veamos:

Las plantas depurativas sanguíneas o alterativas (rakta shodhana karma) son las mayorías refrescantes, amargas, y disminuyen principalmente a Pitta.

Las plantas carminativas (vata anuloman) alivian los gases intestinales movilizando el peristaltismo y/o aumentando el agni; ideales para Vata.

Las diaforéticas (swedana karma) imprimen sudor, ideales para Kapha (el sudor es el deshecho o mala de Kapha, regulado por Pitta).

Las diuréticas (mutrala karma) favorecen la micción, bajan la presión arterial para Pitta (la orina es el deshecho o mala de Pitta, regulado por Kapha) y Kapha.

Las expectorantes, demulcentes, (kasa svasahara) favorecen la eliminación de la flema (Kapha), beneficiosas para problemas respiratorios como resfriados, gripes, asma, bronquitis.

Las emenagogas (rakta bhisarana o artava karma) ayudan a activar y regular la menstruación, incluyendo el síndrome pre-menstrual.

Las nervinas (nidra karma), relajantes, antiespasmódicas, pueden ser a la vez estimulantes o sedantes del Sistema Nervioso, de uso en los 3 dosha.

Las amalíticas (dipana karma), rompen o con tendencia a digerir el ama, son por lo general picantes y aumentan el agni. Las pachana karma rompen el ama sin aumentar el agni (son de virya frío).

Las laxanteso purgas (virechana karma), son para el estreñimiento. Se usa la terapia de purgas a nivel estomacal para desequilibrios Pitta (cuando Pitta está elevado o con mucha fiebre puede secar las heces) y laxantes colónicos para desequilibrios Vata.

Las plantas de rejuvenecimiento (rasayana), son tridóshicas, en especial de uso para Vata.

La correcta combinación de las plantas (osadhi samyoga) es otra herramienta a utilizar, así a Vata se le puede dar picante con dulce (jengibre y regaliz). Para Pitta, lo ideal es el amargo, ya que es frío y alterativo, purificador de la sangre y "lo que es amargo para la boca es dulce para el hígado". También le van bien a Pitta las terapias de sudor, purgantes y, eventualmente, astringentes (stambhana) o de frenado, ya que a veces Pitta presenta excesivo sudor (hiperhidrosis) o diarreas. A Kapha le van bien casi todas las plantas ya que estas son por lo general picantes o amargas. La diuresis y el sudor son las principales terapias anti Kapha, ya que este tiende a acumular agua y grasa. Otras plantas muy utilizadas para Kapha son las expectorantes, ya que el pulmón es un asiento de Kapha.

Swastha (salud) da la idea de estar establecido o asentado en el propio ser o esencia. Es establecido en aquello que da identidad, conocerse a uno mismo para no exceder los propios límites ni romper el equilibrio con la naturaleza que, como una madre, nos protege.

La acción o terapia mental depende del control de los estados de la mente y sus modificaciones. La mente debe ser entrenada por una práctica constante que desarrolle el desapego de los pensamientos y hábitos inadecuados.

La psicoterapia es llamada graham chikitsa, y también bhuta vidya.

Graha significa agarrar, poseer; también significa planetas, astros. Chikitsa ya sabemos, tratamiento. El término graha hace referencia a una posesión de las facultades mentales por un agente externo.

También dijimos es llamada bhuta vidya. Bhuta, aparte de elemento, significa espíritus, fantasmas, el pasado, vasanas. El término hace referencia a una posesión de las facultades mentales por los elementos, por el pasado o cuestiones del karma. Ambas formas de mencionar a la psicoterapia mencionan claramente un componente externo, heredado, kármico. "Hay alguien en mi cabeza pero no soy yo" (Pink Floyd).

Bueno, al final, ¡esto un karma! ¿Qué más hago con el mío?

Desde la BioRecodificación Ayurveda, sistematizamos el posible tratamiento o chikitsa del karma desde distintas visiones para su mejor comprensión, vamos por ellas:

Karma chikitsa (tratamiento): reprogramación de creencias.

Tanto el origen de los conflictos como los recursos para resolverlos, se encuentran en nosotros mismos; y podemos acceder a ellos a través de diferentes técnicas. Cuando ponemos la atención en el mundo que nos rodea, nos distraemos y perdemos el contacto con el interior, por lo que resulta difícil poder identificar lo que sentimos frente a determinadas situaciones e incluso lo que necesitamos para poder resolverlas, mucho más difícil se vuelve reconocer que eso que necesitamos, podemos dárnoslo con un cambio de pensamiento y de conducta.

La mente posee un panel de control en donde podemos subir y bajar perillas, habilitar y deshabilitar pensamientos y posibilidades. A veces sucede que alguien nos da una idea y nos preguntamos ¡¿cómo no se me ocurrió antes?! y automáticamente subimos la perilla y habilitamos esa posibilidad que ya existía pero no la veíamos, seguramente condicionada por alguna creencia de que esa resolución, ahora tan obvia, no era una opción para nosotros antes.

Otras veces podemos reconocer ese mismo pensamiento que nos invade siempre, el que nos lleva a sentirnos y actuar de determinada manera que no es la que nos gusta o hace feliz y podemos decir: "¡Hoy quiero sentirme diferente, hoy quiero hacer las cosas de otra manera!", y en ese momento bajamos esa perilla y deshabilitamos ese pensamiento, permitiéndonos tomar nuevos y diferentes caminos.

A través de meditaciones, pranayamas, técnicas de relajación y trance, podemos inducir un estado en el cual la mente se serena, nos volvemos testigos de los procesos mentales y eventualmente podemos salir de su control. El prana que incorporamos mediante la respiración y el espacio mental que generamos a través del silencio de los pensamientos, nos da la atención, el conocimiento y la voluntad para cambiar viejos patrones de pensamientos por nuevos y afines a cómo queremos ver, sentirnos y actuar en el mundo.

El origen de los conflictos y los recursos para resolverlos están en nosotros, pero para acceder a ellos tenemos que entrar en el campo inconsciente y para ello podemos utilizar también el trance hipnótico.

El trance hipnótico (del griego hipnos, sueño) es un fenómeno que experimentamos de forma natural habitualmente, se trata de un estado alterado de consciencia que se ubica entre lo consciente y lo inconsciente, como por ejemplo cuando vamos manejando (si tenemos automatizada la tarea y nuestro inconsciente puede dirigirla) y de repente nos encontramos haber llegado a destino sin saber siquiera cómo, por dónde, ni cuánto tiempo nos llevó, como si nos hubiéramos quedado dormidos (pero no lo hicimos, por eso es un estado de semi-consciencia).

El inconsciente (que también habita en la consciencia o chittam, para el Ayurveda) es donde se almacena toda la información de supervivencia que traemos de experiencias previas, que heredamos y que aprendemos a lo largo de la vida, es decir toda la información que nos automatiza a sentirnos y a actuar de determinada manera, que no hay que pensar ni evaluar ni decidir, son nuestros mapas o rieles, los samskara (surcos, impresiones) y vasana (tendencias de comportamiento).

En el inconsciente no hay dualidad, por eso no juzga ni separa, todo es unidad y continuidad, todo está integrado, allí no existe el tiempo, las definiciones ni las formas, todo es simbólico. En este estado también podemos rozar purusha (lo cuántico, lo inmanifiesto) en donde habita la consciencia cósmica ilimitada (chit), el saber sin pensar, la intuición, el estado puro del alma, la verdad absoluta para nuestra evolución.

Todos somos sugestionables en mayor o menor medida, se trata de una adaptación evolutiva que nos facilita y simplifica los procesos de aprendizaje. El estado de trance (el psiconauta en el "purusha tour": nidra, hipnosis, abstracción, trance, migración, meditación) es ideal para aprender, la información entra directamente a reeditar los mapas inconscientes (por ejemplo cuando dormimos o cuando estamos concentrados en otra cosa, son situaciones propicias para incorporar información).

Esta capacidad que tenemos de ser sugestionables es lo que nos permite cambiar las creencias y es una característica que se profundiza durante el estado de relajación y trance, al haber menor resistencia por parte de la mente consciente.

La sugestión es un pensamiento que funciona en la mente inconsciente y podemos neutralizarlo si es negativo creando una sugestión positiva de manera repetitiva y constante.

Las sugestiones pueden ser directas o indirectas, en forma de historias o metáforas. Su contenido debe ser inespecífico para que la persona pueda completarlo con sus propias representaciones mentales. Deben ser afirmaciones enunciadas en positivo y breves, el inconsciente no reconoce el negativo ni el interrogativo, si nos dicen "piensa en una jirafa", "no pienses en una jirafa" o "¿estás pensando en una jirafa?", en todos los casos pensaremos en una jirafa.

Cuanta mayor repetición, mayor el efecto de la sugestión, algunos ejemplos de sugestiones positivas que podemos repetir diariamente para reprogramar nuestros mapas inconscientes podrían ser:

Cada día tengo más confianza en mí
Tengo entusiasmo y voluntad
Tengo salud y equilibrio
Me siento en paz y establecido en mí
Soy capaz de resolver todos los problemas
Soy un ser valioso y amado
Puedo soltar el rencor y perdonar
Soy libre

Las frases pueden armarse de acuerdo a la necesidad particular y acompañarse con visualizaciones que confirmen esa aseveración, si estoy enfermo puedo visualizarme sano y vital, si tengo miedo puedo visualizarme superando el objeto de temor, tal vez obteniendo ese puesto de trabajo que deseo o sanando ese vínculo conflictivo, me visualizo cumpliendo cualquier meta que me proponga.

Si repetimos cientos de veces un mensaje, este terminará por grabarse en el inconsciente.

Las sugestiones se convierten en autosugestiones, facilitan que la persona se vea a sí misma de una forma creíble superando el problema o encontrando recursos, alternativas.

Poner la atención e intención (sankalpa, prana) en un aspecto de cambio positivo lo alimenta, lo hace crecer, cuando concentramos esa energía en una idea tiende a realizarse. Todo en el universo tiende a materializarse ¡atención a los pensamientos que emitimos!

Frases tales como "estoy intentando", "trato de", o "algún día lo lograré", denotan duda, miedo y resistencia, la creencia de que eso no es posible, no se incorporó la sugestión.

La intensidad de una sugestión es proporcional a la emoción que la acompaña. Una sugestión vinculada a una emoción tendrá un efecto dominante sobre cualquier otro pensamiento. La emoción, juntamente con la sugestión hace que ejerza una mayor influencia sobre la mente. Por eso son tan significativas las creencias establecidas por nuestros padres, esos aprendizajes vienen asociados a una emoción muy profunda, alegría, miedo, angustia, impotencia, etc.

Entre la imaginación y la voluntad siempre vence la imaginación, por el principio de parsimonia que todo tiende a realizarse con el menor gasto energético posible. "Somos lo que somos y estamos donde estamos, porque ya lo hemos imaginado antes".

Por eso y una vez más, atención a los pensamientos. Luego de ellos viene la palabra, la acción, mi futuro.

El aporte de la BioRecodificación es el prana, tener la voluntad de cambiar... y no solo imaginarlo. Por ejemplo si es Vata, sabremos que puede cambiar con facilidad y velocidad y que su desafío se encontrará en sostener esos cambios, ahí habrá que poner prana. Si es Pitta el desafío será lograr un argumento convincente para cambiar, pero cuando lo comprenda, será el que más se empeñe en lograrlo. Luego hará falta prana para superar la frustración si el proceso no sucede de la forma y el tiempo esperado. Si es Kapha sabremos que habrá que invertir mucho prana en que se mueva, en dar ese primer paso inicial para comenzar a cambiar, pero una vez que lo logre será el más constante y resistente en mantener y reforzar los cambios logrados.

Los actos psicomágicos (tensegridad) por su lado también se utilizan para reprogramar la información del inconsciente. Como decíamos antes, el lenguaje del inconsciente es simbólico, por eso a través de actos podemos comunicarle información de forma comprensible, con la capacidad de editar lo que condiciona a un desequilibrio. La psicomagia propone actuar, no sólo hablar, el lenguaje del inconsciente está compuesto no sólo de palabras sino también de actos, imágenes, sonidos, olores, sabores o sensaciones táctiles.

Todo ritual devocional (puja) se impregna de religión, arquetipos, memorias, filosofías, y mitologías que provocan diversos estados mentales/emocionales en el buscador o discípulo (sadhaka o chela). La filosofía permea las religiones, y la mitología la explica e ilustra por medio de fábulas y cuentos asombrosos. Los símbolos y lo simbolizado ayudan a develar las ideas abstractas y sutiles. Es más, la palabra misma es un símbolo del pensamiento.

Los rituales, templos e imágenes le dan una forma más concreta a la filosofía para que todos puedan alcanzarla, así tienden a despertar en la mente de los devotos las ideas simbolizadas por esas cosas concretas. Instrumentos de la religión como templos, lugares sagrados, rezos, etc., proveen al devoto un lugar y espacio para suavizar la aspereza de la vida, un descanso de la vida rápida y estresada.

El ritual afecta más al cuerpo causal; espacio y sonido promueven cambio en la consciencia, en el jardín de mente, en el prana.

A través del rito, el ser humano de las sociedades tradicionales pone en marcha la dinámica de lo sagrado. Gracias a las repeticiones rituales, somos proyectados a la época mítica donde los arquetipos han sido revelados por primera vez. Por su repetición, el mito conserva energías y los principios primordiales y asegura el lazo de unión entre el contenido arquetípico más allá de la creación y del mundo creado.

La razón se expresa por el concepto, la imaginación lo hace por el mito. Solamente la imaginación inventa; la razón aparta, poda, decanta, analiza.

La participación en ritos, dinamizados por un calendario anual, nos dice adaptar conductas y modos de vida a la realidad ambiental. Las fiestas son una forma (o al menos deberían serlo) de buscar continuamente el equilibrio y la conciliación con las fuerzas de la naturaleza.

El inconsciente acepta la realización simbólica, metafórica. Para él una fotografía no representa a la persona sino que es la persona retratada.

Al inconsciente le es más fácil comprender el lenguaje onírico que el lenguaje racional. Los verdaderos curanderos y chamanes, con una gran creatividad, desarrollan técnicas personales, ceremonias, hechizos, extrañas medicinas como baños de café con leche, infusiones de tornillos, compresas de puré, píldoras de excremento animal.

Para que la información se fije y grabe en el inconsciente, reeditando los mapas obsoletos, es necesaria una acción concreta, una acción creativa llevada a cabo en el ámbito real. Un acto psicomágico es una escenificación simbólica que contiene las claves de la solución del trauma a sanar. La palabra y la razón tienen un poder limitado, ya que no sintonizan con el receptor del inconsciente, la onda que más clara y rápida llega es la de la metáfora.

Son muchos los actos psicomágicos que se pueden realizar, según el conflicto a sanar. Se puede recrear un nacimiento, cortar lazos con ancestros, realizar duelos, enfrentar personas que ya no están, hay actos psicomágicos para los miedos, para las culpas, para tener orgasmos, para la eyaculación precoz, para quedar embarazada, adicciones, mal de amor, depresión, ansiedad, etc.

El inconsciente es el que reproduce automáticamente las rutas heredadas de adaptaciones para la supervivencia, su principal función es mantenernos con vida, por eso la respuesta ante el peligro tiene que ser rápida y segura, no hay tiempo para probar o cuestionar, solo hay que actuar. Se proyecta hacia el exterior como la película que vemos de nuestra realidad, la conocida y repetida, esa que miramos siempre y nos da seguridad conocer el final.

La tendencia a caer (vasana), repetir, y reforzar esos patrones (samskara), está influenciada por las cualidades de las fuerzas que nos permean (emoción, guna, dosha, hora, mes, edad, sexo, ambioma, astrología, etc.). Cuando estamos en piloto automático, no podemos elegir, caemos en los mismos patrones de siempre y reforzamos la huella, volviéndola más y más profunda y naturalizada.

Karma chikitsa: alquimia de la emoción

En la historia de la ciencia, la alquimia era una antigua práctica proto científica (o sea, no verificada por el método científico), una disciplina filosófica que combina elementos de la química, la metalurgia, la física, la medicina, la astrología, la semiótica, el misticismo, el espiritualismo, el arte, la danza y los rituales.

La espagiria era su base, es la materialización del principio alquímico de solve et coagula. Esto es un movimiento universal, un ritmo que puede observarse en todas las cosas, implícita la alternancia de dos gestos opuestos complementarios: dispersar y recolectar, gestos inevitablemente concebidos, como la respiración, sístole - diástole, día - noche, amor - odio, raga – dvesha, energía – materia. El espíritu es expansivo, la materia contrae y contiene al alma en el cuerpo. ¿Cómo podemos entender este ritmo de expansión y contracción, manifestación y absorción, disolución y coagulación en la gestión de la alquimia de la emoción?

La alquimia o transformación de la emoción es la base para regresar al centro, y para ello necesitamos prana, para ver, entender, aceptar y actuar. Muchas emociones parecen entrar por una puerta que había quedado abierta deliberadamente.

El prana vuelve la emoción pesada y pegajosa en liviana y pasajera, como vimos que sucede con el agua y la energía calórica. El prana es el puente a la consciencia que nos lleva al presente (recordamos a-hora: sin tiempo), para liberarnos del piloto automático y trazar caminos diferentes, coherentes y fieles a nuestro propio proceso evolutivo.

Obtenemos prana del espacio, del aire, del sol, del agua y de los alimentos sáttvicos. También de las buenas compañías, los lugares armoniosos, las actividades que despiertan entusiasmo, los pensamientos creativos y las emociones motivadoras. Los alimentos tienen directa relación no solo con el cuerpo sino con la mente. La dieta saludable es fundamental para la purificación de la mente.

Recordemos que no somos lo que comemos, somos lo que digerimos y absorbemos, esto incluye personas, situaciones, lugares, pensamientos, emociones, etc. Y lo que no se digiere se hace toxina (ama) en el cuerpo.

La filosofía de vida del Yoga y Ayurveda se basa en el prana, como vimos. Yoga nos enseña a expandir el prana del aire (pranayama) y del espacio (físico y mental), Ayurveda además nos enseña a expandir el prana de los alimentos y de la digestión (física y mental).

La BioRecodificación Ayurveda, vimos, incorpora la pranósfera chakra: espacio, tiempo, mente, karma y prana. Es la rueda por la que circula el prana. Modificando el prana se modifican el resto de los elementos y modificando el resto de los elementos se modifica el prana. A través de esta rueda o chakra podemos acceder a reconfigurar esas rutas inconscientes repetidas, el karma.

Sin espacio no hay circulación, el espacio permite circular y expandir el prana, nos permite movernos con libertad y creatividad, actuar fieles a nuestra naturaleza, a nuestro dharma o acción correcta.

La mente (tiempo pasado y futuro) es el resultado del karma que traigamos, del espacio que tengamos y del prana del que nos alimentemos. Podemos crear nuevos patrones de pensamientos, que lleven a nuevas acciones que construyan una nueva realidad y un nuevo camino evolutivo individual y colectivo (masa crítica).

Para comprender y cambiar los patrones y hábitos que nos llevaron hasta el desequilibrio tenemos que modificar el ambioma. Nuestro primer ambioma es el cuerpo y la mente, comenzar por el amor propio como el primer alimento o prana, para cuidar este vehículo que habitamos de aquello con lo que lo alimentamos.

De nuevo, generar espacio.

Eliminar aquella toxina que nos desequilibra, nos quita prana (ambiente, relación, alimentación, pensamiento, conducta, etc.).

Realizar prácticas de auto-observación y auto-conocimiento (yoga, meditación). El espacio en la mente nos permite ver, separarnos y desidentificarnos de los pensamientos, liberarnos de la permanencia en la emoción.

Permitirnos cuestionar, dejar de naturalizar, cambiar por una alimentación más sáttvica:

Tomar distancia, decir que no, poner límites.

Dejar de buscar aprobación ajena y exigirnos complacer y sostener a todo el mundo.

Dejar de culpar, criticar, demandar, controlar y quejar.

Dejar de suponer que el otro sabe lo que quiero y empezar a pedirlo, dejar de suponer lo que el otro quiso decir y empezar a preguntarlo.

Dejar de tomarnos las cosas de forma personal.

Salir del rol pasivo de víctima, hacer lo que sea coherente con nuestro sentir sin apego al resultado de nuestra acción.

Expresarnos desde nuestro corazón sincero.

Erradicar todo alimento que no podamos digerir, que nos quite energía, relaciones tóxicas, trabajos estresantes, compromisos tediosos.

Cambiar esos filtros heredados con los que evaluamos la realidad por miradas nuevas, limpias, funcionales, acordes a la realidad que queremos crear para nosotros, coherentes con nuestros recursos y posibilidades actuales, no con nuestras limitaciones mentales.

Ser agradecidos y valorar la sagrada oportunidad de experimentar la vida.

Ser felices como una elección, sin depender de la posesión de objetos, personas o situaciones externas. Todo es ilusorio e impermanente.

Ser amorosos y compasivos con nosotros mismos en primer lugar y con el resto de los seres, que también están librando sus batallas terrenales.

Cuidar el jardín de mente, regar los pensamientos positivos para nuestra evolución, erradicar los yuyos dañinos.

Aceptar lo que llega, confiar, soltar y fluir, disfrutar.

La paz, el amor y la felicidad son estados propios, habitan en nosotros.

Todo cambio implica un proceso de selección y de depuración.

Si nuestra casa está llena de cosas viejas y sucias, lo primero es dejar de meter cosas viejas y sucias, lo segundo es sacar todo para generar espacio, para poder crear, para tener libertad de movimiento, para que surjan posibilidades nuevas.

Este es el principio del vacío de Newton, es el mismo vacío que con su fuerza atraerá algo nuevo porque la naturaleza no acepta vacíos. Si hacemos un pozo en la tierra y no lo mantenemos, rápidamente se llenará de tierra, agua, incluso todas las cosas que el viento arrastre por allí.

Muchas veces conservamos objetos, creencias, rutinas, relaciones, actividades, por miedo a la carencia o a lo desconocido. Ese no soltar lo viejo es lo que impide que podamos tomar lo nuevo. Por la falta de confianza en la perfección del universo, que genera las situaciones exactas para que podamos dejar ir aquellas cosas que ya no suman a nuestra evolución, que ya no necesitamos, para que aprendamos a seleccionar nuestro alimento a través de un diagnóstico dinámico que cambia con cada paso que damos.

Confiar plenamente en que el orden de los factores es primero hacer espacio para que luego llegue lo nuevo y no al revés. No podemos guardar ropa nueva si el cajón está explotado de ropa vieja, debemos seleccionar y depurar lo que ya no usemos, lo que ya no nos quede como antes, como esas cosas que guardamos por apego y que tal vez ya ni siquiera nos entran, pero queremos forzar para que entren. Y no hay nada más incómodo que llevar puesto algo que no entra.

Hacer espacio en la mente es gestionar el tiempo, y elevar el prana. Hay que sacarlo todo afuera para que adentro nazcan cosas nuevas, rezaba la canción. No se puede llenar un vaso que está lleno, evolucionar implica desaprender.

Seleccionar pensamientos acordes y útiles a nuestra realidad objetiva y depurar aquellos obsoletos que no se relacionan con nuestra vida hoy.

En vez de poner el foco en traer cosas nuevas, hacer foco en generar vacío. No podemos inspirar si tenemos los pulmones llenos, en cambio si exhalamos todo el aire posible la inhalación siguiente ocurre sola, sin esfuerzo y más profunda.

Eso es lo que sucede cuando comenzamos a alinearnos con nosotros mismos y así con el universo entero. Las cosas requieren mucho menos intervención de lo que pensamos, soltamos el control y nos entregamos a transitar los caminos correctos o dhármicos para nosotros, esos que sabemos sin pensar, que vibramos con el corazón, la vida transcurre sin esfuerzo ni dolor, podemos disfrutar, amar y estar tranquilos con lo que hacemos y con quienes somos.

Nuestro cambio encima genera el espacio para que los demás cambien.

Podemos pasarnos toda la vida inútilmente intentando cambiar a los demás, frustrándonos cuando aún no es el tiempo evolutivo del otro para realizar ese cambio, o podemos generar vacío moviéndonos de esos roles predeterminados que ocupamos por mandato, por fidelidad, a los cuales nos sobre adaptamos para mantener aunque no nos hagan felices, aunque ya no nos quepan.

Cuando nos corremos de esos lugares, todo el sistema tiene que moverse para encontrar un nuevo equilibrio, una nueva dinámica. De allí que nuestro ambiente se resista a nuestro cambio, nos critiquen o burlen, nos desanimen, se enojen o alejen, nos traten de desquiciados o desalmados, es su propio miedo al cambio manifestándose.

Parte de la depuración que implica cambiar, se la llevan las relaciones personales. Habrá personas preparadas para su propia mutación que nos acompañaran en nuestra transformación, aquellas que se encuentren en otro estadio evolutivo son las que decantarán.

La resistencia de nuestro ambiente y la depuración de nuestro sistema es como el capullo que rompe la oruga para convertirse en mariposa. Da miedo mutar, pero es lo único que nos permite liberar todo nuestro potencial y cumplir nuestro desarrollo.

Dejar ir esas relaciones, costumbres, pensamientos, lugares, actividades, objetos y generar vacío para que llegue alimento nuevo, nutritivo y acorde a nuestro cambio es un acto natural para nuestra evolución y de amor propio. Es comprender que la materia está sometida al proceso de nacimiento, transformación y muerte.

Es curioso un recurso lingüístico que utilizamos habitualmente, el de anteponer a los demás a nosotros mismos en una oración. Este hábito no tiene un fundamento lingüístico real, sino que su uso se empleó históricamente como una cortesía, es decir que es cortés anteponer los demás, hasta el punto de sentirnos burros si nos ponemos primero: "el burro delante para que no se espante".

Podemos ver esto en otras conductas, como dejar pasar al otro antes o escucharlo por más que no nos interese o incluso nos afecte lo que diga, o dejarle la última porción de comida, hábitos de cortesía bajo la creencia establecida de que es descortés pensar primero en nosotros, hacer primero por nosotros.

Esto sumado a la influencia religiosa que todos tenemos (aun los ateos son ateos porque existe la religión) que nos inculca la culpa, el autocastigo, el sufrimiento como camino y hasta la autodestrucción, el naturalizar que el otro tiene el poder de ejercer un juicio sobre nuestras acciones y de castigarlas cuando no son las esperadas... y así empezamos a mostrarnos de acuerdo a lo esperado aunque algo interno grite y se resista a eso, nos vamos alejando de esa voz, de nosotros mismos.

Tal vez podamos ver esto en todos los órdenes jerárquicos, de sometimiento y dominación. La jerarquía existe desde que nacemos, siempre hay una autoridad más poderosa, mamá y papá, los maestros, los adultos, los párrocos, los jefes, los esposos, los médicos y farmacéuticos, los policías y jueces, los noticieros y los diarios, etc. Sus creencias son para nosotros ley.

Para que haya un dominante tiene que haber un dominado y para haber un dominado tiene que haber poca consciencia de su real valor, de su poder, de su perfección y completitud. A medida que nos adaptamos al molde vamos perdiendo la capacidad de movernos, de diferenciarnos, de cambiar, aprendemos que es cortés silenciar esa voz, quitarle valor al llamado interno y darle más importancia a la mirada y opinión ajena.

Podemos gastar un determinado dinero en un regalo para otro, pero nos da culpa o sentimos que no merecemos utilizar ese dinero en nosotros. Podemos ser la persona más amable y servicial con los demás pero a nosotros nos reprimimos, nos tratamos con palabras de baja frecuencia como insultos, nos ponemos en lugares incómodos para sostener situaciones.

Ocuparnos primero de nosotros es descortés y egoísta, por eso es más importante cumplir con las demandas y expectativas ajenas que con las propias, satisfacer a los demás antes que a nosotros. Eso implica actuar de una forma condicionada, nuestra acción busca una reacción y es la aprobación del otro, el reconocimiento, el amor, la aceptación.

Actuar para manipular el resultado de nuestra acción nos aleja de nosotros, de nuestros reales deseos, de nuestras necesidades no satisfechas, de nuestra intuición que nos conecta con nuestra misión, nuestro dharma (camino correcto) y nos genera karma, que nos ancla a la experiencia terrenal hasta que aprendamos a liberarnos... de nosotros mismos.

Cada vez que no nos damos lo que queremos, nos lo negamos o reprimimos, salimos a buscarlo afuera. Buscamos en el otro ese amor, escucha, cuidado, reconocimiento, confianza que no nos damos, y así los vínculos se vuelven enfermos, hay dependencia, necesidad de ellos, porque creemos que de allí tiene que venir todo eso que es en realidad amor propio.

El empoderamiento empieza con el libre albedrío, la capacidad de elegir, decidir. Somos seres libres y buscamos la libertad al igual que un animal enjaulado, si estamos sometidos a algo o alguien perdemos nuestro propio poder, coraje, dignidad, entusiasmo, sentido, misión.

Poder elegir es poder cambiar, salir de las huellas conocidas, transitadas por nuestros antepasados, hacer un nuevo camino más afín a nosotros, un nuevo modelo y sistema de relaciones. Permitirnos destruir las propias concepciones sobre nosotros mismos, cambiar de ambiente, jugar nuevos roles, mostrarnos diferentes, soltar moldes, no aferrarnos a nada, porque todo es impermanente.

El miedo a cambiar somete, la supervivencia es más segura en territorio conocido. Cambiar de ambiente para probar diferentes versiones nuestras es morir y renacer cada vez, vivir mil vidas en una. Cambiar tantas veces como se pueda y cada vez que rompemos con la linealidad de lo que debería ser, nos acercamos más a nosotros.

Todo cambia, por lo tanto lo único natural es el cambio.

Cambia el cuerpo, cambia la mente, cambian las emociones, cambio yo, cambia mi pareja, hoy me siento de una manera muy diferente a como me sentía antes. Cambia el medio, cambian las condiciones y los recursos, los lugares y las personas, cambian los proyectos, las aspiraciones, cambian los intereses y deseos, y eso es lo natural.

La evolución sucede cuando podemos fluir y adaptarnos a los cambios, cuando podemos obtener de cada conjunto de circunstancias un aprendizaje que nos coloque en un nuevo nivel de consciencia. Cada día se vuelve una elección, cambiar con los nuevos acontecimientos o aferrarnos a los patrones de siempre, resistir, encerrarnos en los mismos modelos mentales, y sufrir, porque el cambio es lo único natural.

Ya no somos los mismos que fuimos ni siquiera ayer. Nada es estático, todo se mueve, la tierra gira, el tiempo pasa, la vida es hoy.

Lo peor de una situación dolorosa es que el dolor sea en vano, no aprender nada, no cambiar nada, no aprovechar la maravillosa oportunidad para evolucionar. Lo peor de una situación dolorosa es que si no cambiamos vuelve cíclicamente, hasta que estemos preparados para dar el salto.

Nos olvidamos que a cada momento tenemos la posibilidad de volver a elegir.

¿Eso que no podemos soltar es porque nos hace felices realmente o es por costumbre? ¿O es porque requiere menos energía continuar con la inercia que impulsar el cambio?

El prana es el motor del movimiento y el movimiento el motor de la vida.

Lo que deja de vibrar, de latir, de mover, está muerto. Lo que se estanca se pudre, se muere. La vida es movimiento, toda la naturaleza se mueve, se transforma, cicla, no podemos ir en contra de esas leyes naturales.

Confiar en nuestra voz interior, el cuerpo habla y nos cuenta una historia, la emoción se exagera para alarmarnos sobre algo, escucharnos sin juzgarnos.

El cuerpo es el canal de la mente, a través de él circulan los pensamientos en forma de sensaciones y reacciones químicas. A través de la mente podemos llegar al cuerpo y a través del cuerpo acceder a la mente. Cuando la mente está relajada, abierta y receptiva, el cuerpo también y disfrutamos. Cuando la mente está cerrada, impermeable y consternada, el cuerpo también y resistimos.

Como enseña la filosofía del tantra, el disfrute está en la presencia, no solamente del sexo sino de todas las cosas. Cuando estamos realmente ahí, no hay mente, no hay pensamientos, no hay memoria, no hay sufrimiento, no hay karma, todo es belleza, placer, magia, sagrado, amor.

El orgasmo es una manifestación de presencia, de disfrute, de apertura y entrega, por lo que estando presentes en nuestra vida, todo puede ser un orgasmo, se extiende más allá de una súbita descarga energética, es una sensación de disfrute constante.

Que el cuerpo se abra o cierre a la experiencia de la vida (placer-dolor), responde a la emoción que despierte las memorias. Así como nos desconectamos del dolor para no sufrir, para poder continuar con la vida, nos desconectamos del placer, del disfrute, de la presencia. Son opuestos complementarios, si niego uno también el otro.

El disfrute comienza en la presencia y la presencia, al igual que la vida, comienza en la respiración.

Si no se por dónde empezar, simplemente respiro y dejo que la respuesta surja sola.

Cuando vamos quitando las corazas del corazón, aceptando nuestra vulnerabilidad y nos abrimos a sentir y a experimentar la vida, con sus dolores y placeres, nos acercamos a conectar con nuestra esencia y con la totalidad, el encuentro con un otro también se vuelve una conexión íntima, una fusión total, una unión sagrada que integra los opuestos masculino y femenino, consciencia y energía creadora, Shiva y Shakti en completa unidad, capaz de recodificar y sanar las memorias.

En nuestros cuerpos llevamos nuestra historia emocional y también la colectiva, grupos de pertenencia, clanes, tribus, la memoria de nuestros ancestros, vidas pasadas, karma.

Cuando empezamos a observar y a reconocer todo lo que reprimimos y nos permitimos ser libremente, nos aceptamos y mostramos cómo somos sin juzgar ni manipular, dejamos caer las caretas, los muros que fuimos construyendo para protegernos, para aparentar y cumplir expectativas ajenas, recibir ese amor y reconocimiento anhelado. Recién ahí podemos comenzar a vincularnos desde nuestras almas, perfectas, desnudas, genuinas, crear conexiones profundas, fusión verdadera.

Cuando podemos mostrarnos tal cual somos, decir lo que pensamos, hacer lo que sentimos, aceptarnos en total unidad, recién en ese momento el otro también podrá aceptarnos y amarnos en total unidad. Mientras nos fragmentemos, rechacemos y escondamos algún aspecto, también sentiremos el rechazo del otro.

Las relaciones nos ayudan a sanar, a evolucionar, a tomar consciencia de que como adultos somos responsables de darnos todo aquello que sino saldremos a buscar afuera.

Cerrar los ojos y dejar ir el pensamiento de siempre, ese que nos hace mal. Preguntarnos qué sentimos, qué queremos y qué no, mirar nuestra realidad, reconocer quienes somos, cuales son nuestros recursos, herramientas y posibilidades.

Movernos del lugar donde el cuerpo se queje, donde nos sintamos incómodos, donde no valoren nuestra preciosa y sagrada existencia.

Karma chikitsa: gestión de la propia emoción

Todo en el universo tiende a la entropía, a su sistema más probable. Es la tendencia natural de las cosas, pasar de estados organizados a estados más libres, como cuando se cae un vaso y estalla en mil pedazos o se derrama un líquido y se desparrama por todos lados. Cuanto mayor sea el orden y el equilibrio, mayor también su potencial de desorden y desequilibrio.

Cuando más equilibrados estamos, mayor es el esfuerzo que tenemos que hacer para mantenernos en ese estado y no relajarnos, ya que la inclinación natural es al desequilibrio (dosha), por eso es necesario comprensión, decisión y acción constante para regresar a swastha, al centro.

El desorden dispersa la energía, el orden la concentra. El desorden aturde, el orden serena. El desorden distrae, el orden focaliza. El desorden desgasta, el orden construye. El desorden trae incertidumbre, el orden trae certeza. El desorden es inercia, el orden es consciencia. El desorden es muerte, el orden es vida. El desorden derrocha tiempo y espacio, el orden gana. Claro que son opuestos complementarios y uno existe porque existe el otro, ambos aspectos son necesarios y juntos conforman la unidad.

Es necesario enfocarnos en poner orden en casa, en los vínculos, en el trabajo, en la alimentación, en las rutinas y en los horarios, en los pensamientos y en las emociones. La anarquía mental genera desorden, es necesario un rol activo en nuestro bienestar.

Eso requiere atención plena e intención permanente, conocimiento de lo que hay que hacer, voluntad de acción y constancia para mantenernos alineados y tanto el Yoga como el Ayurveda nos brindan herramientas para eso.

El desorden lleva al desequilibrio, el orden nos devuelve al estado de salud física, mental y emocional.

Veamos una posible gestión de la emoción propia en cinco pasos, a la que llamamos svarasa pancha vidya, donde sva es uno mismo, rasa es emoción, pancha significa cinco y vidya (viene de veda) sabiduría, conocimiento.

Reconocer los patrones reactivos, lo que sentimos habitualmente en las situaciones de conflicto y ponerlo en palabras, expresarlo. Ver mis emociones primero.

Cuestionar la credibilidad de esos pensamientos. ¿Es tan así esto? Contrastarlo con la realidad. ¿Tiene sentido esto que siento? ¿Es real que no hay otra forma de interpretar la situación? ¿Es real que no puedo actuar de una forma que sea más afín y coherente con lo que necesito y quiero? Auto gestionarlas.

Habilitar el camino del amor propio: rutas nuevas, creativas, diferentes, aquello que no nos permitimos hacer nunca, que reprimimos, aquello que al principio puede generar miedo y resistencia pero que es lo que nos permite estar alineados con nuestro pensar-sentir-hacer-paz (swastha).

Llevar consciencia las 24 horas a nosotros mismos, elegir los pensamientos y las conductas que queremos alimentar y dejar ir aquellas que nos generen conflicto, que nos quiten prana (angustia, enojo, ansiedad, preocupación, etc.). Ser amorosos y pacientes con nosotros mismos durante el proceso, abrazarnos en las recaídas, acompañarnos y animarnos a continuar el aprendizaje.

Transformar cada situación en una valiosa oportunidad para cambiar y evolucionar. Soltar el control, relajarnos y fluir, disfrutar el juego de la vida, aceptar que todo es perfecto como es para nuestra experiencia. Aceptar y agradecer.

Agradecer es valorar lo que es, soltar las expectativas de lo que quisiera que sea. Es dejar de mirar lo pequeña que es la ventana y admirar la luz que entra por ella. Es vibrar en una frecuencia en donde se puede reconocer la belleza y la magia que está en todos lados. Es una alquimia que transforma una sensación de carencia en total abundancia.

Cuando ponemos la atención en lo que falta, nos quejamos, alimentamos la carencia y el miedo. Nos perdemos la presencia. Naturalizamos la respiración, damos por sentado el latido del corazón, el viento en la piel, las estrellas, la vida y sus maravillosas manifestaciones.

Cuando ponemos la intención en agradecer lo que fue y lo que es, todo se multiplica. La gratitud hacia lo que es, es una sensación expansiva, el corazón se abre de amor, la existencia se vuelve sagrada.

El miedo de lo que es, es una sensación de contracción, el cuerpo se cierra y se protege, nada nuevo puede entrar o llegar a él.

Agradecer es permitirnos aceptar e integrar la experiencia, entregarnos con humildad a la totalidad. Enfocarnos en lo aprendido, en lo vivido, en lo transformado.

Aceptar, soltar el control y confiar en la perfección de los tiempos y formas del universo. "Es exactamente lo que tiene que suceder, de la forma y en el tiempo preciso, para mi aprendizaje y evolución".

Aceptar es transformar la experiencia en algo nutritivo, en un aprendizaje y cambio para evolucionar hacia un nuevo estado de consciencia.

Aceptación no es resignación, es la forma más inteligente de ver la vida, es elegir no sufrir. Es dejar de perder prana en intentar cambiar algo externo, que no está bajo nuestro control. Es dejar de resistir al mensajero y focalizar en el mensaje. Es confiar, fluir con los cambios como una hoja en el viento.

Aceptación es comprender que la materia está sometida al proceso de nacimiento, conservación y muerte. Es reciclarnos, transformarnos. Es abrirnos a la magia de que cualquier cosa puede pasar, es salir de la mirada chiquita y obsesiva del control hacia una mirada abierta y relajada. Es liberarnos del conflicto.

Muchas veces nos sentimos atrapados en situaciones, en relaciones, sin opciones o herramientas para resolver, para salir, asfixiados, sometidos a los mismos circuitos de siempre. Sentimos que no podemos hablar de lo que nos pasa, expresarnos sinceramente, comunicarnos desde el corazón, hacer lo que queremos, generalmente por un miedo a la respuesta del otro, a las consecuencias de nuestras acciones.

Esto nos corre de nuestro eje, nos lleva a pensar una cosa, sentir otra, decir y actuar de forma incoherente respecto de eso que pensamos y sentimos. Y ahí aparece el síntoma, alertando nuestro desvío. Resulta difícil diferenciar entre lo que es real y lo que creemos que es real, la mente recrea escenarios tan vívidos que hasta podemos experimentar las emociones en el cuerpo de aquello que estamos pensando, imaginando.

Cuando empezamos a desconfiar de los pensamientos moldeados por todos los condicionamientos que traemos, la jaula mental comienza a desmaterializarse y eso nos permite vislumbrar nuevas realidades, nuevas posibilidades, nuevos horizontes. Emanciparnos de la esclavitud mental, como cantaba Bob Marley.

Llevar la consciencia al presente (prana) es la forma de anular el automático, de evaluar la realidad desde un lugar actualizado, coherente con nuestros recursos y posibilidades, afín a nuestros deseos y fiel a nuestras necesidades, las de hoy, no las de ayer ni las de mañana, y poder elegir cómo queremos actuar frente a este nuevo conjunto de circunstancias.

Salir del automático abre un mundo de posibilidades, libera nuestra creatividad y creación. Nos permite viajar de una manera distinta, disfrutando el paisaje, escuchando nuestro corazón, conocer destinos nuevos sin siquiera planearlos, sólo poniendo atención a los pasos que nos llevan hasta allí.

Aprovechar las crisis como oportunidades de cambio es la base de la evolución.

Recordemos (¡hasta el samskara nuevo no paramos!):

Desapegarse del resultado de la acción, hacer lo que sea coherente con mis necesidades y no buscar una respuesta en el otro. Hacer lo que sea correcto para mí, sin esperar ni demandar nada.

Digo lo que pienso, con amor y respeto hacia mí y hacia el otro, siendo fiel a mí y por el solo hecho de poder comunicarlo, sin esperar nada de eso.

Hago lo que siento, permanezco donde me siento cómodo y en paz, me muevo de donde no, escuchándome, confiando en mí, respetándome, cuidándome, abrazándome.

Decido tomar un nuevo camino cada vez, que me mantenga alineadoconmigo mismo, aunque al principio pueda generar resistencia, si es afín a quien soy hoy y a quien quiero ser, me voy a sentir en paz con mi elección.

Repetir el nuevo camino hasta generar un nuevo hábito, abrazándome en las recaídas y regresando, todas las veces que sean necesarias hasta incorporarlo.

Cuando me pierda, respiro profundo tres veces y vuelvo a mi pensar-sentir-hacer-paz. La coherencia es amor propio y universal.

Suelto lo que ya no vibra conmigo, lo que me quita prana, lo que me trae duda, angustia, ira, miedo. Suelto lo que no me permite cambiar, mutar hacia un estado más cercano a mí, lo que no me deja disfrutar, ser libre, genuino, feliz.

Hago vacío para atraer algo nuevo, genero espacio para poder ordenar los pensamientos, expresarme y moverme sin condicionamientos.

Cada día tengo la libertad de elegir, la posibilidad de volver a nacer.

Para sanar cualquier desequilibrio hay que cambiar. Nunca podremos llegar a un lugar nuevo si transitamos el mismo recorrido de siempre.

El sentido de mi existencia es mi propia experiencia, aprendizaje y evolución. La sanación es un proceso de transformación personal.

Finalmente vemos que todo tipo de condicionamiento es un veneno. Y cuanto más carguemos el pasado, menos capaces de responder al presente estaremos.

El ego y los gunas sólo existen en el ser humano. La mente es una herramienta que podemos comparar a una escalera, la cual la podemos usar para subir o para bajar. O sea que nosotros mismos somos el cielo o el infierno. Sin inteligencia no hay cielo, sólo escalera para abajo, sólo rajas y tamas.

Podemos autoconocernos, podemos observarnos, y podemos ir inclusive más allá, trascendernos.

Discípulo es el que aprende, y disciplina es el proceso del aprendizaje, pero se ha bastardeado la palabra y ahora parece que fuera obediencia, la hemos transformado en su contrario. La disciplina en el ejército es obligar, a marchar, obligar a hacer cosas sin preguntar el por qué. Luego tan sólo cumplir órdenes.

Rutina es otra palabra que parece aburrida, pero es la ruta que nos trazamos de vida.Y tal vez debemos cambiarla, agarrar una autopista o una ruta sin pozos, nueva rutina. Disciplina y rutina, conocimiento y voluntad, comprensión en acción.

Tal vez conscientemente no elegimos el lugar donde nacer, la familia, tener buen nivel social, todo esto está relacionado con el Karma; pero una vez dadas estas condiciones que nos vienen impuestas, llega un momento en que nos toca decidir cada uno de los actos de nuestra vida.

Somos nuestras decisiones y gracias a esto podemos biorecodificarnos.

A través de un fenómeno que resulta ilusorio llegamos a la conclusión errónea de que sólo el pensamiento racional y reflexivo nos puede llevar a la realidad de los hechos. Cuando la realidad nunca puede ser un pensamiento.

Así, entendemos que la felicidad es un estado de bienestar subjetivo percibido y que la razón no es suficiente para ser feliz o sentimental. La alegría es una emoción corta e intensa, en cambio la felicidad es un sentimiento duradero, es la tierra fértil donde crece esa alegría.

La genética también influye acá con una tendencia anímica a las vivencias de las emociones. Somos el resultado de la interacción que se teje entre la genética y nuestra experiencia de vida, por ello la subjetividad es el principal determinante de la felicidad. El pasado solo se puede eliminar cuando no hay observador, cuando le retiramos el prana. Si no hay atención, no existen las cosas. Aquello a lo que le prestemos atención, crecerá.

Las emociones son aquellas energías que pueden y suelen afectar nuestro cuerpo, nuestra mente, y nuestro estado de ánimo.

Para el Ayurveda, la sabiduría emocional no es más que la capacidad de tomar consciencia de la emoción rápida y hacerla lenta para su observación y análisis, ya que cuando una emoción inunda los pensamientos, la respuesta es una reacción inconsciente.

La emoción produce varias reacciones, a su vez estas reacciones generan otras tantas emociones, que a su vez generarán otras tantas reacciones.... y así hasta el infinito.

Las emociones también son predisposiciones para la acción. Entendiendo el mecanismo de estas emociones se puede lograr una comprensión y transformación por medio de la práctica y disciplina, lo que no significa no emocionarse; si aparece una emoción y uno está consciente de ella, toma distancia, la observa y no la alimenta; luego la disciplina se hace hábito, y uno pasa a ser conductor de las emociones.

Nuestro pasado, nuestro karma, está latente y potencial a la espera de ser activado, y es la emoción lo que lo activa. Al parecer, nuestro futuro es una réplica del pasado. Dejemos de hablar del problema o lo que pasó, repetir lo mismo una y otra vez, es el nacimiento de la auto-hipnosis.

Yo podría vivir en un entorno completamente sano, pero si percibo que es negativo, entonces mis células no saben si es sano o no. Ellas sólo ven la percepción que les envío y esto es por lo que la percepción se vuelve tan importante.

Rasa sadhana es el coeficiente emocional, y es más importante que el intelectual. La inteligencia emocional es la capacidad de percibir, comprender y regular nuestras emociones y la de los demás.

Para vivenciar paz y serenidad, armonía, es necesario encontrar el equilibrio entre la razón y la emoción; la tranquilidad mental también es consecuencia de poca demanda y expectativa, no esperar nada, hacer lo que corresponda con desapego (que no es indiferencia), renunciar a la posesión de cosas y personas.

Karma chikitsa: posibles acciones.

Los Vedas recomiendan buenas acciones para las enfermedades producidas por el karma (sáttvicas, de servicio, con desapego del resultado de la acción, o sea no esperando nada; tampoco hacer para la tribuna o subirlas a las redes).

Antes vimos karma pariksha (comprensión, estudio), ahora vemos chikitsa, sería el dharma para el karma, su tratamiento, su acción.

El dharma da los pasos para la acción correcta, alinear la acción con el pensamiento, la palabra y la intuición. Desvincular la acción de sus frutos o expectativas. Guiar la acción a través del discernimiento o la capacidad de saber si lo que se hace está bien o no, alineado con lo natural. La acción del dharma les hace bien a todos. Disciplina, o sea, llegar a cumplir la acción con armonía y adecuación. Disciplina vimos, significa aprender, aprender a hacer.

Cuando vivimos de acuerdo con los principios espirituales, podemos disolver los karmas pasados. Así vemos que el karma puede ser cortado con actos espirituales, sinceros.

Donde ponemos el prana, ponemos la mente, nuestro tiempo, espacio, pensamiento, palabra y acción,o sea, nuestro futuro. Cuando se controla el prana, se controlan inmediatamente todas las acciones en las cuales el prana esté involucrado, como vimos con la pranósfera.

Así hoy, el paso que daremos ahora mismo, o sea donde pongamos nuestro prana, está marcando nuestro camino. No es algo que esté en el futuro. No se necesita tiempo para que ocurra. En realidad no hay una meta a la que llegar. El camino tan solo es lo que cuenta y puede empezar ya.

Repasemos algunas posibilidades a transitar:

Mantras: Uso de himnos y palabras sagradas con potencial de generar espacio. Mantra significa instrumento de la mente (manas: mente, tra: instrumento). Hay 84 nadis en la bóveda palatina que, al ser estimulados por cierta frecuencia musical, estimulan al hipotálamo que libera neurotransmisores. Mantra es sonido, Vata, espacio, tiempo, prana y mente.

Aushadhi, sustancias, dravyas: contacto con distintas plantas (osadhi chikitsa) y Rasa Shastra (estudio del mercurio, la alquimia védica): distintos minerales y materiales: mercurio, cobre, plata, gemas, polvos, piedras, cenizas, cuernos, conchas, oro, etc., acorde a desequilibrio, dosha, clima, emoción.

Neo chikitsa (neo: nuevo, actualizado, aggiornado): reprogramación ADN, epigenética, neo nidra y neo tantra. Karma pariksha y karma chikitsa.

Astrología y astronomía védica o jyotisham, otra comprensión y acción

Brahmacharya: maestría de los sentidos. Rasa sadhana, gestión de la emoción.

Rituales o pujas: ciertas ofrendas, rezos, dádivas, templos, imágenes, etc. Son instrumentos que llevan al individuo a otro estado de consciencia, al purusha, al alma. Ahí no hay tiempo ni espacio y todo puede suceder. Ahí es donde ocurren los restitutio ad integrum, las remisiones espontáneas, las llamadas curas milagrosas.

Terapias y rituales con fuego (homa, yagna, agni hotra) con sustancias fragantes acompañadas de mantras o cantos devocionales (kirtan).

Ayunos, upavasa, langhana: como forma de purificación.

Satsanga: buenas, sanas compañías.

Servicio o seva: servicio a todos y todo. Servir y sonreír sin esperar nada. Upahara es alimentación a los pobres, como símbolo de misericordia.

Peregrinación, yatra gamana: Visita a lugares sagrados, bhakti, devoción.

Yoga: yama y niyama: práctica de hábitos saludables y observancias conducentes al autocontrol.

Meditación, dhyana; al principio como técnica, luego como estilo de vida (al igual que el yoga).

Nidra: sueño, relajación, y también hipnosis, visualización, absorción. Yoga nidra también es la importancia de la relajación. El insomnio es una fuerza Vata y es llamado nidra nasa, la falta de sueño transforma prana en vata (irritable, con dolores, pocas defensas, etc). Nidra produce relajación física y psíquica, los sueños dificultan esa relajación ya que la mente tiene emociones y pensamientos. Aún funciona la mente. Nidra actúa entre el sueño y la vigila, estados hipnopómpico e hipnagógico (cuando recién nos despertamos o cuando nos estamos quedando dormidos a la noche) que el Ayurveda conoce como sandhikala. Puede definirse como un estado especial o diferente de consciencia. No es sueño, no es meditación, no es hipnosis. Sus distintas actividades eléctricas, se refiere a ondas alfa (8 a 13 Hz, vigilia es beta de 14 a 30 Hz, sueño ondas delta y theta). Su técnica consta de preparación, consciencia del cuerpo, consciencia de la respiración, sensación y visualización.

Visualizaciones, yantra, mandalas. Dentro del yantra (yan: visualización, tra: instrumento, liberación,) están entonces los mandala (círculo, cerco), aquellos círculos geométricos sagrados, que engloban aspectos arquetípicos y kármicos muy utilizados en la terapia oriental y terapias occidentales como ser la junguiana o las transpersonales.

Disciplina o sadhana, discípulo viene de disciplina; también es saber y hacer;el yoga y el Ayurveda son disciplinas. Todas vienen del latín disco, que es aprender, capacidad de saber. Discípulo, discere, disco: aprender, saber hacer.

Prácticas espirituales o sadhanas: con desapego del resultado de la acción (o sea sin esperar ni demandar nada). Sadhana significa disciplina, acción espiritual, sadhaka sería el practicante: veamos algunas sadhanas o prácticas espirituales del Karma Yoga para disolver precisamente el karma:

Alimentar el cuerpo con productos naturales que faciliten la producción de energía.

Servir y sonreír.

Hacer un regalo espontáneo a alguien, sin ninguna razón particular.

Orar por alguien, afirmando todo lo bueno para esa persona.

Dar gracias a otras personas por favores que nos han hecho.

Perdonar. Cada día hay algo que perdonar. Saber que hay una justicia divina más efectiva y correcta que la que quiere imponer mi ego.

Y perdonarnos a nosotros mismos por cualquier error que hayamos cometido últimamente.

Compartir más tiempo con las personas mayores de nuestra familia. Ser tolerante y paciente con ellas, sabiendo que así como tratamos a nuestros mayores, seremos tratados en el futuro.

Jugar más con los niños que están en nuestra vida. Aprender de ellos a recuperar la espontaneidad, el amor incondicional y la capacidad para divertirnos.

Llamar hoy mismo a un amigo que hace tiempo que no vemos y decirle lo importante que es su amistad.

Hacer algo positivo y estimulante por uno mismo hoy.

Si es posible hacer una donación de dinero, no importa a quién, ni la suma, pero hacerlo con mucho amor.

Desprendernos de artículos viejos, como por ejemplo: ropa, libros, revistas y muebles. Donarlos, venderlos o regalarlos. De esta manera, le damos lugar a lo nuevo en nuestras vidas.

Acariciar a los animales. Decirles palabras de amor.

Acariciar las plantas. Decirles palabras de amor.

Bendecir mentalmente a las personas con las que me encuentro hoy y desearles todo lo mejor.

Repetir afirmaciones que aumenten la autoestima.

Aliviar la tarea de nuestros compañeros de trabajo, si es posible.

Ofrecer ayuda desinteresada a alguien que la necesite.

Colaborar con las personas más cercanas. A veces es más fácil hacer el bien a personas desconocidas que a otras que están cerca.

Decir palabras de amor y expresar cariño abiertamente (los defectos en privado, las virtudes en público).

Reírnos y hacer reír a los demás.

Compartir con padres, hermanos, hijos, nietos u otros parientes, momentos placenteros, recordando que con ellos nos toca vivir una experiencia ineludible debido a los lazos sanguíneos.

Fomentar pensamientos y diálogos de paz, amor y armonía. Evitar criticar, quejarse o decretar cosas negativas.

Practicar alguna actividad física que ayude a relajar las tensiones y a mantener la tonicidad muscular.

Expresar nuestra protesta hacia el desarrollo nuclear o actividades que sigan contaminando o destruyendo el planeta.

Colaborar con entidades que apoyan la vida.

Felicitar a los demás por sus éxitos y alentarlos a seguir creciendo.

Reconocer las virtudes ajenas y estimular a las personas para que las expresen.

Leer libros de autoayuda, curación, espiritualidad, o cualquier material estimulante que ayude a vivir mejor.

Asistir a cursos, conferencias, charlas o grupos positivos.

Colaborar con nuestro barrio, municipio o ciudad, para hacer que nuestro lugar de residencia sea cada día más hermoso, pacífico y amistoso.

Escribir cartas con noticias positivas y mensajes de cariño a aquellas personas que hace tiempo no les escribimos.

Plantar árboles y plantas.

Favorecer a la naturaleza y a su crecimiento en aquello que esté a nuestro alcance.

Conservar limpio nuestro lugar de trabajo, nuestra casa, nuestro patio. Ayudar a mejorar el entorno en todo lo que sea posible. Evitar producir más basura.

Amar y bendecir el planeta, con todos sus habitantes. Decretar pensamientos de paz universal.

Relajarse y meditar. Preguntar a nuestra guía interior; ¿qué es lo mejor que podemos hacer hoy por nosotros mismos y por los demás?

Intelecto, buddhi, el rey de todos los tratamientos. El intelecto es el que digiere las experiencias y emociones, es capaz de generar espacio gracias a la aceptación (de nuevo: si pasó, conviene), el discernimiento (elegir con el intelecto, natural y correctamente) y el desapasionamiento (hacer lo que corresponde sin medir el resultado), que supone el desapego mental de todas las conexiones mundanas. La mente se hace sáttvica (pura, natural, sabia) gobernada por un intelecto hábil, inquisidor, despierto, discriminador, alerta y vigilante. Caso contrario, se convierte en una trampa tamásica (lo más bajo, inerte, artificial), el mayor enemigo, una gran complicación y la mayor fuente de todo tipo de problemas y enfermedades. El Fuego del intelecto existe en la mente como racionalidad y discernimiento, facultad que nos permite percibir y juzgar cosas. La definición de disciplina en su forma más simple es la coordinación de actitudes, con las cuales se instruye para desarrollar habilidades, o para seguir un determinado código de conducta u «orden». Un ejemplo es la enseñanza de una materia, ciencia o técnica, especialmente la que se enseña en un centro (docente - asignatura). Como vimos, el término «disciplina» puede tener una connotación negativa. Esto se debe a que la ejecución forzosa de la orden -es decir, la garantía de que las instrucciones se lleven a cabo- puede ser regulada a través de una sanción. También puede significar autodisciplina, en el sentido de «hacerse discípulo de uno mismo», es decir, responder con actitud y en conducta a comprensiones e ideales más altos.

BioRecodificación Ayurveda: todo lo antedicho, y mucho más.

Karma chikitsa: los guna mentales

Dejamos para el final a los gunas, la base de la comprensión en acción.

Ya vimos que los estados mentales, así como también los alimentos, actitudes, pensamientos, etc. se sistematizan en las tres guna, cualidades o fuerzas: sattvas, rajas y tamas. Las cualidades de la mente se pueden trabajar, fortalecer, enriquecer. Lo importante es ir pasando de acciones negativas y de bajas energías al otro polo (auto conocimiento, auto transformación, comprensión en acción), sería desde el punto de vista de cualidades ayurvédicas, ir de lo tamásico o de baja frecuencia a lo sáttvico o puro, pasando necesariamente por lo rajásico (que es quien "levanta" al tamásico).

Recordamos, sattvas es yo sujeto. Tamas es el objeto. Rajas es el puente, puede ser rajas sáttvico, rajas rajásico o rajas tamásico. Este movimiento mental puede ser un puente hacia el cielo o el infierno.

Sattvas es el día (verano), rajas el atardecer (primavera-otoño) y tamas la noche (invierno). Sattvas es presente, tamas pasado y rajas futuro. Sattvas es intuición, rajas intelecto y tamas instinto. Sattvas blanco, rajas rojo y tamas negro. Sattvas es el alma, rajas la mente y tamas el cuerpo físico.

Sattvas es "yo soy". Es el dharma, cuando el hacer se hace solo. La mente no busca la acción por la acción misma, sino que busca la acción creativa, saludable y favorecedora para la vida toda en sí. Persona abierta, creativa, feliz. Pensamientos y comportamientos saludables en búsqueda de la verdad (brahma vichara).

Rajas es "yo hago". La mente funciona sin pausas, y tiende a tener impaciencias, impulsividad y desahogos cinéticos de todo tipo. Expectativa y demanda, competencia.

Tamas es "yo hice". Preso de la memoria, estas personas prefieren permanecer igual, la mente no quiere actuar, son de rutinas fijas, y quieren quedarse quietas. Lentas para moverse, se resisten al cambio, viven del pasado.

Sattvas es la fuerza física fuerte, la fuerza que une, para los Vedas es llamada soma; rajas es fuerza electromagnética, da la shakti o energía primordial (con su prana manifestado y kundalini en forma latente) y tamas es la fuerza de atracción gravitatoria de soles y planetas llamada graha (que atrapa).

Sattvas es ligero, alegre, luminoso, y reparte amor, perdón, amabilidad y autocontrol. Una mente sáttvica es siempre constante. Mantiene amistad con personas durante mucho tiempo. Tiene buena memoria, inteligencia y es una persona satisfecha que no trata de dominar a nadie. No suele enfermar. Consume alimentos frescos y modera la cantidad de alimentos que consume.

Sáttvico es el alimento que cumple las leyes de la alimentación, todo acorde.

La mente rajas siempre quiere nuevas sensaciones y variedad. Le gusta determinadas personas, objetos y lugares, pero después de algún tiempo, quiere nuevas personas, nuevas cosas para el trabajo, nuevos libros, nuevos lugares, le gusta viajar.

A la mente del tipo rajásica le gusta hablar, pero suele vivir en soledad; tiene tendencia a mirar los defectos de los demás. Sus características negativas son la decepción, la malicia, crítica, orgullo, avaricia, egoísmo, rabia. Tiene interés por los negocios y el poder, siempre quiere más, está insatisfecho a menudo. Mente iracunda, exagera con el dolor y el placer. Consume alimentos demasiado fuertes, o dulces, o picantes.

Tamas define personas egoístas y capaces de destruir a los demás. No tienen curiosidad y no se esfuerzan en nada. Está unido a la ignorancia. Es la oscuridad y la falta de conocimiento, la pereza y la inactividad.

No expresan sinceridad ni dolor. Están parados, apáticos y faltos de confianza en sí mismos. Consumen alimentos de mala calidad y dañinos en grandes cantidades.

La mente sáttvica vibra con pensamientos, alimentos, acciones y mentes sáttvicas.

Lo sáttvico no es sólo lo que pasa, sino también cómo uno reacciona frente a lo que sucede. Representa la cualidad etérica pura, la mente meditativa. Es lo que tiene la misma naturaleza que la verdad y la realidad.

El espacio genera prana; el tiempo, mente. La mente es el pensamiento y sin pensamiento no hay mente; hay consciencia. La consciencia es instantánea, el conocimiento es pensado.

En cuanto aparece el pensamiento, aparece el observador y el objeto observado: ya hay división. Construimos a nuestro alrededor enormes estructuras nacionalistas, religiosas, científicas, sociales, morales, etc. y a través de ellas miramos la vida.

Y cuanto más rígida e inflexible es una estructura, más frágil es, y por ende se sufre más.

La percepción de algo la da lo que yo piense sobre ello; en definitiva todo se basa en el diagnóstico.

El hecho de estudiar profundamente la mente puede hacer de una persona un psicólogo, pero sigue enrollado en la mente. El pensamiento ha creado al pensador.

No se le puede ganar a la mente con la mente, la mente espiritual trasciende a la mente del pensamiento por ser devocional de la vida, sin esperar nada a cambio.

Primer estadío, disolviendo tamas y desarrollando rajas. Desde la inercia mental hacia la acción auto motivada. La acción es activar el fuego en todo sentido. De tamas a rajas con acción, voluntad, agitación, energía.

Segundo estadío: calmando rajas y desarrollando sattvas. Desde la acción auto motivada hacia el servicio desinteresado.

Tercer estadío, perfeccionando sattvas. Servicio desinteresado y meditación como filosofía de vida. Dharma.

De la inercia de tamas al movimiento de rajas, luego guiar rajas hacia sattvas. Por eso, ante un estado tamásico depresivo, obeso, obtuso, abúlico, no realizar una acción sáttvica de entrada como meditaciones, yoga nidra o similar, de este estado se sale corriendo, por así decirlo y luego vemos adónde corremos.

Aushadhi es todo tratamiento general aunque al tratamiento en particular se lo llama chikitsa (karma chikitsa, abhyanga chikitsa, yoga chikitsa). De todas maneras se usan indistintamente.

La mente se encuentra también en el alma ya que esta la permea; por lo tanto la espiritualidad es la esencia de la psicología Ayurveda, recordemos que psique significa alma; así este camino espiritual sigue como devoción, que es la actitud del alma, el amor hacia la divinidad y hacia la vida en sí misma y el autoconocimiento, el estado más elevado de la inteligencia, conocer nuestra propia naturaleza.

Con respecto a la terapia espiritual, son acciones (vihara), para las enfermedades producidas por el karma. Incluyen todas las circunstancias relacionadas con las acciones pasadas, sería algo así como tratamiento del karma o karma chikitsa.

Vivimos la realidad en base a nuestro karma, como un filtro de todo lo que ingresa y egresa, es mucho; vivimos en una construcción mental de la realidad que el Ayurveda llama vikalpa. Hay que estar atento, muy atento al juego de la mente (igual siempre encuentra su huequito para expresarse, la muy ladina).

El karma yoga es el yoga de la acción desinteresada, del servicio, de la acción sin recompensa, del desapego de la acción (vairagya es sin búsqueda de resultado de la acción, eso es lo que hay que hacer). La acción puede llevarse a cabo con apego o libre de apego. La acción con apego implica que el actuar se realiza solo como un medio para buscar la gratificación que las cosas proporcionan a los sentidos; es decir, que la mente y la acción se dirigen irresistiblemente a los objetos de deseo y placer, permaneciendo por ello atada a los mismos. Esta forma de acción es, precisamente, la que genera el karma (ley de causas y efectos) pues genera expectativa y demanda, búsqueda de resultados para el ego:

La acción buena o mala depende en gran parte del motivo que lo impulsa. Donar para la tribuna no es caridad, matar (por ejemplo, un policía para evitar que maten a un inocente, o en la guerra) puede llegar a ser lo correcto. Como siempre, todo depende del observador.

Karma yoga es dejar el ego de lado, alcanzando la purificación por medio de la acción; ve en todo y en todos a lo absoluto: "karma yoga es la devoción desinteresada de todas las actividades tanto internas como externas, como sacrificio al Señor, de todas las obras ofrecidas al eterno, como maestro de todas las energías y austeridades del alma".

La acción correcta (dharma) no trae ninguna atadura causal o kármica. El dharma es despegarse de los resultados y del sentimiento de ser su ejecutor, tal como nos cuenta la Bhagavad Gita. Con respecto a ese dharma o actitud correcta (también significa escuela, disciplina, enseñanza, entre otras cosas), no es lo que uno hace lo que cuenta sino la actitud durante la acción, el motivo debe ser puro.

Lo que sea que tenga uno que hacer, pues hacerlo lo mejor que pueda. Pero renunciando a los resultados, es el desapego de la acción lo que disolverá las semillas kármicas como el samskara. Desapego de los resultados también significa desapego de la clase de trabajo en sí mismo. No hay tarea que sea inferior o superior a otra tarea diferente, en definitiva todos servimos a alguien.

Cada momento de nuestra vida es una valiosa oportunidad para extender amor y vivir el presente como no dualidad, nuestra vida no está predestinada por el karma. El karma está sostenido por el deseo y por la aversión (raga-dvesha), o sea, en la ignorancia de nuestras tendencias. Pero, si aprendemos, pues todo cambia. De nuevo: a veces ganamos, a veces aprendemos.

Y recordemos que aprender es cambiar de opinión.

El karma es tiempo, por eso una de las formas de salir del karma es vivir el ahora, haciendo morir el pasado en cada momento. De allí, lo que se necesita es estar conscientes, vivir el presente.

El ego, si no es controlado por el intelecto, introduce el principio de división a través del cual la consciencia es fragmentada. Junto con el ego, la mente crea el proceso de auto identificación. Se crea la autoimagen, o soy-la-idea-de-cuerpo, y resulta en la sensación de separación del Yo.

Vimos que el ego en desequilibrio afecta todas las funciones de la mente, mientras que el intelecto es la parte de nuestra consciencia que articula la racionalidad y nos trae la luz para tomar decisiones y determinaciones.

Vimos que buddhi, traducido como intelecto, es auto conocimiento, auto indagación, aprendizaje, educación, conocimiento y juicio. Está relacionado con el agni y es el guardián de lo que entra por los sentidos. Es quien dice el camino a seguir (pathya), qué sí y qué no (pathyapathya), relacionado con el discernimiento o viveka (discernimiento entre el sujeto y el objeto), la aceptación o santosha (que genera espacio, ergo, prana) y el desapego del resultado de la acción o vairagya.

Vimos también que según la masa crítica, cuando un determinado número crítico de personas logra un estado nuevo de consciencia, esta nueva vibración puede ser transmitida al resto de la sociedad (para bien o para mal, caso las guerras, hinchadas de fútbol desbordadas, manifestaciones masivas, etc.).

Como siempre decimos, nuestros pensamientos toman forma en algún lugar de la pranósfera y activan potenciales que otras personas pueden usar de una forma inconsciente, haciéndonos co-responsables de todo lo que ocurre alrededor. Cuantos más seamos los que pensemos, sintamos y vivamos de una forma positiva, más influiremos en el cambio de nuestro mundo, de ahí la importancia de la masa crítica del pensamiento positivo.

Está naciendo una nueva vibración alta de pensamiento, una nueva forma de ver las cosas y, cuando esta nueva consciencia llegue a su masa crítica, esa fuerza natural se esparcirá por el planeta.

Mientras tanto, la salida es individual, hacia adentro.

11
Palabras finales

Finalmente vemos que todo depende. Del dosha, del karma, de la situación temporoespacial, de la emoción, de los ancestros. En definitiva, del observador. Y como dijimos por ahí, no ven nuestros ojos sino nuestros pensamientos, así que habrá tantas realidades como seres en el planeta.

No mencionamos Ayurveda como medicina complementaria, indígena, naturópata o lo que fuera. La medicina es una sola, todo lo demás son distintas herramientas a utilizar, para prevenir y sanar. Si hay que sacarse un electrocardiograma pues sacárselo, si hay que operar, pues operar.

Creemos que este es nuestro humilde aporte al Ayurveda, nuevas herramientas y conocimientos para mejorar nuestra calidad de vida.

Parte vital de nuestra terapia es la de enseñar al consultante, no decirle lo que tiene que hacer, sino que comprenda lo que está pasando y sea partícipe activo en su tratamiento.

Sin la mente adecuada, la medicina es inútil. Con la mente adecuada, la medicina es innecesaria. La mente adecuada trae la alimentación adecuada... y viceversa.

La herramienta que utilizamos primero es el conocimiento de uno mismo.

La comprensión empieza por la apreciación de lo que uno cree que es, según sus creencias o percepciones; por eso lo primero es auto-indagarse, auto-conocerse, permitirse cambiar, ver otra cosa o desde otro ángulo.

Vimos que la mente es como una escalera, la cual podíamos usar para subir o para bajar. O sea que nosotros mismos somos el cielo o el infierno. Y, ¡atenti!, sin inteligencia no hay cielo, sólo escalera para abajo, sólo rajas y tamas, ya que esa es la tendencia de nuestro querido ego.

Y como también podemos auto-conocernos y observarnos, podemos ir inclusive más allá, trascendernos.

La comprensión es el entendimiento y apreciación de lo que es. No es una creencia, ni un pensamiento, o una especie de idea intelectual o teórica.

Pensar es la ausencia de comprensión, es dudar o tener miedo; cuando surge la comprensión espontánea, el pensamiento desaparece. La comprensión no tiene preguntas, sino respuestas; es inteligencia pura. Es hechos, cosas, no palabras. La comprensión es neutra, mira las cosas directamente sin juicio, sin pensamiento. La comprensión deja de cuestionar y empieza a ser.

Luego, el accionar que deviene de la comprensión que adquiera cada persona, acorde a lo que se le esté facilitando, aportará nuevas herramientas como adecuados estilos de vida, ayuno, alimentación, plantas, utilización de técnicas respiratorias, yoga, manejo de las emociones y del ego, etc. Cuantas más herramientas tengamos, más holístico en tiempo y espacio será nuestro enfoque. Y, como vimos durante todo el libro, el accionar requiere prana, atención, intención, entusiasmo, voluntad y constancia para generar nuevos hábitos.

El cambio es la comprensión en acción.

Y terminamos.

Esperamos haber ayudado a la prakriti con nuestro humilde aporte de esta nueva comprensión en acción que es la BioRecodificación Ayurveda. Método que venimos implementando, atendiendo, enseñando, investigando y actualizando desde hace varios años ya, y que ahora también es materia de cursada anual y bianual.

Muchas gracias por habernos leído, esperamos haber ayudado en algo a tu vida.

Jorgelina y Fabián

escuelaespacio.om@gmail.com
biorayurveda@gmail.com
ciarlottifabian@gmail.com
biovedasalud@gmail.com

Índice

4

El alimento y el ambioma

9

Método BioRecodificación Ayurveda: Comprensión .. 331